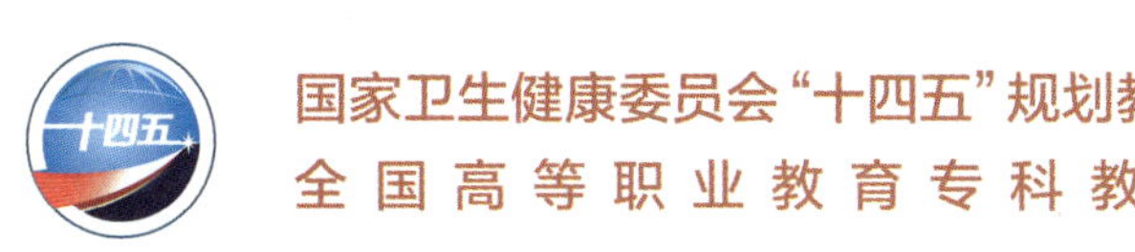

国家卫生健康委员会“十四五”规划教材

全国高等职业教育专科教材

供护理、助产专业用

预防医学概论

第 2 版

主　编　朱秀敏　景兴科

副主编　兰晓霞　解　萍　陶婷婷

编　者（以姓氏笔画为序）

丁　玲（山西医科大学）

丁敬艳（濮阳市安阳地区医院）

兰晓霞（天津医学高等专科学校）

朱秀敏（河南护理职业学院）

李　苹（菏泽医学专科学校）

刘艳华（河南护理职业学院）

杨　亮（山东医学高等专科学校）

罗　莎（天津市疾病预防控制中心）

陶婷婷（遵义医药高等专科学校）

景兴科（宝鸡职业技术学院）

解　萍（滁州城市职业学院）

蒋建平（湖南中医药高等专科学校）

人民卫生出版社

·北　京·

图书在版编目（CIP）数据

预防医学概论 / 朱秀敏，景兴科主编. -- 2 版.
北京 ：人民卫生出版社，2025. 6. --（高等职业教育专科护理类专业教材）. -- ISBN 978-7-117-38134-5

Ⅰ. R1

中国国家版本馆 CIP 数据核字第 20254JG973 号

预防医学概论
Yufang Yixue Gailun
第 2 版

主　　编：朱秀敏　景兴科
出版发行：人民卫生出版社（中继线 010-59780011）
地　　址：北京市朝阳区潘家园南里 19 号
邮　　编：100021
E - mail：pmph @ pmph.com
购书热线：010-59787592　010-59787584　010-65264830
印　　刷：人卫印务（北京）有限公司
经　　销：新华书店
开　　本：850 × 1168　1/16　**印张**：13　**插页**：1
字　　数：367 千字
版　　次：2018 年 12 月第 1 版　2025 年 6 月第 2 版
印　　次：2025 年 7 月第 1 次印刷
标准书号：ISBN 978-7-117-38134-5
定　　价：52.00 元

修订说明

高等职业教育专科护理类专业教材是由原卫生部教材办公室依据原国家教育委员会“面向21世纪高等教育教学内容和课程体系改革”课题研究成果规划并组织全国高等医药院校专家编写的“面向21世纪课程教材”。本套教材是我国高等职业教育专科护理类专业的第一套规划教材，于1999年出版后，分别于2005年、2012年和2017年进行了修订。

随着《国家职业教育改革实施方案》《关于深化现代职业教育体系建设改革的意见》《关于加快医学教育创新发展的指导意见》等文件的实施，我国卫生健康职业教育迈入高质量发展的新阶段。为更好地发挥教材作为新时代护理类专业技术技能人才培养的重要支撑作用，在全国卫生健康职业教育教学指导委员会指导下，经广泛调研启动了第五轮修订工作。

第五轮修订以习近平新时代中国特色社会主义思想为指导，全面落实党的二十大精神，紧紧围绕立德树人根本任务，以打造“培根铸魂、启智增慧”的精品教材为目标，满足服务健康中国和积极应对人口老龄化国家战略对高素质护理类专业技术技能人才的培养需求。本轮修订重点：

1. **强化全流程管理。**履行“尺寸教材、国之大者”职责，成立由行业、院校等参与的第五届教材建设评审委员会，在加强顶层设计的同时，积极协同和发挥多方面力量。严格执行人民卫生出版社关于医学教材修订编写的系列管理规定，加强编写人员资质审核，强化编写人员培训和编写全流程管理。

2. **秉承三基五性。**本轮修订秉承医学教材编写的优良传统，以专业教学标准等为依据，基于护理类专业学生需要掌握的基本理论、基本知识和基本技能精选素材，体现思想性、科学性、先进性、启发性和适用性，注重理论与实践相结合，适应“三教”改革的需要。各教材传承白求恩精神、红医精神、伟大抗疫精神等，弘扬“敬佑生命、救死扶伤、甘于奉献、大爱无疆”的崇高精神，契合以人的健康为中心的优质护理服务理念，强调团队合作和个性化服务，注重人文关怀。

3. **顺应数字化转型。**进入数字时代，国家大力推进教育数字化转型，探索智慧教育。近年来，医学技术飞速发展，包括电子病历、远程监护、智能医疗设备等的普及，护理在技术、理念、模式等方面发生了显著的变化。本轮修订整合优质数字资源，形成更多可听、可视、可练、可互动的数字资源，通过教学课件、思维导图、线上练习等引导学生主动学习和思考，提升护理类专业师生的数字化技能和数字素养。

第五轮教材全部为新形态教材，探索开发了活页式教材《助产综合实训》，供高等职业教育专科护理类专业选用。

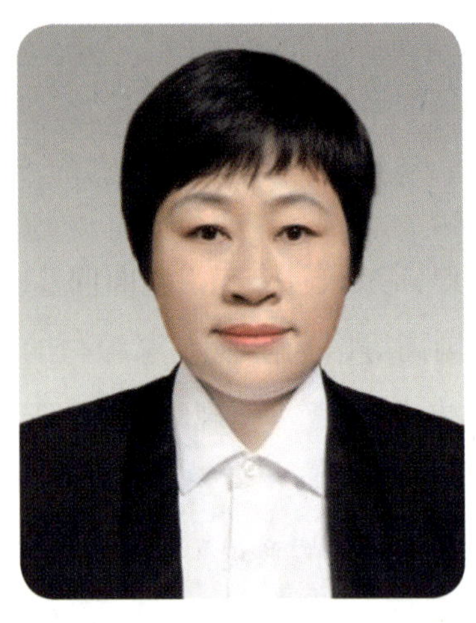

朱秀敏

教授、预防医学执业医师

河南护理职业学院国际教育系主任,“双师型”教师,兼任教育部职业教育教学基础专家库成员、中华护理学会护理教育专业委员会专家库成员、河南省高等医学教育发展研究中心高职高专医学教育专家委员会常委。主要专业方向:预防医学、医学统计学、健康教育与健康促进。河南省卫生健康科教工作先进个人,安阳市首席科普专家。主编国家与省级规划教材 10 部、副主编与参编教材 18 部,发表 SCI 和中文学术期刊论文 34 篇,主持或参与省厅级教科研课题 25 项,教科研成果获奖 15 项。

预防是低成本、高效益的健康策略之一。望同学们深研预防医学,厚植预防为主理念,扎实本领,践行所学,日后投身临床或服务社区,能以仁心仁术筑牢健康防线,成长为护佑全民健康的栋梁之材。

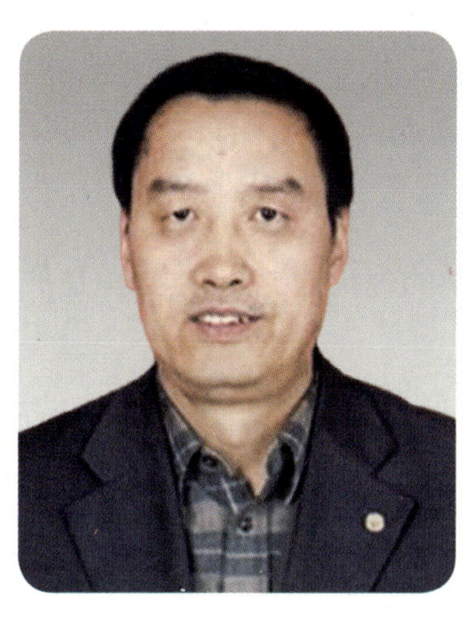

景兴科

教授、注册营养师

宝鸡职业技术学院第四届学术委员会委员，院级教学名师、教学能手，中国营养学会高级会员，陕西省预防医学会营养与食品安全专业委员会委员，陕西省“预防医学”课程思政示范课、优秀教学团队负责人。以第一作者发表核心期刊论文16篇（CSCD收录2篇），主编教材7部，主持或参与完成省级教改项目、省市级课题共10项。

未病先防，既病防变，病后防复，是中华民族厚重的文化积淀和哲学智慧，是以低成本获得高健康绩效的有效策略。同学们应深悟预防医学思想、根植预防为主理念、练就本领并且身体力行，热爱于此并践行之。

前 言

随着人民对健康服务需求的日益增加，掌握预防医学的理论、方法和技能，是护理、助产专业学生在临床、社区开展护理实践、管理和科研的必备素质。

《预防医学概论》（第 2 版）贯彻落实党的二十大精神，秉承《“健康中国 2030”规划纲要》，立足于护理、助产专业岗位对预防医学相关知识的需求，围绕预防医学基本理论、基本方法、基本技能，适当调整与其他课程重复的内容，整合、简化复杂的内容，增补新知识，强化重点内容，重构内容体系，体现思想性、科学性、先进性、启发性、适用性，对接岗课赛证，落实医教协同，注重价值引领，突出育人使命，创新纸数融合教材呈现形式，力求满足高职专科护理、助产专业学生全面发展的需求。

本教材包括正文、实训指导等内容，附有丰富的数字资源。教材内容包括绪论、环境与健康、职业与健康、医院环境与健康、食物与健康、医学统计学概述、计量资料的统计分析、计数资料的统计分析、统计表和统计图、人群健康状况研究的流行病学方法、健康教育与健康促进、传染病的预防控制、慢性非传染性疾病的预防控制、突发公共卫生事件与应急处理，共 14 章内容。教学时数建议为 54 学时，其中理论教学 44 学时、实训教学 10 学时。通过学习本课程，学生应树立预防为主的观念和正确的健康观，掌握基本的医学研究方法和社区卫生服务方法，为今后在护理实践中开展预防保健工作奠定基础。

本教材采用目标引领、案例驱动的编写形式。每章设计了融入素质要求的学习目标，按照以案导学→教学练一体→以测验效的形式进行编写，激发学生学习兴趣，将教、学、训练、思考、检验学习成效融为一体，使学生学习知识、强化技能、树立正确价值观。

1. 以案导学 每章内容前设置对应的典型案例，紧扣落实立德树人根本任务，通过案例导入引发学生思考和兴趣，在正文对应内容处以学•思•悟等形式进行呼应或体现，做到案例与问题在教学过程中有呼应，并在润物无声中传递正确的价值观。

2. 教学练一体 围绕学习目标，设置章首教学课件（二维码）、思维导图（二维码）、知识拓展、重难点提示、学•思•悟、思考题等模块，在教师的引导下，将教、学、训练、思考融为一体。在医学统计学部分章节，应用统计分析软件制作了部分例题、分析视频等数字资源，部分内容配置实训指导。学生通过自主学习、合作探究、随堂练习等，提升课堂参与度和活跃度，获得任务学习的成功体验，激发学习渴望，传递正能量，提高学生自主学习能力和实践应用能力。

3. 以测验效 每章内容后设置了目标检测，考核本章核心内容，回应课前学习目标，自我检测达标情况，帮助学生更好地提升学习效果。

本教材适用于全国高等职业教育专科护理、助产专业学生，并可供在职护士等人员学习和参考。本教材在编写过程中，参考、引用了相关教材和文献资料，并得到了编者所在单位、专家的关心和支持，在此表示衷心的感谢。由于专业涉及内容广泛，限于时间以及编者的能力水平，书中难免存在不妥之处，恳请广大师生和读者惠予指正。

朱秀敏　景兴科

2025 年 6 月

目录

第一章 | 绪 论

ER 1-1

教学课件

ER 1-2

思维导图

学习目标

1. 掌握预防医学的概念、特点与主要任务、社区卫生服务与三级预防策略。
2. 熟悉我国卫生工作方针，推进健康中国建设的原则、战略主题和战略目标。
3. 了解21世纪我国公共卫生和预防医学面临的问题与挑战。
4. 学会运用三级预防策略处理医疗保健服务中的有关问题。
5. 具有“预防为主”“大卫生观”“群体观”“整体观”的理念，注重从人群健康角度开展医护工作。

预防医学是现代医学的重要组成部分，是人类在与疾病及危害健康的各种因素的长期斗争中逐渐发展起来的一个综合性学科群，随着社会和经济的发展、疾病谱的变化及人们对健康需求的改变，其概念和研究内容不断发展和完善。

案例导入

自中华人民共和国成立以来，公共卫生体系建设取得了巨大的成就。我国建成了以政府为主导，相关部门参与，全社会共建的卫生工作机制；建成覆盖城乡、基本完善的适合我国国情的医疗卫生服务体系；建成全民基本医保网，构建公共卫生安全防控的严密屏障；建成传染病疫情和突发公共卫生事件监测体系；环境恶化得到遏制和有效治理；传染病、地方病控制成效显著；人民健康水平不断提高，居民营养状况和体质得到很大改善，妇女儿童保健水平、人均期望寿命得到很大提高。同时随着社会和经济发展，我国医疗卫生事业正面临着诸多新的挑战。

请思考：

1. 自中华人民共和国成立以来，我国公共卫生工作取得了哪些成就？
2. 我国公共卫生工作面临着哪些新的挑战？
3. 公共卫生工作取得的成就来之不易，你对这些成就有何感悟？

ER 1-3
案例导入参考答案

一、预防医学的概念与主要任务

（一）预防医学的概念

预防医学（preventive medicine）是从预防的观点出发，以人群及其个体为研究对象，应用生物医学、环境医学和社会医学的理论，采用宏观与微观相结合的方法，研究疾病发生与分布的规律，探讨影响健康的因素及其作用规律，制订相应对策和措施，控制和消除影响健康的有害因素，以预防疾病、促进健康、延长寿命和提高生命质量为目的的一门综合性医学学科。

预防医学的主要特点：①研究对象既包括个体又包括群体（群体的预防需要通过个体预防得以推动），但更侧重于群体健康的维护和促进，这里的群体包括健康人群、亚健康人群及患病人群。②重点研究影响健康的因素与人群健康的关系。③主要着眼于健康者和无明显临床症状的患者，关注由健康向疾病发生发展的过程。④研究方法上注重微观与宏观相结合，采取对策更具积极的预防作用，具有较临床医学更大的人群健康效益。

知识拓展

卫生革命

第一次卫生革命：针对传染病、寄生虫病和地方病防治，预防医学从个体预防转向群体预防。

第二次卫生革命：针对慢性非传染性疾病（简称慢性病）防治，预防的方式从被动预防转向主动预防，即健康教育和自我保健引起世人的关注。

第三次卫生革命：WHO 提出全球卫生战略目标“到 2000 年人人享有卫生保健”。医学目标开始从以疾病为中心向以健康为中心的转变。即推行自我保健、家庭保健和开展社区卫生服务，将预防医学提高到社区预防阶段。

公共卫生（public health）是以预防医学的观念、理论和技能为基础，应用多学科的理论和方法研究影响健康的决定因素，是针对疾病预防、健康促进而采取的社会实践的总称，是关系到一个国家或一个地区人民大众健康的公共事业。公共卫生融合各种人文社会科学及工程技术等多学科的知识和技能，同时需要政府主导、动员社会各部门的力量共同参与和协作。

知识拓展

公共卫生与预防医学区别

1. 公共卫生作为一种社会实践活动，概念已经超出医学的范畴，还涉及有关行政管理等内容；预防医学作为医学的一个分支，属于医学范畴。

2. 公共卫生是一种更大范围内的健康保障服务，其本质是政府利用政策对整个社会的卫生工作进行宏观调控，并且进行卫生政策的制定、规划和执行，从而保障人们的健康；预防医学则从医学的角度对社会群体的疾病预防和具体的预防措施进行研究，从而保障人们的健康，其工作范围较公共卫生要小。

3. 二者对从业人员的素质要求不同，公共卫生从业人员需要更多具有管理学和社会科学等方面的专业知识；预防医学作为一门自然科学，其对于医学知识的要求更高。

（二）预防医学的主要任务

1. 研究环境因素对健康的影响　利用流行病学和卫生统计学的方法，研究环境因素对健康的影响及其作用规律，探索环境中有害因素的改善和消除、有益因素的利用措施等。

2. 揭示疾病发生与分布的规律　研究各种疾病、健康状况或生理特征在不同时间、人群、地区的分布特点及其变动规律，探讨病因，以便提出当前及今后医疗卫生工作中应解决的主要问题。

3. 制订并实施疾病预防控制和健康促进的策略和措施　以预防疾病、增进健康、提高生命质量为目的，开展健康教育、采取个人与社会预防相结合的措施，预防传染病及慢性病、防治环境污染等措施，并对措施实施效果进行评价。

4. 研究突发公共卫生事件的应急处理 探讨对突发公共卫生事件的分级与应急处置措施，制订突发公共卫生事件预防控制策略与措施。

重难点提示

预防医学的概念、特点与主要任务

知识拓展

预防医学的发展简史

预防医学的发展经历了三个阶段，分别是个体阶段、群体阶段、社区阶段。个体阶段即将预防医学限定在个体间，所要保证与实施的疾病预防为个体。群体阶段即通过一些公共的策略，消除引起疾病的危险因素来进行群体预防。社区阶段则是将对象扩大到社区内，通过改善社区生活环境，对社区健康进行监测，从而达到预防疾病的目的。预防医学相较传统医学更注重研究人与环境之间的关系，主要在于做好疾病防控工作。

二、21 世纪我国预防医学面临的挑战

随着我国社会发展和经济转型，疾病谱、死因谱发生了巨大变化，公共卫生和预防医学防控正在从过去以高出生率、高死亡率、传染病、营养不良为主的模式转向现在的低出生率、低死亡率、慢性病为主的模式，医疗卫生保健工作面临新的挑战。

1. 传染病 自中华人民共和国成立以来，我国传染病得到了有效的控制，多种烈性传染病发病率急剧降低或几乎被消灭。但近年来，由于自然环境、社会环境和人们生活方式的改变等原因，多种传染病的总体发病水平呈上升趋势。主要表现在：新发传染病不断出现，部分传染病呈现再发趋势（如性传播疾病、血吸虫病和布鲁氏菌病等），常见多发传染病仍是我国重要公共卫生问题（如病毒性肝炎、痢疾、感染性腹泻、流行性感冒等）。传染病的防控仍是当前公共卫生和预防医学领域面临的一项重大挑战。

2. 慢性非传染性疾病 《国务院关于实施健康中国行动的意见》指出：随着工业化、城镇化、人口老龄化进程加快，我国居民生产生活方式和疾病谱不断发生变化。心脑血管疾病、恶性肿瘤、慢性呼吸系统疾病、糖尿病等慢性非传染性疾病导致的死亡人数占总死亡人数的 88%，导致的疾病负担占疾病总负担的 70% 以上。慢性非传染性疾病成为影响我国居民健康的主要疾病以及死亡的重要原因，带来疾病负担，需要从社区或更广的社会层面实施干预。

3. 伤害（harm） 是一个全球性公共卫生问题，指能量（如机械能、化学能、热能、电能及放射能等）的传递或干扰超过人体的耐受性，造成器官组织损伤或窒息导致缺氧，影响了正常活动，需要医治或看护，以及由此引起的心理损伤。伤害导致的暂时性和永久性伤残严重影响人们的健康和生命质量。在我国，伤害主要包括道路伤害、自残、跌倒、意外坠落、中毒、溺水、火灾和烧伤等。减少伤害的发生、死亡和伤残，减轻伤害导致的健康、经济和社会负担成为预防医学的防控目标之一。

4. 环境与健康问题 工业化、城市化进展引发了一系列影响健康的环境问题。如主要城市空气 PM 2.5 严重超标有可能造成呼吸道疾病的高发，也可能出现其他新的健康问题；新工种、新行业、新毒物的不断出现，使得防控职业环境造成的职业性危害形势严峻。当前尘肺、职业性中毒等仍然是影响我国人群健康，特别是劳动力人群健康的重要公共卫生问题。近年来食品安全也已被列入我国公共卫生和农业领域的重要工作内容之一。

5. 人口老龄化（population aging）**问题** 《2023 年度国家老龄事业发展公报》显示，截至 2023 年末，全国 65 周岁及以上老年人口 21 676 万人，占总人口的 15.4%。老年人口的增加，可导致慢性

病、精神心理疾病、伤害及传染病的发生水平升高。老年人的健康问题已经成为我国目前突出的公共卫生和社会问题。如何促进健康老龄化是我国社会发展面临的重大挑战。

学·思·悟

目前我国公共卫生和预防医学面临的主要挑战包括传染病、慢性病、伤害、环境与健康问题、人口老龄化问题等。

请思考：应如何应对这些新的挑战？你的思考和感悟有哪些？

学·思·悟
参考答案

三、我国卫生工作方针与健康中国建设

（一）我国卫生工作方针

我国卫生工作方针是以党和国家的路线、方针、政策为依据，针对某一特定时期和经济发展水平的不同阶段，对卫生发展趋势和全局性卫生问题作出的总体判断，是政府领导卫生工作的基本指导思想。

1. 20 世纪 50 年代至 60 年代的卫生工作方针 中华人民共和国成立初期，确立了适合我国国情的卫生工作"四大方针"，即"面向工农兵，预防为主，团结中西医，卫生工作与群众运动相结合"。这一方针的提出与确立，充分体现了党和政府对卫生工作的关怀。之后的 40 多年里，我国卫生事业在"四大方针"的指引下，全国各族人民的健康水平得到显著提高，取得了一系列举世瞩目的成就。这些成就受到世界卫生组织（WHO）关注，也对其他国家改进卫生工作方法、提升人民健康水平产生了积极而深远的影响。

2. 20 世纪 90 年代的卫生工作方针 改革开放后，我国进入了一个全新的发展时期，经济建设成为中心任务，医疗卫生工作和人民健康水平有了极大提高。1997 年 1 月 15 日，《国务院关于卫生改革与发展的决定》发布，文件明确指出，新时期卫生工作方针是"以农村为重点，预防为主，中西医并重，依靠科技与教育，动员全社会参与，为人民健康服务，为社会主义现代化建设服务"。

这一阶段的卫生工作方针是对原"四大方针"的发展和完善，是根据该时期我国卫生工作的性质、地位和作用提出来的。"以农村为重点，预防为主，中西医并重"指出了我国卫生工作当前及今后一个时期内的工作重点；"为人民健康服务，为社会主义现代化建设服务"阐明的是我国社会主义卫生事业的基本性质和根本宗旨，反映了我国卫生事业的服务目的和目标，同时又揭示了卫生工作内在的基本规律。

3. 21 世纪卫生与健康工作的新方针 迈入 21 世纪，我国经济和医疗科技飞速发展，医学技术和人民健康保障水平得到前所未有的提高，人民群众对医疗卫生的需求也在不断提高。2016 年 8 月召开的全国卫生与健康大会，明确指出"要坚持正确的卫生与健康工作方针：以基层为重点，以改革创新为动力，预防为主，中西医并重，将健康融入所有政策，人民共建共享。"上述方针在《"健康中国 2030"规划纲要》中被正式确立为新时期我国卫生与健康工作方针。

重难点提示

我国不同时期的卫生工作方针

（二）健康中国建设

2016 年《"健康中国 2030"规划纲要》印发。该纲要是推进健康中国建设的宏伟蓝图和行动纲领。具体包括：

1. 原则

（1）健康优先：把健康摆在优先发展的战略地位，立足国情，将促进健康的理念融入公共政策制定与实施的全过程，加快形成有利于健康的生活方式、生态环境和经济社会发展模式，实现健康与经济社会良性协调发展。

(2) 改革创新：坚持政府主导，发挥市场机制作用，加快关键环节改革步伐，冲破思想观念束缚，破除利益固化藩篱，清除体制机制障碍，发挥科技创新和信息化的引领支撑作用，形成具有中国特色、促进全民健康的制度体系。

(3) 科学发展：把握健康领域发展规律，坚持预防为主、防治结合、中西医并重，转变服务模式，构建整合型医疗卫生服务体系，推动健康服务从规模扩张的粗放型发展转变到质量效益提升的绿色集约式发展，推动中医药和西医药相互补充和协调发展，提升健康服务水平。

(4) 公平公正：以农村和基层为重点，推动健康领域基本公共服务均等化，维护基本医疗卫生服务的公益性，逐步缩小城乡、地区、人群间基本健康服务和健康水平的差异，实现全民健康覆盖，促进社会公平。

知识拓展

推进健康中国建设

党的二十大报告指出：人民健康是民族昌盛和国家强盛的重要标志。把保障人民健康放在优先发展的战略位置，完善人民健康促进政策。优化人口发展战略，建立生育支持政策体系，降低生育、养育、教育成本。实施积极应对人口老龄化国家战略，发展养老事业和养老产业，优化孤寡老人服务，推动实现全体老年人享有基本养老服务。深化医药卫生体制改革，促进医保、医疗、医药协同发展和治理。促进优质医疗资源扩容和区域均衡布局，坚持预防为主，加强重大慢性病健康管理，提高基层防病治病和健康管理能力。深化以公益性为导向的公立医院改革，规范民营医院发展。发展壮大医疗卫生队伍，把工作重点放在农村和社区。重视心理健康和精神卫生。促进中医药传承创新发展。创新医防协同、医防融合机制，健全公共卫生体系，提高重大疫情早发现能力，加强重大疫情防控救治体系和应急能力建设，有效遏制重大传染病传播。深入开展健康中国行动和爱国卫生运动，倡导文明健康生活方式。

2. 战略主题　“共建共享、全民健康”是建设健康中国的战略主题。核心是以人民健康为中心，坚持以基层为重点，以改革创新为动力，预防为主，中西医并重，把健康融入所有政策，人民共建共享的卫生与健康工作方针，针对生活行为方式、生产生活环境以及医疗卫生服务等健康影响因素，坚持政府主导与调动社会、个人的积极性相结合，推动人人参与、人人尽力、人人享有，落实预防为主，推行健康生活方式，减少疾病发生，强化早诊断、早治疗、早康复，实现全民健康。

3. 战略目标　到2030年，促进全民健康的制度体系更加完善，健康领域发展更加协调，健康生活方式得到普及，健康服务质量和健康保障水平不断提高，健康产业繁荣发展，基本实现健康公平，主要健康指标进入高收入国家行列。到2050年，建成与社会主义现代化国家相适应的健康国家。

到2030年具体实现以下目标：

(1) 人民健康水平持续提升：人民身体素质明显增强，2030年人均预期寿命达到79.0岁，人均健康预期寿命显著提高。

(2) 主要健康危险因素得到有效控制：全民健康素养大幅提高，健康生活方式得到全面普及，有利于健康的生产生活环境基本形成，食品药物安全得到有效保障，消除一批重大疾病危害。

(3) 健康服务能力大幅提升：优质高效的整合型医疗卫生服务体系和完善的全民健身公共服务体系全面建立，健康保障体系进一步完善，健康科技创新整体实力位居世界前列，健康服务质量和水平明显提高。

(4) 健康产业规模显著扩大：建立起体系完整、结构优化的健康产业体系，形成一批具有较强创新能力和国际竞争力的大型企业，成为国民经济支柱性产业。

(5) 促进健康的制度体系更加完善：有利于健康的政策法律法规体系进一步健全，健康领域治理体系和治理能力基本实现现代化。

4. 健康中国行动 为落实健康中国战略，实现《"健康中国2030"规划纲要》有关目标，2019年《健康中国行动（2019—2030年）》印发，文件规定了健康中国行动的基本路径，包括：

(1) 普及健康知识：根据不同人群特点有针对性地加强健康教育与促进，让健康知识、行为和技能成为全民普遍具有的素质和能力。

(2) 参与健康行动：倡导每个人是自己健康第一责任人的理念，激发居民热爱健康、追求健康的热情，养成符合自身和家庭特点的健康生活方式，合理膳食、科学运动、戒烟限酒、心理平衡，实现健康生活少生病。

(3) 提供健康服务：推动健康服务供给侧结构性改革，完善防治策略、制度安排和保障政策，加强医疗保障政策与公共卫生政策衔接，提供系统连续的预防、治疗、康复、健康促进一体化服务，提升健康服务的公平性、可及性、有效性，实现早诊早治早康复。

(4) 延长健康寿命：强化跨部门协作，鼓励和引导单位、社区、家庭、居民个人行动起来，对主要健康问题及影响因素采取有效干预，形成政府积极主导、社会广泛参与、个人自主自律的良好局面，持续提高健康预期寿命。

四、社区卫生服务与三级预防

（一）社区卫生服务

社区是社会生活的基本单位，是人们生活、学习或工作的基本环境。社区卫生服务是我国卫生服务体系的基本组成部分，是促进和维护人群健康的基本保障。

1. 社区卫生服务的概念 社区卫生服务（community health service，CHS）是社区建设的重要组成部分，是在政府领导、社区参与、上级卫生机构指导下，以基层卫生机构为主体、全科医师为骨干，合理使用社区资源和适宜技术，以人的健康为中心、家庭为单位、社区为范围，需求为导向，以妇女、儿童、老年人、慢性病患者、残疾人等为重点，以解决社区主要卫生问题、满足基本卫生服务需求为目的，融预防、医疗、保健、康复、健康教育、计划生育技术服务功能为一体的，有效、经济、方便、综合、连续的基层卫生服务。其目的是解决社区的主要卫生问题，满足社区人群的基本公共卫生服务和基本医疗服务需求，提高社区人群健康水平。

2. 社区卫生服务的服务对象 社区卫生服务面向整个社区，其服务对象为社区全体居民，包括个人、家庭和社区。

3. 社区卫生服务的服务内容 内容和范围很广泛，是"六位一体"的综合性服务。

> **重难点提示**
>
> 社区卫生服务的概念、服务对象、服务内容

（二）三级预防

疾病预防不仅指预防疾病的发生，还包括疾病发生后阻止或延缓疾病发展、切断或减少其传播，最大限度地减少疾病造成的危害的所有措施。因此，疾病预防可以根据疾病自然史的不同阶段，相应地采取不同的措施，这就是疾病的三级预防策略。

1. 一级预防（primary prevention） 又称病因预防，指在疾病尚未发生之前，对健康人群采取的控制和消除致病危险因素的预防措施，是预防、控制和消灭疾病最积极、最有效的预防措施。加强对病因的研究，减少对危险因素的接触，是一级预防的根本。其主要措施包括改善环境（如防止环境污染），增进健康（如健康教育等），特殊保护（如免疫规划等）。

2. 二级预防（secondary prevention） 又称临床前期预防或"三早"预防，是在疾病的临床前期做好早期发现、早期诊断、早期治疗的"三早"预防工作，以控制疾病的发展和恶化。对于传染病，除了"三早"，尚需做到疫情早报告及传染源的早隔离，即"五早"预防。其主要措施包括普查、筛查、定期健康检查等。

3. 三级预防（tertiary prevention） 又称临床预防，是在疾病的临床期（又称发病期），采取及时的、有效的治疗和康复措施，防止伤残或死亡，促进功能恢复，提高生存质量，能参加社会活动并延长寿命。其措施包括对症治疗和康复治疗。

三级预防策略可根据干预对象是群体或个体分为社区预防服务和临床预防服务。社区预防服务是以社区为范围，以群体为对象开展的预防工作。临床预防服务是在临床场所，以个体为对象实施的预防干预措施。三级预防贯穿于疾病的全过程，而且对不同类型的疾病，三级预防的侧重点有所不同。但任何疾病不论致病因子是否明确，都应强调一级预防。

重难点提示

三级预防策略的内容与应用

五、学习预防医学的意义

预防为主的理念已成为医学教育包括护理教育的重要内容。护理人员作为医疗卫生领域的重要力量，其对预防理念的树立和预防知识的掌握直接影响护理队伍的综合素质和国家卫生事业的发展。护理、助产专业学生学习预防医学课程的意义在于：

1. 树立整体大健康观，加强对疾病的全面认识 临床关注的是个体、直接病因、发病机制、临床表现和治疗，预防关注的是群体、疾病谱、流行规律、病因研究和干预策略与措施。因此学习预防医学，可以全方位地了解疾病的病因及影响因素，提高对疾病的全面认识，更有助于临床的诊断、护理和治疗。

2. 树立预防为主工作理念，提高自身健康素养 健康中国，理念先行，预防为要。护理人员树立预防理念，掌握健康促进和健康教育的知识及技能，有利于理解和分析护理工作相关因素与疾病治疗、康复的规律，提高社区护理的实践能力。

3. 改善医学思维方式，拓宽工作思路 临床医学常常从个体和微观层面考虑和分析问题，预防医学主要是从群体和宏观角度看待问题。加强预防医学的学习能够帮助护理人员更好地从宏观和微观结合、机体和环境相互作用等方面去考虑、分析和处理问题，有利于提高护理人员分析问题和解决问题的能力。

4. 提高突发公共卫生事件的处理能力 护理人员由于工作的特殊性，常可能首先接触突发公共卫生事件。护理人员预防理念的加强和相关技能的掌握有利于及时应对和处理突发公共卫生事件，并有助于全面提高处理和控制突发公共卫生事件的效率及能力。

5. 有利于护理人员提升临床研究能力 如何开展临床护理研究，如何在临床护理的工作实践中收集和分析临床护理资料或数据，挖掘数据背后隐藏的客观规律，进一步基于研究结果提高临床护理的质量和效率，这都需要预防医学的流行病学方法和统计学知识。因此，掌握预防医学知识将会提升护理人员的研究能力，促进临床研究的转化。

总之，学习预防医学对提高护理人员的综合素质具有重要意义。护理、助产专业学生须通过学习预防医学知识，才能将疾病预防和健康促进融入护理工作中，全方位保障和促进人民群众健康。

（朱秀敏）

思考题

1. 医学模式（medical model）指一定时期内人们对疾病和健康总体的认识，并成为这一时期医学发展的指导思想，也是一种哲学观在医学上的反映。医学的发展进程大体经历了四种医学模式，依次为神灵主义医学模式、自然哲学的医学模式、生物医学模式、生物 - 心理 - 社会医学模式。生物 - 心理 - 社会医学模式为医学的发展提供了新的指导思想，也是医学心理学发展的重要依据。医学模式的转变，一方面加深了对疾病和健康概念的认识，另一方面又扩大了预防的范畴，提出了促进健康、保护健康和恢复健康的“三级预防”观念，创建了城乡三级医疗预防保健网。

请思考：

(1) 现代医学模式是什么？

(2) 医学模式的转变对护理工作有何指导意义？

2. 某皮鞋厂女职工，23 岁，因月经过多，于某年 5 月 13 日至村卫生室门诊就诊，诊治无效。5 月 21 日到乡中心医院就诊，遵医嘱于 5 月 26 日又去该院血液病门诊就医，因出血不止，收入院治疗。骨髓活检后诊断为再生障碍性贫血。该患者在住院期间，曾有一位医师怀疑其疾病与职业暴露有关，但未进一步确诊。随后 1 个月内，该院接连收治该厂 3 人，都被诊断为再生障碍性贫血。该厂负责人高度重视此事，组织该厂全体工人去乡中心医院体检，发现周围血白细胞计数减少者较多。

思考题参考答案

目标检测

请思考：

(1) 试述职业卫生工作中三级预防的范畴。

(2) 该厂负责人组织工人体检属哪一级预防？

第二章 | 环境与健康

教学课件

思维导图

学习目标

1. 掌握环境、环境污染、生物地球化学性疾病的概念；常见的环境污染物种类、来源；大气污染、水体污染对健康的危害；生活饮用水的基本卫生要求；碘缺乏病、地方性氟中毒的预防控制。

2. 熟悉人与环境的关系；环境污染对人群健康影响的特点及其预防控制措施；大气理化性状与健康的关系；生活饮用水净化与消毒；心身疾病及其预防控制措施。

3. 了解大气的结构与组成；社会因素对健康的影响。

4. 学会识别环境污染造成的健康损害，进行相关知识的健康教育。

5. 具有爱护环境的意识，理性消费的理念，环境问题的危机感和责任感；践行低碳生活。

人类在漫长的进化过程中，一方面为了生存而适应环境；另一方面，按照自身的需要，开发利用和改造环境。由于人口的增长，资源的开发利用，人类在创造丰富的物质条件和更加舒适方便、有利于生存和繁衍的生活环境的同时，也使大量的废弃物进入环境，导致环境污染，对人类的健康构成了严重威胁。为了人类生存和可持续发展的需要，必须保护与人类息息相关的环境。

案例导入

在第 75 届联合国大会上，我国承诺力争到 2030 年之前实现碳达峰、2060 年之前实现碳中和（“双碳”目标）。南京土壤所在我国农业碳中和实现路径方面取得重要进展，联合国内外多家权威研究单位创建了一套“生物质热解多联产物”系统，将我国主粮作物生产碳排放从碳源转变为碳汇，实现碳中和；同时能够提高作物产量，降低活性氮和大气污染物排放。

请思考：

1. 碳达峰、碳中和的意义是什么？

2. 请问南京土壤所等研究单位在环境方面获得的主要研究成果是什么？研究人员们脚踏实地，锐意进取，对你有什么启示？

3. 请你谈谈对“环境保护”“生态文明建设”“绿色发展”“绿水青山就是金山银山”等时代主题的理解？

案例导入参考答案

第一节　环境和环境污染的预防控制

一、环境相关概念及其分类

（一）环境

环境（environment）指相对于某项中心事物而言的周围情况。人类的环境指人们周围的一切客观事物的总和，包括自然环境和社会环境。

1. 自然环境　由人周围的一切物质因素所构成，如空气、水和动植物等，提供人类生存所必需的空气、水和食物，但其中有毒有害的物质也借此而进入人体。按照是否受过人类活动的影响，自然环境可分为原生环境和次生环境。原生环境指天然形成的、未受或少受人类活动影响的自然环境，如人迹罕至的高山荒漠、原始森林及大洋中心区等。次生环境指在人为因素影响下形成的或人工改造了的自然环境，如风景区、农场、厂矿等。

2. 社会环境　指人类在生产、生活、社交活动中所形成的关系和条件，如社会制度、社会经济发展、文化教育、人口、宗教信仰、风俗习惯等。人具有社会属性，其健康必然会受到社会环境的影响。

（二）生物圈

生物圈（biosphere）指地球表层适宜人类或其他生物生存的空间范围，大致包括海平面以下11km到海平面以上12km的范围，可再分为水圈、大气圈和土壤岩石圈。在生物圈内，物质、能量、信息的循环与交换不停地进行着，生命的诞生、繁衍和发展使生物圈充满了生机与活力。

（三）生态系统

生态系统（ecosystem）指人或生物群落与周围环境相互作用，通过物质循环和能量交换而共同构成的有机结合体。大到整个生物圈，小到一条小溪、一块草地、一滴水都可看作是生态系统。生态系统由生产者、消费者、分解者和非生物环境组成。生产者主要指绿色植物，包括一切能进行光合作用的高等植物、藻类和地衣；消费者指动物；分解者指能将动物尸体、植物残体分解成简单无机物，再供给生产者利用的微生物；非生物环境指生态系统中除生物以外的物质，如空气、水、土壤、阳光等。物质循环和能量交换这条纽带，将生态系统内部各构成者紧密联系在一起。

（四）生态平衡

生态系统内部各构成部分在一定条件、一定时间内保持着暂时的、相对的平衡状态，称生态平衡（ecological balance）。这种平衡包括结构平衡、功能平衡和物质循环数量的平衡，但任何自然或人为因素都可打破这种平衡，即生态失调。生态失调在一定限度内可通过内部的调节，直至建立新的平衡，如超出自身调节能力，则极难恢复，从而造成生态危机，如过度放牧所致的草原荒漠化、乱砍乱伐导致水土流失等。

（五）食物链

在生态系统中，一种生物以另一种生物为食，另一种生物再以第三种生物为食……彼此形成一个由食物连接起来的链锁关系，称食物链（food chain）。通过食物链，污染物可以在环境中扩散，增大其危害范围和程度。

环境污染物通过食物链的转移并逐级增大在生物体内的浓度，使在高位营养级生物体内的污染物浓度比在低位营养级生物体内的浓度增加很多倍的过程，称生物富集（bioconcentration）。生物富集可使环境中低浓度污染物在生物体内提高几百倍、几千倍甚至几十万倍，从而损害人类健康。

（六）构成环境的主要因素

1. 生物因素　环境中的动物、植物与微生物等构成了生物因素。这些生物通过食物链进行能量传递与物质转移，维持生态系统的完整性和生态平衡。

2. 化学因素 环境中的化学物质有天然形成与人工合成的有机和无机成分。对人体有害的化学因素包括工矿企业排放的“三废”，汽车尾气排放的气体，农业生产使用的农药和化肥等。化学物质在为人类创造物质文明作出重要贡献的同时，也会为环境和人类的健康带来一定的危害。

3. 物理因素 人们在日常生活和生产环境中接触到很多物理因素，如声、光、振动、电磁辐射等。在自然状态下，物理因素一般对人体无害，有些还是人体生理活动必需的外界条件；只有当一定强度和/或接触时间过长时，才会对机体的不同器官和/或系统功能产生危害。随着科技的进步，人们从生活环境中接触有害物理因素的概率越来越大，其所造成的健康危害，应该引起人们的重视。

4. 社会心理因素 社会因素包括社会制度、文化、风俗习惯、宗教信仰、经济水平，影响人们的营养状况、居住条件、接受科学知识和受教育的机会等。心理因素指在特定的社会环境条件下，社会因素在人们大脑中的反映，并通过心理素质的折射构成其具体内容。由于社会环境的变动会影响个体的心理和躯体的健康，心理因素与社会环境因素密切相关，因而常用社会心理因素一词。

二、人与环境的关系

人类必须依赖环境才得以生存和发展。通过物质循环和能量的转移，人类与周围环境形成了紧密的统一体。一方面，人类能主动地改造地球环境，使之更适宜人类的生存；另一方面，环境也反作用于人类，制约着人类的生存和发展。人与环境的关系可表现为以下三个方面：

1. 人与环境间物质的统一性 人与环境之间的本质联系是物质的循环和能量的转移。人维持生命和正常生理功能所需要的空气、水和食物均需由环境提供，即在自然环境中含量较多的化学元素，在人体内通常也有一定含量，反之亦然。这从英国科学家汉密尔顿对人体组织与地壳岩石中的化学元素所做的分析中得到了证实。

汉密尔顿测试了 220 名英国人血液与地壳岩石中的化学元素组成及其含量，发现人体血液中的 60 多种化学元素与地壳岩石中的含量成明显的相关性（图 2-1）。这种人与环境间物质的统一性，是地方病和公害病发生的因素之一。

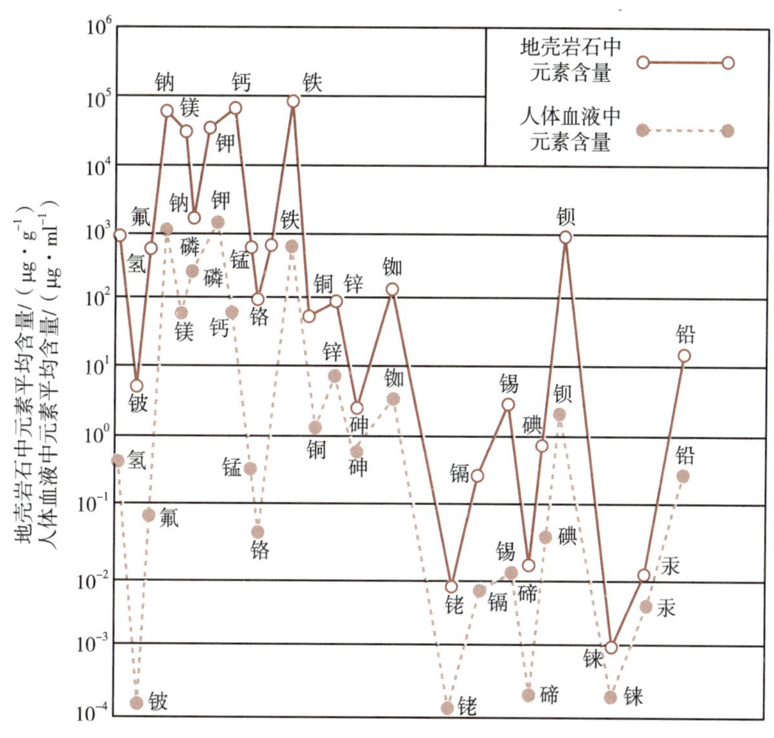

图 2-1 人体血液与地壳岩石中元素含量的相关性

2. 人与环境间作用的双向性 人类不仅适应环境，而且能不断地认识环境和能动地改造环境，使环境更好地适宜人类的生存和发展。但在改造环境的过程中，如开挖矿藏、应用核能、化工合成、使用农药和化肥等会对环境造成污染，这些污染物进入人体蓄积到一定量时，会对人体健康造成损害。

3. 环境因素对人体健康影响的两重性 仅就维持人体健康所需的环境因素而言，如在适宜的范围内对人体健康呈现“有利”效应，超出此范围则呈现“有害”效应。人体必需物质对人体呈现双向效应，非人体必需物质有单向效应。如适量的紫外线照射可预防儿童佝偻病，但长期过量照射紫外线会增大患皮肤癌的危险；碘摄入不足可致碘缺乏病，碘摄入过多也可致甲状腺肿；蛋白质长期摄入不足可致蛋白质营养不良，蛋白质过多则增加肾脏负担和患 2 型糖尿病的危险等。

三、环境污染的概念及其分类

（一）环境污染

人为或自然的原因，各种污染物进入环境，使环境的组成与结构发生改变，导致环境质量下降，对人类及其他生物的健康造成了直接的、间接的或潜在的危害，称环境污染（environmental pollution）。对居民健康和生态平衡造成严重影响的环境污染称公害（public nuisance）。由环境严重污染引起的地区中毒性疾病称公害病，如日本的水俣病、痛痛病等。

（二）常见的环境污染物及其来源

引起环境污染的物质称环境污染物（environmental pollutant），可分为化学性、物理性和生物性污染物。

环境污染的来源可分为自然污染和人为污染。自然污染包括森林大火、火山爆发、地震、风沙，以及特殊地质条件使某些化学元素大量堆积等。人为污染主要由人类生产和生活活动所引起。

1. 工业“三废” 工业生产所形成的废气、废水、废渣，如未经处理或处理不当即大量排放到环境中去，可造成空气、水、土壤、食物等环境的污染。

2. 生活性污染 垃圾、污水、粪尿等生活废弃物的卫生处理不当，会污染空气、水和土壤等环境。

3. 交通运输 主要是汽车尾气、噪声等污染。从汽车排出的废气中已分离出几十种有害物质，其中一氧化碳（CO）、氮氧化物（NO_X）、碳氢化合物、铅尘等污染物在排出废气中的浓度相对较高。由于汽车废气污染距人的呼吸带较近，所以相比其他一些污染，汽车废气对人体健康危害较大。

4. 农业性污染 在农业生产中广泛且长期应用农药（如杀虫剂、杀菌剂、除草剂等），不仅会导致农作物、畜产品及野生生物中出现农药残留，还可能使空气、水、土壤受到不同程度的污染。

5. 其他污染 很多生产过程会产生噪声和振动。如广播电视通信设备产生的微波和其他电磁辐射波，原子能和放射性核素机构排放的放射性废弃物和飘尘，以及自然灾害（如火山爆发、森林火灾、地震）释放的大量烟尘、废气等，这些都可使环境受到不同程度的污染，造成不良后果。

四、环境污染对人群健康的影响

（一）环境污染对健康的影响特点

人类处于食物链的顶端。归纳起来，污染物对人类健康的影响有以下特点：

1. 广泛性 主要指作用的对象和范围广泛。作用对象涵盖人体各个系统和组织，且环境污染影响范围大，涉及人口众多，包括男女老幼、胎儿及新生儿。

2. 长期性 环境污染物可长期作用于人群，人体暴露时间每日可达 24h，甚至终身暴露。通常污染物在环境中的浓度相对较低，短期内不易观察到对人体的有害影响，但长此以往将导致严重的后果。

3. 多样性 环境污染物可通过空气、天然水源、土壤和各类食物等途径进入人体，对人体产生各种危害。一方面表现为作用过程的多样性，主要为相加作用、增强作用、拮抗作用等；另一方面表现为作用结果的多样性，即污染物对人体健康的危害可分为特异性损害和非特异性损害、局部损害和全身损害、近期损害和远期损害。

4. 复杂性 多种污染物在环境中可以同时存在，造成的损害是多因多果的联合作用。污染物的存在与健康损害并非必然相关，还取决于其他环境条件，如宿主自身的易感性以及其他人为或自然因素等。

（二）环境污染对健康的危害

环境污染对人体健康造成的危害是复杂多样的，通常按危害的性质分为急性危害、慢性危害、远期危害及间接效应。

1. 急性危害 是由于短时间内大量污染物进入人体所引起的，通常表现为发病快速、症状剧烈，呈现明显中毒症状。急性中毒在世界上典型的事件有：

(1) 煤烟型烟雾事件：主要是由于大量使用煤炭燃烧产生的二氧化硫（SO_2）和飘尘进入大气环境，遇到大雾、逆温等不利气象条件时，使烟尘和 SO_2 浓度急剧增加，不易扩散，使受害居民出现呼吸道刺激症状，如咳嗽、呼吸困难、胸痛等，主要死亡原因是气管炎、支气管炎和心脏病，如伦敦烟雾事件。

(2) 光化学烟雾事件：汽车尾气在强烈紫外线作用下，发生光化学反应，生成具有强烈刺激作用的光化学烟雾（主要成分是臭氧、过氧酰基硝酸酯和醛类等）。受害者的主要症状是眼睛和呼吸道的刺激症状，高浓度时还可引起肺水肿，多死于呼吸衰竭，如洛杉矶光化学烟雾事件。

(3) 生产事故：工业生产设计上的不合理、生产负荷过重、管理上的疏漏或任何意外的原因，使有害的工业废气、废水或事故性泄漏的有毒有害物质大量进入环境，导致排放源附近及整个污染区的居民发生急性中毒。如 1984 年印度博帕尔农药厂发生的异氰酸甲酯泄漏事故；放射性污染事故，即 2011 年福岛核事故、1986 年切尔诺贝利核事故、1979 年三里岛核事故等。

2. 慢性危害 低浓度的环境污染物长期少量作用于人体所造成的损害，包括慢性中毒和慢性非特异性危害。慢性危害最为常见，且影响广泛。

如水俣病是长期食用被工业废水污染的鱼和贝类引起的以神经系统损害为特征的甲基汞慢性中毒。痛痛病是长期食用被工业废水中镉污染的稻米和饮水引起的以肾受损、骨质疏松及全身疼痛为临床特点的慢性中毒。这两个疾病是慢性危害的经典例证。

慢性非特异性危害指污染物所造成的危害不是以某种典型的临床症状表现出来的。在环境污染物的长期作用下，人体的免疫功能和对环境有害因素的抵抗力均可明显下降，主要表现为人群某些常见病、多发病的发病率与死亡率增高。如在大气污染严重地区，空气中 SO_2、NO_X、烟尘等可长期反复刺激人体呼吸道，诱发慢性呼吸道炎症，如鼻炎、咽炎、气管炎。特别是慢性支气管炎、支气管哮喘和肺气肿等疾病高发。

3. 远期危害 包括致癌作用、致畸作用和致突变作用。

(1) 致癌作用：指环境因素引起的正常细胞的恶性转化、异常增殖，并发展成肿瘤的过程。人群流行病学调查已经证实，人类恶性肿瘤绝大部分与环境因素有关，而其中化学因素是最主要因素。

(2) 致畸作用：指环境因素作用于子宫内的胚胎引起胎儿外观或体内器官的结构异常。造成胎儿畸形的原因比较复杂，大多数属于原因不明或被认为是由于环境因素和遗传因素共同作用的结果。致畸的敏感时期为孕 3～8 周，此时胚胎各个器官组织正在分化形成。人群流行病学调查已经证实，许多药物、环境化学物、物理因素、生物因素对人类有致畸作用，如铅、CO、甲基汞、多氯联苯、某些农药、沙利度胺、四环素、己烯雌酚、电离辐射、超声波、风疹病毒等。

（3）**致突变作用**：指环境因素诱发细胞遗传物质发生改变而导致机体可遗传的变异。可诱发突变的物质称诱变原。按观察的生物学水平不同，突变可分为基因突变和染色体畸变两种类型。

突变是自然界的正常现象，从生物进化的观点而言，对整个生物群体是有利的；但对于人类而言，突变的后果往往对人类健康有害。突变对健康的影响与诱变原作用的靶细胞类型有关。突变若发生在体细胞，可导致体细胞的异常增殖形成肿瘤；若发生在生殖细胞，可引起不育、早产、流产、死胎或胎儿畸形等。环境中常见的诱变原有电离辐射、紫外线、化学药物（某些抗生素、抗肿瘤药物）、工业毒物、某些农药、食品中的亚硝胺、某些真菌及毒素。

4. 间接效应 温室效应、臭氧层破坏和酸雨是全球性环境污染突出的热点问题，其影响广泛，危害严重，特别是对人类健康会产生某些间接影响。

（1）**温室效应**：大气中的某些气体能吸收红外线长波辐射，使大气增温，从而对地球起到保温的作用，使地球上的生命得以生存。但由于过度使用燃料，对森林无节制地砍伐，使温室气体如二氧化碳、甲烷、氧化亚氮等在大气中含量增加，它们共同作用，使温室效应异常强化，全球气温上升，会使冰川融化，全球海平面上升，同时有利于病原体及有关虫媒的繁殖，引起虫媒传染病的流行程度和范围扩大。

（2）**臭氧层破坏**：位于大气平流层底部的臭氧层，可有效地吸收来自太阳光中的短波紫外线，使生活在地球上的人类和其他生物免遭其伤害。人类活动产生大量的化学物质（如氧化亚氮、氟氯烃等）会破坏臭氧分子，导致臭氧层减少和空洞的形成，使臭氧层遮挡吸收短波紫外线的功能削弱，人群皮肤癌和白内障等发病率增加。

（3）**酸雨**：指 pH 小于 5.6 的降水（如雨、雪、雹、雾等）。大气中的一次污染物如 SO_2、NO_X 等在大气中氧化凝结形成酸雨。酸雨可使土壤中的化学元素溶出，土壤的 pH 降低，破坏植被，腐蚀建筑物；也会促使土壤中重金属水溶性增加，加速向农作物、水产品中的转移和污染；还可使湖泊水体酸化，影响水生生物正常生存，甚至使鱼类绝迹。

五、环境污染的预防控制

（一）完善环境保护工作保障体系

随着经济社会的发展，要实施经济效益、社会效益和环境效益相统一的环境保护战略方针，落实可持续发展的战略，仍需要不断修改完善相关政策法规，增加环境保护投入，加大环境保护执法力度。

（二）综合利用，化害为利

1. 积极开发利用清洁能源 充分开发利用太阳能、风能、水力和沼气等清洁能源，减少煤、石油等消耗。

2. 依靠科技，化害为利 依靠科学技术进步，用低毒或无毒原材料代替高毒原材料，减少工业“三废”中有害物质的含量，减轻环境污染；可再回收利用工业“三废”中的资源，既可减轻对环境的污染，又可创造经济效益。如可将燃煤电厂废气中的 SO_2 回收制成硫酸，减少 SO_2 排放，减轻空气污染；回收造纸厂废水中的烧碱、脂肪酸和木质素等，减少废水对环境的污染。

3. 回收可利用废弃物 加强环境保护知识教育，不断提高大众环保意识，自觉对生活废弃物进行分类，通过分类更好地充分回收利用可再生资源，进而减少环境污染物的排放。

（三）控制农药污染

1. 研究、推广高效低毒低残留农药 农药在防治病、虫、草害，增加农业产量方面发挥着巨大的作用，但与此同时也会造成环境污染，危害人们的健康。一些降解缓慢、残留时间长的农药（如有机氯农药）和含铅、砷、汞等重金属的农药，危害较大。如农药六氯环已烷（又称六六六）和对氯苯基三氯乙烷（又称滴滴涕、DDT）在我国已禁用几十年，但至今仍然能从土壤环境中检出，这主要是因为有机氯很难降解。因此应限制或禁止使用高毒、高残留农药。

2. 科学合理使用农药 普及农药使用知识，以便在施用农药时能严格遵守每一种农药的使用范围、使用量和安全间隔期，减少农药在农作物中的残留量。

3. 大力提倡综合防治 在防治农业病虫害中，不应单纯依靠农药，要提倡和开展生物防治（以菌治虫、以虫治虫和使用生物制剂等）和物理防治（调控温湿度等来控制病虫害的发生）。三种方法联合或交替使用，既能增强防治效果，又能减少化学农药的使用量。

（四）加强环境监测监督

1. 环境监测 对大气、水体、土壤、生物等环境质量状况进行监测，掌握环境质量变化的动态数据，及时对环境质量进行评价。

2. 环境监督 对新建、改扩建的工业企业除进行预评价外，监督其做到"三同时"，即治理污染的工程设施必须与主体工程同时设计、同时施工、同时投入使用。监督工业"三废"做到达标排放，严格执行谁污染谁治理的原则。

（景兴科）

第二节　空气与健康

一、大气环境与健康

大气是人类生存的重要外界环境因素之一，物理、化学和生物学特性与人类的健康密切相关。

（一）大气的结构与组成

1. 大气的结构 地球的表面被一层很厚的空气层所包围，这一空气层被称大气层（atmosphere）。按照垂直方向，大气层可分为五层：

（1）**对流层**：是大气层中最低的一层，平均厚度约为12km，集中了约75%的大气质量和90%以上的水汽质量，是大气中最稠密的一层。随着高度的递增，平均温度递减率为6.5℃/km，风雨雷电等天气现象主要发生在这一层。

（2）**平流层**：位于对流层上方，从对流层顶到约50km高度的大气层。

（3）**中间层**：又称中层，是从平流层顶到85km之间的大气层。层内温度垂直递减率很大，对流运动强盛。

（4）**热层**：指中间层以上，到离地球表面800km的大气层。

（5）**逸散层**：又称外层，是热层顶以上，延伸至距地球表面1 000km处。这里的温度很高，可达数千度；大气已极其稀薄。

2. 大气的组成 在自然状态下，大气是无色、无味、无臭的混合气体。一般情况下，大气的化学组成相对稳定，氮气的比重最大，约为78.1%，其次是氧气，约占20.9%，剩下的1%由其他各种气体构成，如惰性气体、水蒸气、二氧化碳及甲烷等。

（二）大气物理因素与健康

大气物理性状包括太阳辐射、气象因素及空气离子化等。它们经常处于变动之中，综合作用于机体，引起机体冷热感觉和体温调节的反应。

1. 太阳辐射 太阳不断地向四周辐射能量，称太阳辐射。太阳射线分为紫外线、红外线和可见光三部分。太阳辐射的射线及其生物学作用见表2-1。

2. 空气离子化 组成空气的各种气体的分子或原子在受到宇宙线、紫外线、放射线、雷电、瀑布、海滨潮涌、人工电场等作用下，失去外层电子而成为正离子，游离的电子与中性质点结合成为负离子，这个产生正、负离子的过程称空气电离或空气离子化。

表 2-1 太阳辐射的射线及其生物学作用

射线		波长	生物学作用
红外线		760nm～1mm	使机体产生热效应
可见光		400～760nm	提高机体的视觉功能
紫外线	紫外线 A	320～400nm	色素沉着
	紫外线 B	275～320nm	抗佝偻病、红斑作用
	紫外线 C	200～275nm	杀菌作用

负离子对人体的作用：①调节中枢神经的兴奋和抑制功能，缩短感觉时值和运动时值。②刺激造血功能，使异常血液成分趋于正常。③降低血压。④改善肺的换气功能，促进气管纤毛颤动。⑤促进组织生物氧化、还原过程。负离子对人体健康有很多益处，但是当浓度超过 10^6 个 /cm^3，会对健康产生危害。

3. 气象因素 气象指大气状态，是气温、气湿、气压、气流等气象因素的综合作用结果。人们早已观察到疾病与季节和气象的联系，如花粉症、枯草热、流行性感冒等与季节有明显相关性，天气的变化也常常引起某些疾病的加重，如心肌梗死的急性发作常受高气压、气温变化、锋面过境、大风等影响。

（三）大气化学污染与健康

大气中的化学污染物种类繁多，其中最常见、污染比较严重的有 SO_2、NO_X、光化学烟雾、CO、多环芳烃和二噁英。

1. SO_2 主要来源于含硫燃料的燃烧和采用各种含硫原料进行的生产工艺过程，如有色金属冶炼、石油精制、硫酸制造等。其危害主要是刺激、腐蚀、致敏、促癌作用，以及形成酸雨。

2. NO_X 空气中的 NO_X 主要是 NO 和 NO_2。大气中的 NO_X 包括自然来源和人为来源，其危害主要是致肺水肿，组织乏氧，促癌作用，形成光化学烟雾。

3. 光化学烟雾 是排入大气中的 NO_X、碳氢化合物受太阳紫外线作用，发生光化学反应所产生的一种具有刺激性很强的浅蓝色的混合烟雾。其主要成分是臭氧、醛类和各种过氧酰基硝酸酯。其危害主要是对眼睛的刺激、呼吸系统影响等，导致光化学烟雾事件的发生。

4. CO 是含碳物质不完全燃烧的产物，无色、无臭、无刺激性，可造成组织缺氧，损害心、脑功能。

5. 多环芳烃 种类很多，代表性的有苯并[a]芘等，可引起肺癌。

6. 二噁英 主要污染源包括城市垃圾焚烧、含氯化学工业、食品包装材料等。人体接触二噁英 90% 以上来源于食品。一旦人体摄入二噁英就很难排出体外，蓄积到一定程度就会引起一系列严重疾病，如氯痤疮等。

重难点提示

全球气候变暖危害；空气负离子的健康效应

学·思·悟

气候变化是人类面临的全球性问题。党的二十大报告指出：积极稳妥推进碳达峰、碳中和。实现碳达峰、碳中和是一场广泛而深刻的经济社会系统性变革。立足我国能源资源禀赋，坚持先立后破，有计划分步骤实施碳达峰行动……积极参与应对气候变化全球治理。

请思考：

1. 什么是碳达峰、碳中和？
2. 从自我做起，请谈谈能为碳达峰、碳中和做些什么？

学·思·悟参考答案

（四）大气卫生防护措施

1. 合理安排工业布局和城镇功能分区 结合城镇规划，全面考虑工业的合理布局。如工业区应配置在城市的边缘或郊区，居住区不得修建有害工业企业等。

2. 区域集中供暖供热 设立大的热电厂和供热站，实行区域集中供暖供热。

3. 控制燃煤污染 优先使用低硫燃料等；改进燃煤技术，减少燃煤过程中 SO_2 和 NO_X 的排放量；开发新能源，如太阳能、风能、核能等；进行可燃冰的相关研究与勘探开发等。

4. 治理交通运输工具废气 减少汽车废气排放，改革发动机的燃烧设计，提高油的燃烧质量，使燃料充分燃烧，减少有害物质的排放；开发新型燃料，降低汽车尾气污染排放量；扩大地铁的运输范围和能力，使用新能源汽车等。

5. 加强工艺措施 采取以无毒或低毒原料代替毒性大的原料，采取闭路循环以减少污染物的排放等；加强生产管理，防止排放废气污染大气的情况发生。

6. 推行科技创新环保 开发环保新技术，用科技创造绿色环境。

7. 加强绿化 植物具有美化环境，调节气候，阻挡、滤除和吸附灰尘，吸收大气中的有害气体等功能。

二、室内空气与健康

（一）室内空气污染来源

室内空气污染包括物理、化学、生物和放射性污染，来源于室内和室外两部分。室内来源主要有消费品和化学品的使用、建筑及装饰材料以及个人活动等。

1. 燃料燃烧、烹调油烟 厨房内煤气、液化石油气、燃煤会产生大量的烟尘、油烟、CO 和 NO_X。此外，还有烹调油烟的污染。

2. 人体排放 人的呼吸可向空气中排放 CO_2、氨类等多种内源性有害代谢气体以及水蒸气等，并使空气氧含量减少。呼吸道传染病患者及病原携带者谈话、咳嗽、喷嚏时，随飞沫可排出病原体。人的排汗、皮肤脱落碎屑，亦可散发出气味。

3. 烟草烟雾 含有数千种有害成分，如 NO_x、CO、氰化物、亚硝酸铵、氨、腈、酚、醛、烟焦油和烟碱，其中包括多环芳烃、挥发性亚硝胺、砷、镉等致癌物。

4. 建筑材料及家具 现代化的室内装饰，如人造板、胶合板、壁纸、各种涂料、化纤地毯等，会释放出醛、苯、酚类有害气体。此外用于隔热、防火的板壁或管道的石棉建材，可散布石棉纤维。矿渣砖、石材、房基地，可散发氡及其子体衰变产物。

5. 室内办公设备及家用电器 新购买的电器通电后生热，会产生有害气体，如微波炉、电热器、电视机，也会造成室内污染。

6. 其他 室内施洒或喷雾各种杀虫剂、清洁剂、除臭剂、化妆品（如发胶）等家用化学品，可造成挥发性有机物（volatile organic compound，VOC）污染。

室外来源主要有室外空气中污染物，如工业废气与汽车尾气；人为带入的室内污染物，如干洗后带回家的衣服上的残留干洗剂。

（二）室内空气污染的危害

1. 诱发恶性肿瘤 燃烧不完全产生的苯并[a]芘进入机体，在体内代谢转化后可诱发恶性肿瘤。室内空气中常见的致癌物还有氡、苯、甲醛等。

2. 引起中毒性疾病 排烟不畅或燃料燃烧不全，室内出现高浓度 CO 而引起急性中毒是常见的事故。

3. 引起不良建筑物综合征 不良建筑物综合征多发生在新建或重新装修的办

公楼内的工作人员，表现为一系列非特异的症状。即眼、鼻、喉刺激，头痛，疲劳，胸闷，憋气，注意力不集中等。

4. 传播传染病 病原体可随空气中的尘埃、飞沫进入人体而引起呼吸道传染病，如流行性感冒、麻疹、流行性脑脊髓膜炎、白喉及肺结核等。

5. 诱发呼吸道感染 已证实生物燃料烟雾可诱发急性下呼吸道感染。流行病学调查显示，3岁以下儿童的急性下呼吸道感染率，在使用生物燃料的家庭比使用液化气等清洁燃料的家庭高。

6. 引起变态反应 尘螨等多种室内变应原，可引起哮喘、变应性鼻炎、荨麻疹等变态反应症状。

（三）室内空气污染的预防措施

1. 贯彻执行室内空气质量标准 《室内空气质量标准》(GB/T 18883—2022)是一部保障室内空气质量安全、保护公众健康的重要公共卫生标准。新标准的正式实施对于加强我国室内空气质量管理，降低室内空气污染物的浓度，保护公众健康具有重要意义。

2. 合理配置住宅平面 房屋内应有不同的功能分隔区，应防止厨房煤烟、油烟进入卧室；应有足够的室内容积。

3. 改善炉灶和采暖设备 保证烟道畅通，注意改进燃烧方式，提高燃烧效率，以降低室内污染物的浓度；改进燃料结构，如逐步推广煤气化；电力供应充足地区推广电热烹调；以集中式采暖取代分散式采暖。

4. 通风换气 经常开窗换气，尤其是刚装修的房间或新家具放置后，需经一定时间充分通风后再居住。

5. 加强控烟教育和健全卫生法治建设 《公共场所卫生管理条例实施细则》规定，室内公共场所禁止吸烟。国家和社会应加强吸烟危害健康的宣传教育。如为推进《健康中国行动(2019—2030年)》控烟行动实施，我国发布《关于进一步加强青少年控烟工作的通知》，营造青少年远离烟草烟雾的良好环境等。

6. 选择合格产品 建筑材料和装饰材料等产品的氡、游离甲醛及其他有害物释放量应符合卫生规范与国家标准。

7. 合理规划 住宅区应远离工业区或交通要道口及其他污染源，在间隔的防护距离内进行绿化。必须加强大气卫生防护，没有洁净卫生的室外空气环境，要单独保持室内空气卫生是不可能的。

（景兴科）

第三节　生活饮用水与健康

水是生命的源泉，是构成人体的主要成分。水资源的短缺和水资源污染是世界性的重要问题。我国是一个缺水国家，人均水量约为世界人均水量的1/4。

一、生活饮用水卫生要求及水质标准

（一）生活饮用水的基本卫生要求

1. 流行病学上安全 生活饮用水不得含有病原微生物和寄生虫卵，以防止介水传染病的发生和传播。

2. 化学组成对人体无害 生活饮用水中应含有适量的人体必需微量元素。有毒、有害化学物

质及放射性物质的含量应控制在安全限值以内，以防止对人体造成急、慢性中毒和任何潜在的远期危害。

3. 感官性状良好 生活饮用水应透明、无色、无臭，适口而无异味，且无任何肉眼可见物，为人们所乐于饮用。

4. 水量充足、取用方便 给水应取用便利，水量应能满足居民饮用、食物加工、个人卫生、洗涤清扫等方面总的需要。

居民的用水量受到气候、卫生设备条件、经济水平、生活习惯等因素的影响。实际给水量，一般按 1 年内用水量最多的 1d 来计算。《中华人民共和国 2024 年国民经济和社会发展统计公报》显示，2024 年我国居民人均用水量 421m^3。

（二）生活饮用水水质常规指标

根据《生活饮用水卫生标准（GB 5749—2022）》，生活饮用水水质常规指标分为微生物指标、毒理指标、感官性状和一般化学指标、放射性指标。

1. 微生物指标

（1）**菌落总数**：指 1ml 水样在普通琼脂培养基上，于 37℃培养 24h 所生长的细菌菌落总数，主要用于评价水质清洁程度、考核净化效果。菌落总数实际反映：在实验条件下，在人工培养基上，适宜生长的细菌菌落总数，而并非水体中所有细菌菌落总数；表示水体可能受到有机物污染；污染程度越严重，细菌菌落总数越多；但无法区分致病菌。

以菌落形成单位（CFU）表示菌落总数，标准规定，菌落总数不超过 100CFU/ml。

（2）**总大肠菌群与大肠埃希菌**：总大肠菌群系指一群在 37℃培养 24～48h 能发酵乳糖产酸产气的革兰氏阴性无芽孢杆菌。总大肠菌群可作为粪便污染的指示菌。

但是水中总大肠菌群不只来自人和温血动物的粪便污染，还能来自植物和土壤中天然存在的总大肠菌群。仅来源于人和温血动物粪便的大肠菌群称粪大肠菌群，是可在 44.5℃培养温度下生长的耐热大肠菌群，主要由大肠埃希菌组成。检出大肠埃希菌表明饮水已被粪便污染，其意义是存在肠道致病菌和寄生虫等病原体危险。

标准规定在任意的 100ml 水样中不应检出总大肠菌群、大肠埃希菌。

2. 毒理指标

（1）**氟化物**：适量的氟可预防龋齿发生，水中氟过低，龋齿发病率可能增加；而长期饮用含氟量高的水可引起氟斑牙。标准规定，氟化物浓度不超过 1.0mg/L。

（2）**氰化物、砷、硒、汞、镉、铬、铅、硝酸盐等**：多具有明显毒性。水中含量高且长期饮用可造成明显健康损害。标准规定了其限值。

（3）**三氯甲烷、四氯化碳**：这两种化合物在生物实验中均具诱发动物肿瘤的致癌性。三氯甲烷是饮水加氯消毒后形成三卤甲烷类副产物的代表物。近年来，饮水氯化副产物的诱变与致癌效应及其对人类健康的可能影响得到广泛的重视。氯化副产物是氯消毒剂与水中腐殖质等有机前体物反应形成的。要防止三氯甲烷等副产物的形成，重点应放在氯化消毒前，提高沉淀和过滤等净化措施的效果，防止藻类滋生繁殖，降低原水的浑浊度和有机物污染程度。必要时考虑改用二氧化氯、臭氧做消毒剂。标准规定了其限值。

（4）**游离氯**：为使饮水具有持续消毒能力以确保其饮用安全性，饮水消毒所加入的氯消毒剂，在发挥杀菌作用而消耗之后，应有一定量的剩余，称游离氯。标准规定，加氯消毒持续接触 30min 以上，游离氯不低于 0.3mg/L。管网末梢不低于 0.05mg/L。

3. 感官性状和一般化学指标

（1）**色、浑浊度、臭和味**：色度不超过 15 度，并不得呈现异色。一般经过常规净化处理后的水，色度不超过 15 度，视觉为无色。浑浊度低于 1NTU。一般浑浊度为 10NTU 时，即可出现肉眼可辨别的浑浊，浑浊度高，会影响消毒效果。不得有异臭或异味。异臭、异味会引起人们嫌恶，更表明水已被污染。

（2）pH：酸性水可腐蚀输水管道影响水质，碱性水会降低加氯消毒的效果。水的 pH 在 6.5～9.5 范围内不致影响人的饮用和健康。标准规定的 pH 为 6.5～8.5。

（3）**总硬度**：指水中钙、镁盐的总量。硬度的突然变动往往可提示水质污染。水的硬度过高促使水垢形成，对皮肤有刺激性，可引起胃肠暂时性功能紊乱。标准规定总硬度（以 $CaCO_3$ 计）不超过 450mg/L。

（4）**铝、铁、锰、铜、锌、挥发性酚类，阴离子洗涤剂、硫酸盐、氯化物、溶解性总固体及耗氧量**：当这些物质在水中超过一定限量时，可使水呈色，有异味而影响其生活饮用价值。

如铁、铜或锰可使洗涤的衣物等物品着色；锌超量使水产生金属涩味或浑浊；酚含量过高的水在加氯消毒时，会形成有异臭的氯酚；阴离子洗涤剂含量超标可使水产生泡沫和异味；硫酸盐和氯化物超量则使水具苦味或咸味，并有致腹泻作用。为防止产生此类不良作用，标准分别对其规定了上限值。

此外，标准规定耗氧量限值，目的在于限制水中有机物含量，以减少饮水氯化副产物。一般地面水净化处理后耗氧量不超过 3mg/L，特殊情况为 5mg/L。

4. 放射性指标 水源中可存在微量的天然本底放射性物质，水源可能遭受放射性废水、废渣的污染。为防止产生放射性损伤，标准规定了总 α 放射性和总 β 放射性的指导值。

重难点提示

常见水体污染的主要来源及其对健康的危害

二、生活饮用水净化与消毒

天然的水源水大多不能达到生活饮用水水质标准的要求，为了保证生活饮用水的安全，改善水质，使之达到生活饮用水水质标准的要求，通常要对水源水进行净化、消毒处理。一般分为混凝沉淀、过滤和消毒等三个步骤。

1. 混凝沉淀 天然水中常含有硅酸、腐殖质等胶体颗粒，带有负电荷，彼此排斥，可长期悬浮在水中而不下沉。在水中加入混凝剂，水解后可生成带正电荷的胶状物质，与带有负电荷的胶体粒子作用，吸附凝集形成絮状物。

这种絮状物具有吸附能力，能够吸附悬浮物质、细菌和其他溶解物，因此能改善水的感官性状。常用的混凝剂有硫酸铝、硫酸铝钾、三氯化铁和聚合氯化铝等。

2. 过滤 水通过石英砂滤料层，截留水中的悬浮杂质和微生物等，可达到净水效果。

3. 消毒 为了防止介水传染病的发生和流行，确保生活饮用水的安全，水质净化后还必须进行消毒处理。生活饮用水的消毒方法主要有两大类，一类是物理方法，如煮沸、紫外线、超声波消毒等；另一类是化学方法，是往水中投加消毒剂，如氯化消毒剂、臭氧、高锰酸钾等。目前，使用最广泛的是氯化消毒法。

常用的氯化消毒剂有漂白粉、漂白粉精、氯胺等。各种氯化剂在水中都能水解生成次氯酸。次氯酸是一种强氧化剂，能够破坏细菌的细胞膜，干扰多种酶系统，使细菌代谢障碍而死亡。

氯化消毒的效果受水的 pH、水温、水的浑浊度、加氯量和接触时间等因素的影响。①pH 偏低时杀菌效果好，因此氯化消毒时水的 pH 不宜太高。②水温高时杀菌效果好，冬季消毒时，氯与水的接触时间要长一些，以保证消毒效果。③水中悬浮物内的细菌，不易受到氯的作用，会影响消毒效果，因此消毒前要进行净化处理，降低水的浑浊度。④为了保证氯化消毒的效果，必须向水中加入足够的氯，并保证充分的接触时间。

学·思·悟

材料一：某年冬季，某石油石化公司双苯厂发生爆炸。爆炸事故发生后，监测发现苯类污染物流入松花江，造成重大水污染。我国立即开展松花江流域水污染防治工作，确保沿江群众生活饮用水安全。

材料二：2007 年 6 月太湖水域中西部及北部出现大范围蓝藻，巢湖西北部也出现明显的蓝藻。太湖的富营养化现象严重，影响了周边群众生活饮用水安全。我国及时采取综合治理措施，遏制太湖水质下滑的态势。太湖历经十余年深入、系统治理，水质逐年好转。2024 年太湖湖体平均水质 30 年来首次达到良好湖泊标准，我国为世界大型浅水湖泊治理树立了新标杆。

学·思·悟
参考答案

请思考：

1. 材料中的水污染原因是什么，危害有哪些？
2. 材料中的水污染事件对我们有什么启示？

（景兴科）

第四节　生物地球化学性疾病

一、概述

重难点提示

生物地球化学性疾病的定义、特点及影响因素

地方病（endemic disease）指发生在某一特定地区，同一定的自然环境有密切关系的疾病，按病因可分为化学性地方病和生物性地方病。

1. 化学性地方病　又称生物地球化学性疾病（biogeochemical disease），是地壳表面化学元素分布不均衡，某些地区的水和 / 或土壤中某些元素过多或过少，导致当地居民通过进食或饮水摄入的这些元素过量或缺乏，从而引起的某些特异性疾病。

我国常见的生物地球化学性疾病有碘缺乏病、地方性氟中毒和地方性砷中毒等。

2. 生物性地方病　是在某些特定地区，由于某些病原微生物或某些疾病媒介生物孳生繁殖而引起的一类传染性地方病。

我国常见的生物性地方病有鼠疫、森林脑炎、流行性出血热、痢疾、血吸虫病、包虫病等。

3. 生物地球化学性疾病的特点及影响因素

（1）特点：①疾病的发生有明显的地区性。②疾病的发生与地质环境中某种化学元素水平明显相关。③疾病的发生与当地人群某种化学元素的总摄入量之间存在剂量 - 效应关系。

（2）影响因素

1）营养条件：在流行区，营养状况和生活条件的改善，可降低流行强度。蛋白质和维生素摄入量的增加，可拮抗氟、砷等的毒性作用；钙、磷、铁和锌等可提高抗病能力。

2）生活习惯：燃煤污染型地方性氟中毒和砷中毒病区，当地居民有敞炉灶烤火取暖和直接用煤烟烘干粮食及辣椒的习惯，使粮食和辣椒中氟、砷含量增加；饮茶型地方性氟中毒病区，当地居民习惯饮用含氟量高的砖茶。

3）多种元素的联合作用：一些地区存在着两种或两种以上疾病。如高氟与低碘、高氟与低硒、高氟与高砷、低碘与低硒并存的地质环境，增加了对人群健康影响的复杂性，存在多种化学元素、

多种致病因子同时作用于人群的联合作用。

二、碘缺乏病的预防控制

1. 概念 碘缺乏病（iodine deficiency disorder，IDD）指机体从胚胎发育到成人期，由于碘摄入量不足而引起的一系列病症，包括地方性甲状腺肿、地方性克汀病、地方性亚临床克汀病、智力障碍、生殖功能障碍等。这些病症是不同程度碘缺乏在人类不同生长发育时期所造成的损伤。甲状腺肿和克汀病是碘缺乏病最明显的表现形式。

2. 流行特征

（1）**地区分布**：碘缺乏病有明显的地区性。碘缺乏地区的划定要根据《碘缺乏地区和适碘地区的划定》（WS/T 669—2020）进行，我国大部分地区外环境几乎都缺碘。碘缺乏病病区地理分布特点是山区高于平原，内陆高于沿海，农村高于城市。

（2）**人群分布**：碘缺乏病一般在青春期发病，流行越严重的地区发病年龄越早。女性患病率一般高于男性；但在严重流行地区，男女患病率差别不明显。

（3）**其他影响因素**：远离海洋、植被稀少、水土流失等地理因素容易造成碘缺乏病流行。碘缺乏病主要分布在发展中国家，尤其是在世界上某些偏远地区和贫困地区。

3. 发病原因

（1）**碘缺乏**：是碘缺乏病的主要原因。当碘摄入量低于 40μg/d 或水中含碘量低于 10μg/L，可能出现地方性甲状腺肿流行。

（2）**致甲状腺肿物质**：某些物质可以干扰甲状腺的合成、释放与代谢，引起甲状腺肿，如硫氰化物、硫葡萄糖苷、硫脲类等。

（3）**膳食原因**：蛋白质、能量摄入不足和维生素缺乏，可加重碘缺乏的健康危害。

（4）**其他原因**：环境中其他化学元素不平衡，如钙、镁、铁、锰等元素过高可加重碘缺乏。

4. 临床表现

（1）**地方性甲状腺肿**（endemic goiter）：起病缓慢，主要表现为单纯性甲状腺肿大，多为弥漫性，一般无明显症状。严重者由于肿大的甲状腺压迫周围组织，出现气短、呼吸困难、吞咽困难、声音嘶哑等症状。

（2）**地方性克汀病**（endemic cretinism）：是胚胎发育期和出生后早期严重缺碘引起的，以智力障碍为主要特征的神经综合征，又称地方性呆小病。主要临床表现为患者出生后就有不同程度的智力低下、体格矮小、听力障碍、神经运动障碍、甲状腺功能减退及甲状腺肿，可概括为呆、小、聋、哑、瘫。

5. 防治措施 长期坚持补碘是持续改善人群碘营养状况的有效途径，是预防控制碘缺乏病的根本措施。但沿海高碘地区也可致高碘性甲状腺肿，应注意区别和采取相应措施预防。

（1）**碘盐**：食盐加碘经济、简便、安全、可靠，是预防碘缺乏病的首选方法。《食品安全国家标准 食用盐碘含量》（GB 26878—2011）规定了食用盐产品（即碘盐）碘含量的平均水平（以碘离子计）为 20～30mg/kg，碘盐中碘含量均匀度的允许波动范围为 ±30%。碘盐应注意严密包装、干燥、防晒，防止碘化物损失。

（2）**碘油**：是用碘与植物油制成的有机碘化物，分为肌内注射和口服两种。碘油是人群补碘的临时替代性措施或应急性措施，主要用于暂时还不能供应碘盐或碘盐尚不合格的中、重度病区。

（3）**富含碘的食物**：提倡多食用海带、紫菜、海鱼等海产品，以增加碘的摄入。

（4）在病区有组织、有重点地开展产前诊断和先天性疾病的防制性筛检，有效地指导干预治疗。如在缺碘地区进行孕妇静脉或胎儿脐静脉穿刺取血，检查甲状腺素水平，发现甲状腺素水平低下者及时给予治疗，防止出现克汀病患儿。

重难点提示

碘缺乏病的定义、病因、临床表现及防治措施

三、地方性氟中毒的预防控制

1. 概念 地方性氟中毒（endemic fluorosis）是由于环境中的氟元素过多，生活在该地区的居民经饮水、食物和空气等途径长期摄入过量氟而引起的以氟骨症和氟斑牙为主要临床特征的一种慢性全身疾病，又称地氟病。

2. 流行特征

（1）**地区分布**：地方性氟中毒流行于全世界，在我国分布非常广泛，除上海和海南目前尚未见到有关地方性氟中毒的报道外，其他各地区均有病区分布。

（2）**人群分布**：地方性氟中毒的发生与摄入氟的剂量、时间长短、个体排氟能力、蓄积量及生长发育状况等多种因素有关。

3. 发病原因 我国的地方性氟中毒可以分为三种类型，包括饮水型、燃煤污染型和饮茶型。

（1）**饮水型**：居民长期饮用高氟水所致。此型最常见、分布最广。我国主要分布在干旱和半干旱的北方地带如黑龙江、吉林、河北、山西等地区，富氟岩矿区如浙江、河南、贵州、四川等地区，地热和温泉高氟区如辽宁、山东、广东、福建等地区。

（2）**燃煤污染型**：采用落后的燃煤方式及含氟量高的劣质煤污染室内空气和食物所致。燃煤污染型是我国独有的一种病区类型，主要分布在长江两岸及其以南的边远山区，涵盖贵州、四川、云南、重庆、湖北、湖南、陕西、江西和广西等地区。当地居民长期使用无烟道或炉盖的土炉灶，燃用高氟煤取暖、烹饪或烘烤粮食等，使室内空气和粮食等被严重污染。

（3）**饮茶型**：长期饮用含氟量很高的砖茶所致。主要分布在西藏、四川、青海、甘肃、内蒙古、宁夏、新疆等地区。病区居民习惯饮用砖茶或用砖茶泡乳茶和酥油茶。

4. 临床表现

（1）**氟斑牙**：是慢性氟中毒最早出现的症状之一，受损害时间是恒牙生长期，恒牙钙化后，即不再受损害。临床上可以分为三型。①白垩型：牙釉质失去光泽，不透明，可见白垩样线条、斑点或斑块，白垩样改变也可布满整个牙面。②着色型：牙釉质表面出现不同程度的颜色改变，呈浅黄、黄褐乃至深褐色或黑色。着色型是白垩病变的继发伴随现象。③缺损型：牙釉质损害脱落，缺损程度不一，可表现为釉面小凹痕，较大凹窝，乃至浅层釉质较大面积剥脱。分型与病情轻重无关，多为混合存在，单独存在者少见。

（2）**氟骨症**：发病缓慢，以颈、腰、四肢大关节疼痛、肢体变形及运动功能障碍为主要表现。疼痛呈持续性，多为酸痛，无游走性，无炎症表现，不受季节变化影响。由于骨骼的脱钙和肌腱、韧带的钙化，可以引起肢体变形、颈项强直、驼背畸形，严重者四肢大关节屈曲固定，肌肉挛缩，失去随意运动的能力。

5. 防治措施

（1）**饮水型地方性氟中毒**：可以采用改换低氟水源，饮水除氟等措施来降低水的含氟量，集中式给水用活性氧化铝法，分散式给水用碱式氧化铝和硫酸铝法除氟。

（2）**燃煤污染型地方性氟中毒**：改良炉灶，更换燃料，加强排烟措施，改变粮食烘烤方法，从而减少食物氟污染，降低氟摄入量。

（3）**饮茶型地方性氟中毒**：降低砖茶的含氟量，用低氟茶代替含氟量高的砖茶。

重难点提示

地方性氟中毒的定义、病因、临床表现及防治措施

学·思·悟

某村1 200余位乡亲因长年饮用高氟水，疾病缠身。全村大部分人腰酸腿疼，背驼，不能久蹲、久站、久坐，牙齿发黄，经常骨折。

请思考：

1. 考虑该村居民患何种病？
2. 应采取哪种防治措施？

（蒋建平）

第五节　社会环境与健康

社会环境又称非物质环境，包括一系列与社会生产力、生产关系有密切联系的因素，主要由社会制度、经济、文化和风俗习惯等因素所构成。人类的健康不仅仅与生物因素、自然环境因素有关，还与社会环境因素息息相关。

社会因素不但可直接影响个体和群体的健康状况，而且还可以影响自然环境和人的心理过程，再间接地影响人体的生理健康。随着社会的发展，人们越来越关注与社会因素相关的各种健康问题。

一、社会环境对健康的影响

（一）社会制度与健康

社会制度指在一定历史条件下形成的社会关系和社会规范体系，是人民健康的根本保证，对人群健康起决定性作用。

我国始终坚持人民至上、生命至上，把保障人民健康放在优先发展的战略位置，全面推进健康中国建设。我国各项卫生方针、政策、法律、法规都是从维护最广大人民群众的根本利益出发的，为人民群众提供全生命周期的卫生与健康服务。

（二）社会经济与健康

社会经济发展与人群健康的关系是辩证的。社会经济发展是提高人群健康水平的根本保证，人群健康又是社会经济发展的先决条件。

经济发展促进健康水平的提高。社会经济发展，实质是社会生产力的提高。国家或地区的宏观经济发展水平与居民健康状况之间具有非常密切的联系。经济发展是保障健康的物质基础，对人群健康水平的影响是多渠道、多方面的。如提高了居民物质生活水平，有利于增加卫生投资，促进医疗卫生事业发展；通过对教育的影响间接影响人群健康，即文化水平的提高将影响人群接受卫生保健知识的能力，提高居民健康素养，从而影响人群健康。

在经济对健康产生巨大影响的同时，健康水平提高也促进经济发展。人的健康与智慧对生产力的发展起着决定性作用，人群健康水平的提高必将对社会经济发展起到推动作用。如人口平均寿命延长、人口素质提高，劳动力市场上会有更多的活跃劳动力以及劳动力具备更高的技能和知识水平，能够为社会创造更多的财富，促进经济发展。

分析人群健康水平的提高对经济发展的促进作用，可加深对经济发展与健康关系的认识，有利于全社会认识健康投资的重要性。

（三）人口因素与健康

人类社会的生产包括物质资料的生产和人类自身的生产，二者相互依存、相互制约。在一定的经济和生产力发展水平条件下，人口发展即人口的数量、质量和再生产的速度，决定人们的生活水平和健康水平。

1. 人口规模与健康 人口增长过快、数量过多会对人类健康产生多方面影响。在世界一些地区，人口增长速度超过经济增长速度，可能会导致居民营养不良、社会卫生状况恶化。人口过多使劳动力超出经济发展需求，造成失业、居民收入下降，损害身心健康；还加重教育及卫生事业负担，影响人口质量。人口快速增长使社会财富多用于温饱，减少了对教育和医疗保健的投入，影响身体健康和人口质量，并且可能加重环境污染和破坏，威胁人类健康。

2. 人口结构与健康 人口结构主要指人口的性别、年龄、婚姻、职业、文化等结构。其中与健康最为密切的是年龄及性别。随着人类寿命的延长，老年人口比重不断上升，老年人保健将成为巨大的卫生挑战。此外，人口生育率降低会影响人口年龄结构，加快老龄化进程，给经济发展、社会保障带来巨大压力，进而影响人群健康。

3. 人口素质与健康 人口素质指人类本身具有的认识改造世界的条件和能力，是身体素质、文化素质和思想道德素质的综合体现。①身体素质：指人体的身体器官和生理系统的发育、成长、功能的状况。随着生活、卫生医疗条件的改善，人口身体素质逐渐提高。②文化素质：指人们在生产实践和社会实践中积累的劳动生产经验，以及在教育培训中学到的文化科技知识。一个国家的人口文化素质的高低由社会经济发展状况决定。人口文化素质的提高能促进社会经济的迅速发展。③思想道德素质：包括人生观、世界观、道德观、法纪观等，具有明显的社会性。人口综合素质的提高对健康促进的正效应是不容忽视的，公民素质已经日益成为综合国力和国际竞争力的核心组成部分。

（四）家庭关系与健康

家庭是社会的基本单位，是以婚姻和血缘关系为基础的一种社会生活组织形式。随着现代医学模式的不断发展，家庭与健康的关系正越来越多地为人们所认识。家庭主要通过以下途径影响健康：

1. 家庭结构与健康 家庭结构主要指家庭的人口构成情况。家庭结构的建立以婚姻和血缘关系的确定为标志。最常见最基本的家庭类型是由父母和未成年子女所组成的核心家庭。由三代以上或两个以上的核心家庭构成的家庭称扩大家庭。常见的家庭结构破坏及缺陷有离婚、丧偶、子女死亡等，这些因素可对家庭成员造成很大的心理压力和精神损害，使得其感到孤独、焦虑，机体抵抗力下降，而导致各种健康问题。

2. 家庭功能与健康 家庭功能对健康的影响非常广泛。在生育方面，优生优育有利于提高人口质量；家庭经济状况良好、消费方式正确，可保障儿童健康生长发育，有利于防止营养不良、传染病及慢性病等。儿童及老年人在缺乏家庭支持的情况下，易出现诸多健康问题，关怀照料是其身心健康的保障。家庭成员往往具有相似的生活习惯和行为方式，一些不良的生活习惯和行为方式明显影响家庭成员的健康，如高脂饮食、缺乏运动等。

3. 家庭关系与健康 家庭中每个成员通常承担多种不同角色，形成错综复杂的家庭关系。在家庭发展周期的不同时期，家庭关系具有不同的特点，需要不同的保健。协调家庭中各种关系，维持家庭的和谐气氛，有利于使家庭成员生理和心理调节控制处于稳定状态，促进身心健康。家庭关系失调主要表现为夫妻关系失调、父母与子女关系失调等，可导致各类家庭暴力问题发生，直接或间接影响家庭成员的身心健康。

（五）文化教育与健康

文化教育是衡量一个国家和民族文化水平高低的主要指标，可以从多方面影响人们健康。

1. 文化教育影响着人们的生活方式 不同文化程度的人群生活方式不同，首先表现在消费结构对人群健康的影响。在收入一定的条件下，文化程度不同的人，生活资料的支配方式不同，从而产生不同的健康效果，文化教育能够引导人们进行有利于健康的合理消费。其次表现为闲暇时间安排对人群健康的影响。闲暇时间的度过方式与人群健康有密切的关系。从病因的时间分布看，导致人类疾病的因素绝大多数暴露在闲暇时间，并且人的不良行为和意外损伤也常发生在闲暇时间。不同文化程度的人对闲暇时间的度过方式不同，因而接触致病因素的机会也不同，最终带来健康结果的差异。

2. 文化教育影响着人们的自我保健意识 受教育程度较高的人群容易接受和更能够正确掌握维护健康、防治疾病的知识，主动预防并合理利用卫生服务，而且文化知识水平的提高使人们更加关注自身的生活环境和生活质量，保持良好的家庭环境和心理状态，积极维护健康。此外，受教育程度较高的人群更注重自我保健，选择有益于健康的行为生活方式。

（六）风俗习惯与健康

风俗又称习俗，是逐渐形成的社会习惯。风俗习惯与人的日常生活联系极为密切，对人们健康的影响也非常广泛，且这种影响常呈现出一定的地区性和民族性。

1. 民族习俗与健康 不同民族人群有着不同的身体素质和生活习惯。各民族之间疾病的分布差异除了与身体素质有关外，还与生活习惯，即民族习俗，密切相关。

2. 地区习俗与健康 地区习俗是人们自发的习惯性行为模式，涉及面广。各个国家和地区都有其本身固有的习惯，从而形成了人群特殊的健康状况。如围桌共餐方式可能增加疾病在人群之间的传播风险，应大力提倡公筷公勺、分餐进食，降低病从口入的风险；饮用开水的习惯避免了由于饮水条件较差可能带来的危害等。

（七）卫生服务与健康

卫生服务的任务不仅是治病救人，更要维护及促进人群的健康。因此医疗保健被列入社会保障的范畴，卫生事业的发展是社会发展的重要方面。

1. 卫生资源投入与健康 卫生资源投入量及其分布对人群健康影响极大。如发达国家和发展中国家之间在健康水平和卫生资源的数量、质量等方面存在差距。在卫生服务提供过程中，卫生人力、物力和财力投入是其主要的卫生投入。在一些发展中国家，卫生资源投入不足、分布不均匀的情况普遍，尤其是城、乡之间在卫生资源方面的差别较为突出。

2. 组织实施卫生服务与健康 一定的资源投入是开展卫生服务必备的条件，如何合理使用卫生资源，即如何组织实施卫生服务，获得理想的健康投资效益更为重要。应完善基层医疗机构的场地、设备，以保证硬实力；加强队伍建设，提高基层工作人员素质；完善对基本公共卫生服务的监督与考核是组织实施卫生服务、提高社会效益、促进健康的基本保障。

二、心身疾病的预防控制

（一）心身疾病的概念

心身疾病（psychosomatic disease）又称心理生理疾病，是一组综合征或躯体疾病，其发生、发展、转归与防治都与心理社会因素密切相关。

心身疾病发病的心理因素

心身疾病的主要特点：①心理社会应激在疾病的发生和发展中有重要的作用。②表现为躯体症状，有器质性病理改变或已知的病理生理过程。③不属于躯体形式的精神障碍。

（二）常见的心身疾病

1. 原发性高血压 是以慢性血压升高为特征的临床综合征。患者除了可引起与高血压本身有关的症状以外，长期高血压还可成为多种心血管疾病的重要危险因素，并影响重要器官如心、脑、肾的功能，最终导致这些器官衰竭。

原发性高血压是最早被确认的心身疾病之一，对人类健康危害严重，由综合因素所致，心理社会因素与其发生有密切关系。高血压个体易出现心理反应，因此对高血压人群，尤其是早期高血压人群进行生活方式调整、心理社会干预，防治效果较好。

2. 消化性溃疡 是典型的消化系统心身疾病，是一组与多种病因相关的消化道黏膜的慢性溃疡性疾病。溃疡主要发生于胃和十二指肠部位。发病因素包括遗传因素、不良生活方式和心理社会因素。其中患者的心理冲突和精神应激与其发病、恶化、病程迁延和复发均有十分密切的关系。个体消化系统的先天性缺陷和后天不良的进食习惯造成的黏膜损伤是应激反应攻击的“靶子”。心理社会因素触发应激反应，如愤怒、焦虑、紧张等情绪与消化性溃疡发病相关。不良的人格特征是消化应激反应的认知根源。

3. 恶性肿瘤 一般指癌症，是严重危害人类健康的常见病，亦是当今医学的难题。恶性肿瘤的病因复杂，许多发病机制还不十分明确，不能完全从生物学角度加以解释。研究提示，心理社会因素与恶性肿瘤的发生发展密切相关，而且恶性肿瘤患者的不良心理反应会对其病情的发展和生存时间产生严重的消极影响。

人格特征与恶性肿瘤的发生有一定的关系。C 型行为模式与恶性肿瘤的发生密切相关。这种行为模式的人缺乏自我意识，不善于表达自己的感受，对别人过分顺从，情绪不稳又不善于疏泄自己的负性情绪。他们在遭遇重大生活挫折时，常陷于失望、悲观和抑郁的情绪中不能自拔，在行为上表现为回避、否认、逆来顺受等。除此之外，引发恶性肿瘤的心理危险因素还有负性情绪、负性生活事件（如离婚、丧偶、亲人死亡等心理压力和高度情绪应激）等。

（三）心身疾病的预防控制措施

心身疾病是多种心理、社会和生物学因素相互作用的产物。因此心身疾病的预防不能单纯着眼于生物学因素，要同时兼顾心、身两方面进行综合预防。

心理因素一般需要作用相当长时间才会引起心身疾病，故而心身疾病的心理学预防应从早抓起。培养健全的人格、锻炼应对能力、建立良好的人际关系是心身疾病的预防应遵循的三项基本原则。

心身疾病的预防控制措施是多层次、多方面的。①对那些具有明显心理问题的人，如有暴怒、抑郁、孤僻及多疑倾向者应及早进行心理指导。②对于那些有明显行为问题者，如有吸烟、酗酒、多食、缺少运动及 A 型行为者等，用心理行为技术予以指导矫正。③对于那些工作和生活环境里存在明显应激源的人，要及时进行适当的调整，减少或消除心理刺激。④对出现情绪危机的人，应及时进行心理疏导。⑤对于某些具有心身疾病遗传倾向（如高血压家族史）的人或已经有心身疾病先兆征象（如血压偏高）的人，应注意加强心理预防工作。

重难点提示

社会环境与健康的关系；心身疾病的概念与预防控制措施

（蒋建平）

思考题

1. 什么是食物链？谈谈食物链和物质转移与人体健康关系的重要性。

2. 碘缺乏病是影响群众身体健康和人口素质的重大公共卫生问题，曾在我国大部分地区流行。我国碘缺乏病防治工作取得举世瞩目的成就，2010 年以来持续保持消除碘缺乏病状态，然而仍然面临诸多挑战，需要长期坚持落实有效的防治措施。自 1994 年起，我国设立“防治碘缺乏病日”，在全国范围内广泛开展防治疾病的社会动员和健康教育等主题活动。

请思考：

碘缺乏病防治措施有哪些？

思考题参考答案

目标检测

第三章 | 职业与健康

教学课件

思维导图

学习目标

1. 掌握职业性有害因素的概念；职业病的概念、特点、诊断；职业性有害因素的预防控制。
2. 熟悉常见职业病的临床表现及处理。
3. 了解职业性有害因素的分类。
4. 学会识别职业环境中常见的职业性有害因素，合理运用三级预防的相关知识，指导职业人群预防职业性损害。
5. 具有正确的职业卫生与职业病防治理念，严肃、认真、科学地对待职业病预防工作的素质。

职业生涯是每个人生命周期的重要组成部分。人们在职业活动中，可能由于长期接触到某些有害因素，对机体健康造成不良影响，影响健康和生命质量。认识和识别职业性有害因素，熟悉其对机体造成健康损害的健康效应，及时有效地采取预防和处置措施，对营造安全舒适的工作环境，切实保障职业人群的健康，推进健康中国建设具有重要意义。

案例导入

患者，男，35 岁，某化工厂工人。2 月 18 日中午患者突感头晕、头胀、乏力、上腹部肌肉跳动；2d 后未见好转，且出现食欲减退、恶心、嗜睡、全身无力、两手发抖、拿物不稳，去医院就诊。在住院期间，患者出现两眼视物模糊，并有复视现象，语言不清，走路不稳，跌倒数次，大小便失禁。2 月 26 日前后，同工段的工人也出现类似症状，专家会诊怀疑该病与工作有关。

请思考：

1. 应如何进一步确诊？
2. 医护人员在面对难以诊断的疾病时，会通过专家会诊、疑难病例讨论分析继续探求疾病的真相，这让你想到了什么？

案例导入参考答案

第一节 概 述

一、职业性有害因素

职业性有害因素（occupational hazard factor）指在职业活动中产生和 / 或存在的各种可能危害职业人群健康和影响劳动者劳动能力的不良因素的统称。职业性有害因素按照其性质可分为四大类。

（一）化学性有害因素

化学性有害因素通常指在一定条件下较小的剂量即可引起机体功能性或器质性损害，甚至危及生命的化学物质，主要包括生产性毒物和生产性粉尘。

1. 生产性毒物（industrial poison） 指在生产过程中存在的、接触较小剂量即能使人体组织器官功能或形态发生异常改变而引起暂时性或永久性病理变化的物质。生产性毒物按理化性质和毒性效应，可分为金属及类金属，如铅、汞、砷等；有机溶剂，如苯、二甲苯、三氯乙烯等；刺激性气体，如氯气、二氧化氮、SO_2 等；窒息性气体，如 CO、硫化氢、氰化氢等；苯的氨基和硝基化合物，如苯胺、三硝基甲苯、联苯胺等；高分子化合物生产过程中产生的毒物，如氯乙烯、丁二烯、丙烯腈等；农药，如有机磷农药、有机氯农药、拟除虫菊酯类农药等。

2. 生产性粉尘（industrial dust） 指在生产过程中产生的，并能较长时间悬浮于空气中的固体颗粒物。生产性粉尘按理化性质可分为无机粉尘、有机粉尘和混合性粉尘。常见的粉尘有硅尘、石棉尘、水泥尘，以及棉、麻、谷物、甘蔗、烟草等植物性粉尘。

（二）物理性有害因素

物理性有害因素指自然存在于职业环境中的物理因素，当这些物理因素的强度过高或过低等，超出了人体的适宜范围时，会对人体健康或劳动能力造成影响。物理性有害因素主要包括异常气象条件（如高温、高湿、高气压等）、噪声、振动、非电离辐射（如微波、紫外线、激光等）、电离辐射（如 X 射线、γ 射线、α 粒子等）。

（三）生物性有害因素

生物性有害因素指职业活动中存在的危害职业人群健康的致病性微生物、寄生虫、动植物等及其产生的毒素，如炭疽杆菌、真菌孢子、森林脑炎病毒及各种生物源性变应原等。

（四）不良生理、心理因素

不良生理、心理因素主要指在职业活动中存在的与劳动方式、劳动条件及劳动者的个体特征有关的职业性有害因素，主要包括职业紧张因素和人体工效学因素两方面。如劳动作息制度不合理、工作强度不合理、人际关系不和谐、不良的工作环境等可引发工作者精神和心理压力，诱发心身疾病。

> **重难点提示**
>
> 识别职业性有害因素

二、职业性损害

职业性损害（occupational injury）指职业性有害因素引起的或与职业性有害因素有关的健康损害。引起职业人群的职业性损害有职业病、工作相关疾病和工伤。

（一）职业病

1. 职业病的概念 广义上讲，职业病（occupational disease）指职业性有害因素作用于人体的强度和时间超过人体所能承受的限度，人体不能代偿其所造成的功能性或器质性病理改变，从而出现相应的临床症状体征，影响劳动能力。以法律形式所确定的职业病为法定职业病。法定职业病患者依法享有国家规定的职业病待遇。

2. 职业病的种类 职业病的范围随着科学技术水平、社会发展需求而有所不同。调整后的《职业病分类和目录》自 2025 年 8 月 1 日起实施。在调整后的《职业病分类和目录》中，法定职业病包括职业性尘肺病及其他呼吸系统疾病（19 种）、职业性皮肤病（9 种）、职业性眼病（3 种）、职业性耳鼻喉口腔疾病（4 种）、职业性化学中毒（59 种）、物理因素所致职业病（7 种）、职业性放射性疾病（13 种）、职业性传染病（5 种）、职业性肿瘤（11 种）、职业性肌肉骨骼疾病（2 种）、职业性精神和行为障碍（1 种）、其他职业病（2 种），共 12 大类 135 种。

知识拓展

中国劳动者职业健康素养

职业健康素养指劳动者获得职业健康基本知识，践行健康工作方式和生活方式，防范职业病和工作相关疾病发生风险，维护和促进自身健康的意识和能力。

《中国劳动者职业健康素养——基本知识和技能（2022年版）》（简称《职业健康素养60条》）以大卫生大健康为切入点，从新的视角拓展了既往以传统职业病防治知识为重点的传播模式，界定了职业健康素养的基本内容，明确了职业健康促进和宣传教育的工作重点。护理人员在对职业人群开展健康教育、实施健康促进干预措施的工作中，可以《职业健康素养60条》为依据，进一步说明条目的释义，开发制作相关科普读物、视频等宣传素材，提升劳动者职业健康素养水平，保护劳动者全面健康乃至维护全人群全生命周期的健康。

3. 职业病的诊断 劳动者可以在用人单位所在地、本人户籍所在地或者经常居住地的职业病诊断机构进行职业病诊断。

职业病诊断需要以下资料：①劳动者职业史和职业病危害接触史（包括在岗时间、工种、岗位、接触的职业病危害因素名称等）。②劳动者职业健康检查结果。③工作场所职业病危害因素检测结果。④职业性放射性疾病诊断还需要个人剂量监测档案等资料。

职业病诊断机构进行职业病诊断时，应当书面通知劳动者所在的用人单位提供上述职业病诊断资料，用人单位应当在接到通知后的10d内如实提供。职业病诊断机构作出职业病诊断结论后，应当出具职业病诊断证明书。职业病诊断证明书应当由参与诊断的具有职业病诊断资格的执业医师签署。职业病诊断机构应当对职业病诊断医师签署的职业病诊断证明书进行审核，确认诊断的依据与结论符合有关法律法规、标准的要求，并在职业病诊断证明书上盖章。职业病诊断证明书一式五份，劳动者一份，用人单位所在地县级卫生健康主管部门一份，用人单位两份，诊断机构存档一份。

4. 职业病的特点 职业病病因多且复杂，涉及的职业领域广泛，疾病的表现形式多种多样，但均具有以下几个共同特点：

（1）病因特异性。只有在接触职业性有害因素后才可能患职业病，在控制这些因素接触后可以降低职业病的发生和发展。

（2）病因大多可以定量检测。职业病病因明确，可对职业性有害因素进行接触评估，检测评价工人的接触水平，且健康损害程度与接触水平有关，即在一定范围内存在明确的剂量-反应关系。

（3）不同接触人群的发病特征不同。由于接触情况和个体差异的不同，在不同职业性有害因素的接触人群中可造成不同的发病特征。

（4）早期诊断，及时给予处理和治疗，预后较好。

（5）大多数职业病，目前尚缺乏特效治疗，应加强保护人群健康的预防措施。

重难点提示

职业病的诊断与特点

（二）工作相关疾病

工作相关疾病（work-related diseases）指疾病的发生和发展与职业性有害因素有关，但职业性有害因素不是其唯一的直接因素，而是诸多因素之一，职业性有害因素促使潜在的疾病显露或使原有疾病的病情加重，通过控制有关职业性有害因素，改善生产劳动环境可使所患疾病得到控制或缓解的一类疾病。如护士站立工作时间较长，增加患静脉曲张的风险；长时间精神紧张，饮食无规律，增加患胃病的风险；需要搬运患者、摆体位

重难点提示

职业病与工作相关疾病的区别

等，增加患腰椎间盘突出的风险等。

（三）工伤

工伤（occupational injury）是在工作时间和工作场所内因工作原因发生意外事故，而对职业从事者造成的健康伤害。需要安全生产监督部门和卫生部门的共同努力，加强安全风险评估，消除潜在的危险因素，积极预防工伤。

学·思·悟

请思考：护士在进行护理职业活动中会造成哪些职业性损害？

学·思·悟
参考答案

第二节　常见职业性有害因素与职业性损害

一、生产性毒物与职业中毒

（一）铅中毒

铅（lead，Pb），灰白色重金属，密度 11.3g/cm^3，熔点 327℃，加热到 400℃以上时，有大量铅蒸气逸出，在空气中经过氧化、冷凝形成铅烟。

1. 接触机会　接触铅的工业有铅矿的开采和冶炼，蓄电池制造和维修，制造含铅耐腐蚀性化工设备、管道、构件等，船舶制造与拆修，放射性防护材料制造，印刷行业，电子与电力行业，化工行业，油漆生产、颜料行业，塑料工业，橡胶工业，医药工业，农药工业，玻璃陶瓷工业等。

2. 临床表现　职业性铅中毒有急性和慢性中毒，主要以慢性中毒为主，主要损伤神经系统、血液系统和消化系统。

（1）**神经系统症状**：早期表现为衰弱状态，头痛、头晕、全身乏力、睡眠障碍等，病情加重时出现四肢远端麻木、触觉、痛觉减退等神经炎的表现，并有握力减退，如腕下垂、足下垂。严重者可出现铅中毒性脑病，表现为脑神经受损或精神障碍的症状。

（2）**血液系统症状**：可引起低色素正常细胞性贫血，另外出现点彩红细胞和网织红细胞增多等。

（3）**消化系统症状**：便秘、腹绞痛、口有金属味、食欲不良、体重减轻，有些患者可在齿龈交界处出现暗蓝色的“铅线”，为硫化铅颗粒沉积而形成，口腔卫生较差者易出现。

（4）**其他**：部分患者可有肾脏损害，严重时出现蛋白尿、尿中红细胞、管型及肾功能减退；长期铅接触可导致血压升高；女性患者可出现月经失调、流产和早产等。

3. 诊断　根据密切接触铅及其无机化合物 3 个月及以上的职业病危害接触史，出现以神经、血液、消化系统损害为主的临床表现，结合辅助检查结果，参考职业卫生调查资料，综合分析，排除其他原因所致的类似疾病后，方可诊断。具体可参见《职业性铅及其无机化合物中毒诊断标准》（GBZ 37—2024）。

4. 处理　慢性铅中毒，采用驱铅疗法，并辅以对症及支持治疗。较常用的驱铅药物是依地酸二钠钙、二巯基丁二酸钠。有类神经症者给予镇静剂，腹绞痛发作时可静脉注射 10% 葡萄糖酸钙溶液或皮下注射阿托品，还要适当休息、合理营养以及补充维生素等。

（二）汞中毒

汞（mercury，Hg）俗称水银，银白色液态金属，液态汞比重 13.5g/cm^3，熔点 −38.9℃，沸点 356.6℃，常温下即能蒸发。汞蒸气比重 6.9g/cm^3。汞表面张力大，溅落地面后可形成很多小汞珠，增加蒸发的表面积。吸附力强，可被泥土、衣物等吸附。

1. 接触机会　接触汞的行业有汞矿开采与冶炼；电工器材、仪器仪表制造和维修，如温度计、气压表、血压计、极谱仪、整流器、石英灯、荧光灯等；氯碱行业用汞作阴极电解食盐生产烧碱和氯气；塑料、染料工业用汞作催化剂，用于鞣革、印染、涂料等；用汞齐法提取金银等贵金属，用金汞齐镀金；口腔科用银汞补牙等。

2. 临床表现 职业性汞中毒有急性和慢性中毒，主要以慢性中毒多见。慢性汞中毒的典型临床表现为易兴奋、震颤、口腔炎。

早期表现为类神经症，如头晕、乏力、健忘、失眠、多梦、易激动等。病情进一步发展可发生性格改变，如急躁、易怒、胆怯、害羞、多疑等。震颤，开始时表现为手指、舌尖、眼睑的细小震颤，进一步发展为前臂、上臂粗大震颤，也可伴有头部震颤和运动失调。慢性中毒性脑病以小脑共济失调表现多见，还可表现为中毒性精神病。口腔 - 牙龈炎早期多有流涎、糜烂、溃疡、牙龈肿胀、酸痛、易出血。继而可发展为牙龈萎缩、牙齿松动，甚至脱落。口腔卫生不良者，可在龈缘出现蓝黑色汞线。

3. 诊断 根据接触金属汞的职业史、相应的临床表现及实验室检查结果，参考职业卫生学调查资料，进行综合分析，排除其他病因所致类似疾病后，方可诊断。具体可参见《职业性汞中毒诊断标准》(GBZ 89—2024)进行诊断。

4. 处理 驱汞治疗辅以对症及支持治疗。驱汞治疗，应尽早尽快，采用主要药物为巯基络合剂，二巯基丙磺酸钠或二巯基丁二酸钠治疗。

(三) 苯中毒

苯(Benzene，C_6H_6)，常温下有特殊芳香气味的无色液体，沸点 80.1℃，极易挥发。苯蒸气比重为 2.77g/cm^3。苯微溶于水，易溶于有机溶剂。

1. 接触机会 苯在工农业生产中广泛使用。如作为常用原料制造苯乙烯、苯酚、药物、农药、合成橡胶、塑料、染料等；作为溶剂、萃取剂和稀释剂，用于制药、印刷、油漆、树脂、人造革等制造；用作燃料，如工业汽油中苯的含量可高达 10%。

2. 临床表现

(1) **急性中毒**：主要表现为中枢神经系统的麻醉作用，轻者出现兴奋、欣快感、步态不稳以及头晕、头痛、恶心、呕吐等。重者出现剧烈头痛、复视、嗜睡、幻觉、肌肉痉挛、强直性抽搐、昏迷、心律失常、呼吸和循环衰竭。

(2) **慢性中毒**：主要损害神经系统和造血系统。早期常有头晕、头痛、乏力、失眠、记忆力减退等非特异性神经衰弱综合征表现。造血系统最早和最常见的改变是白细胞(主要是中性粒细胞)计数持续性减少。中度中毒者可见红细胞计数偏低或减少；重度中毒者红细胞计数、血红蛋白、白细胞、血小板、网织细胞都明显减少。严重中毒者骨髓造血系统明显受损，可出现再生障碍性贫血。苯可引起各种类型的白血病，以急性粒细胞白血病多见。此外，长期接触苯可引起皮肤脱脂而变干燥或出现过敏性湿疹；苯还可损伤生殖系统，女职工可能出现经期延长、经量增多的情况，流产和畸胎发生率增高。

3. 诊断 根据接触苯的职业史、相应的临床表现、实验室检查结果，并结合劳动卫生学调查资料，进行综合分析，排除其他病因所致类似疾病后，方可诊断。具体可参见《职业性苯中毒诊断标准》(GBZ 68—2022)。

4. 处理 急性中毒患者应立即移至空气新鲜处，更换被污染的衣服，用肥皂水清洗被污染的皮肤，注意保暖和卧床休息，可用葡萄糖醛酸，忌用肾上腺素。慢性中毒无特效解毒药物，可使用有助于骨髓造血功能恢复的药物，并对症治疗。

重难点提示

铅中毒、汞中毒、苯中毒的临床表现及处理

学·思·悟

某县皮鞋厂女职工，33 岁，因月经过多到县中心医院就诊，入院治疗。骨髓检查诊断为再生障碍性贫血。

请思考：

1. 你是否认为该疾病与职业有关？应采取哪些步骤证实这种关系？

2. 你认为引起再生障碍性贫血的最常见毒物是什么？哪些工种的工人可能接触该毒物？

3. 职业危害大，对作业者健康影响深远。请简述皮鞋厂应如何保护劳动者健康。

二、生产性粉尘与职业性肺部疾病

（一）生产性粉尘对健康的影响

生产性粉尘通常对机体健康是有害的，不同特性的生产性粉尘，可引起机体不同部位和程度的损害。

1. 对呼吸系统的影响 可引发肺尘埃沉着病、有机粉尘引起的肺部病变等。肺尘埃沉着病（pneumoconiosis），是由于在生产环境中长期吸入生产性粉尘而引起的以肺组织纤维化为主的疾病，又称尘肺病。在《职业病分类和目录》中，职业性尘肺病及其他呼吸系统疾病共有13种，包括矽肺、煤工尘肺、石墨尘肺、石棉肺等，其中最常见、进展最快、危害最严重的是矽肺。

2. 局部作用 生产性粉尘作用于呼吸道黏膜、皮肤导致黏膜早期功能亢进、皮炎等。

3. 中毒作用 生产性粉尘吸附或者含有有毒物质，呈现出相应的中毒症状。

4. 致癌作用 生产性粉尘本身是或含有致癌物。

（二）矽肺

矽肺即硅沉着病（silicosis），又称硅肺，指由于生产过程中长期吸入含游离二氧化硅（SiO_2）较高的粉尘而引起的以肺组织纤维化为主的疾病。在自然界中，游离 SiO_2 分布很广。通常将接触含有10%以上游离 SiO_2 的粉尘作业称硅尘作业。常见的硅尘作业包括矿山采掘作业中的凿岩、掘进、爆破、运输等；修建公路、铁路、水利工程开挖隧道，采石、建筑、运输等行业；冶金、机械制造业铸造车间的原料粉碎、配料、铸型、打箱、清砂、喷砂等，珠宝加工、石器加工、陶瓷厂原料准备等。

1. 影响发病的主要因素 发病与粉尘中游离 SiO_2 的含量、粉尘浓度、分散度、接尘工龄、防护措施等密切相关。此外，个体因素如健康和营养状况等，在疾病的发生和发展上也有一定的影响。呼吸道疾病，特别是呼吸系统结核患者，能增加疾病的发生概率并加重病情。

该病一般在持续接触硅尘15～20年后发病，发病后即使脱离粉尘作业，病变仍可继续发展。少数人持续吸入高浓度、高游离 SiO_2 含量的硅尘，1～2年内即可发病，称为速发型矽肺（acute silicosis）。有些硅尘作业工人在接触硅尘期间未发病，但脱离硅尘作业后若干年才发病，称为晚发型矽肺（delayed silicosis）。

2. 病理改变 基本病理改变是硅结节形成和弥漫性肺间质纤维化。硅结节是特征性病理改变。病理形态可分为结节型、弥漫性肺间质纤维化型、硅性蛋白沉积型、团块型。

3. 临床表现

（1）**症状体征**：患者早期可无明显自觉症状，X射线胸片呈现较显著的影像改变。随着病情的进展，或有合并症时，可出现胸闷、气短、胸痛、咳嗽、咳痰，并逐渐加重和增多。

（2）**X射线胸片表现**：是病理改变在X射线胸片上的反映，呈现发“白”的圆形小阴影、不规则形小阴影和大阴影，是诊断依据。其他表现如肺纹理、肺门、胸膜等改变对诊断也有重要的参考价值。

（3）**肺功能变化**：早期由于肺功能代偿，肺功能检查多正常。随病情进展，可出现肺活量及肺总量降低；伴肺气肿和慢性炎症时，时间肺活量降低，最大通气量减少，因此患者的肺功能以混合性通气功能障碍多见；当肺泡大量损害，毛细血管壁增厚时，可出现弥散功能障碍。

4. 并发症 常见的并发症有肺结核、肺部及支气管感染、自发性气胸和肺心病等。其中最常见和危害最大的是肺结核。矽肺合并肺结核，使病情恶化，肺结核难以控制，是患者死亡的最常见原因。

5. 诊断 根据游离 SiO_2 粉尘作业的接触史、职业史、现场职业卫生调查资料，以 X 射线后前位胸片表现为主要依据，结合流行病学资料、职业健康监护资料，参考临床表现和实验室检查，排除其他肺部类似疾病后，按照《职业性尘肺病的诊断》(GBZ 70—2015) 作出尘肺病的诊断。

6. 处理 目前尚无根治办法。我国常采用的治疗药物如克矽平等，临床上有减轻症状、延缓病情进展的疗效，但需要继续观察和评估。应及时脱离接尘作业环境，根据病情需要进行综合治疗，积极预防和治疗并发症，对症治疗，加强营养，并进行适当体育锻炼，减轻症状，提高患者的生活质量。

> **重难点提示**
>
> 尘肺的病理改变、临床表现

三、物理因素及其职业性损害

（一）中暑

高温作业指有高气温，或有强烈的热辐射，或伴有高气湿相结合的异常气象条件、湿球黑球温度指数(wet-bulb globe temperature index)超过规定限值的作业。

1. 高温作业的类型与职业接触 根据生产环境中气象条件的特点，高温作业可分为三种类型：

(1) 高温、强热辐射作业：如冶金工业的炼焦、炼铁、轧钢等车间；机械铸造工业的铸造、锻造、热处理等车间；陶瓷、玻璃、搪瓷、砖瓦等工业的炉窑车间；火力发电厂和轮船的锅炉间等。其气象特点是气温高、热辐射强度大，而相对湿度较低，形成干热环境。

(2) 高温、高湿作业：如造纸、印染、纺织工业中的蒸煮作业及深井煤矿作业。其气象特点是高气温、高气湿，而热辐射强度不大，主要是由于生产过程中产生大量水蒸气或生产上要求车间内保持较高的相对湿度所致。

(3) 夏季露天作业：如夏季的建筑、搬运、采矿以及各种农田劳动等露天作业，除受太阳的直接辐射外，还受到高温地面等二次热源的加热作用，形成高温与热辐射的联合暴露。

2. 中暑 是高温环境下，机体因热平衡和/或水盐代谢紊乱等引起的一种以中枢神经系统和/或心血管系统障碍为主要表现的急性热致疾病。根据发病机制，中暑可分为热射病、热痉挛、热衰竭三种临床类型。

(1) 热射病(heat stroke)：在热环境下作业时，人体内部和外部总体热负荷超过了散热能力，体内热蓄积，导致身体过热所致。其临床特点是在高温环境中突然发病，体温可高达 40℃以上，开始时大量出汗，以后无汗，可伴有干热和意识障碍、嗜睡、昏迷等中枢神经系统症状。抢救不及时者，可死于循环衰竭和呼吸衰竭，死亡率高。

(2) 热痉挛(heat cramp)：在热环境下，机体大量出汗，体内钠、钾过量流失，水盐平衡紊乱所致。其临床特点是明显的肌肉痉挛，伴有收缩痛。痉挛以四肢肌肉和腹肌为多见，常对称性发作。患者神志清醒，体温正常。

(3) 热衰竭(heat exhaustion)：在高温、高湿环境下，皮肤血流增加，但未伴有内脏血管收缩或血容量的相应增加，导致脑部暂时供血减少而晕厥。其临床特点是发病一般迅速，先有头晕、头痛、心悸、出汗、恶心、呕吐、皮肤湿冷、面色苍白、血压下降，继而晕厥，体温不高或稍高。休息片刻即可清醒，一般不引起循环衰竭。

3. 诊断 根据高温作业人员的职业史及体温升高、肌痉挛或晕厥等临床表现，排除其他疾病，可诊断为职业性中暑，具体可参见《职业性中暑的诊断》(GBZ 41—2019)。

4. 治疗 主要依据发病机制和临床症状进行对症治疗。

(1) 轻症中暑：迅速离开高温作业环境，到通风良好的阴凉处安静休息，补充含盐清凉饮料，必要时给予仁丹、解暑片、祛暑剂。对热痉挛者，及时口服含盐清凉饮料，必要时静脉滴注葡萄糖生理盐水。

(2) 重症中暑：①热射病，迅速采取降低体温、维持循环呼吸功能的措施，必要时纠正水、电解质紊乱。②热痉挛，及时口服含盐清凉饮料，必要时静脉滴注葡萄糖生理盐水。③热衰竭，使患者平卧，移到通风阴凉处，口服含盐清凉饮料，对症处理。

（二）噪声聋

生产性噪声（industrial noise）指生产过程中产生的，其频率和强度没有规律，听起来使人感到厌烦的声音。

1. 生产性噪声的分类

(1) 按照来源

1）机械性噪声：由于机械的撞击、摩擦、转动所产生的噪声，如机床、纺织机、电锯、球磨机等发出的声音。

2）流体动力性噪声：气体压力或体积的突然变化或流体流动所产生的声音，如空气压缩机、通风机、喷射器、锅炉排气放水、汽笛等发出的声音。

3）电磁性噪声：由于电磁设备内部交变力相互作用而产生的声音，如发电机、变压器等发出的声音。

(2) 按照随时间的分布情况：可分为连续性和间断性噪声。

连续性噪声又可分为稳态噪声和非稳态噪声。随着时间的变化，声级波动<3dB（A）的噪声称稳态噪声，声级波动≥3dB（A）为非稳态噪声。间断性噪声中，声音持续时间≤0.5s，间隔时间>1s，声压级的变化大于40dB（A）的噪声称脉冲性噪声。

接触噪声的作业主要有矿山、筑路爆破，轧钢、铆接，织布、纺纱，建筑行业的打桩、搅拌，交通运输业的内燃机、发动机的运转等。

2. 噪声对人体的危害　长期接触一定强度的噪声，可对机体多系统产生不良影响，早期多为可逆性、生理性改变，但长期接触强噪声，可出现不可逆性、病理性损伤。

(1) 听觉系统危害：噪声引起听觉系统的损伤，一般都经历由生理变化到病理改变的过程，即先出现暂时性听阈位移，逐渐发展为永久性听阈位移。

1）暂时性听阈位移（temporary threshold shift，TTS）：指人或动物接触噪声后引起听阈变化，脱离噪声环境后经过一段时间听力可恢复到原来水平，根据变化程度不同分为听觉适应和听觉疲劳。①听觉适应（auditory adaptation）：指短时间暴露在强烈噪声环境中，听觉器官敏感性下降，听力检查听阈可提高10～15dB（A），脱离噪声接触后对外界的声音有“小”或“远”的感觉，离开噪声环境1min之内即可恢复。②听觉疲劳（auditory fatigue）：指较长时间停留在强烈噪声环境中，引起听力明显下降，听阈提高超过15dB（A），离开噪声环境后，需要数小时甚至数十小时听力才能恢复。通常以脱离噪声接触后到第二日上班前的时间（16h）为限，如果在这段时间内听力不能恢复，继续接触噪声，听觉疲劳会逐渐加重，可能发展为永久性听阈位移。

2）永久性听阈位移（permanent threshold shift，PTS）：指噪声或其他因素（如外力、药物等）引起的不能恢复到正常听阈水平的听阈升高。内耳出现病理性改变，常见的有听毛倒伏、稀疏、缺失，听毛细胞肿胀、变性或消失等。永久性听阈位移的大小是评判噪声对听力系统损伤程度的依据，也是诊断职业性噪声聋的重要依据之一。职业性噪声聋指劳动者在工作过程中，由于长期接触噪声而发生的一种渐进性的感音性听觉损伤。在《职业病分类和目录》中，噪声聋归属于职业性耳鼻喉口腔疾病，是我国法定职业病。

噪声引起的永久性听阈位移早期常表现为高频听力下降，听力曲线在3 000～6 000Hz（多在4 000Hz）出现V形下陷，称为听谷。此时患者主观无耳聋感觉，交谈和社交活动能够正常进行。随着病损程度加重，除了高频听力继续下降以外，语言频段（500～2 000Hz）的听力也受到影响，出现语言听力障碍，严重可发展至全聋。

3）爆震性耳聋：指在某些生产条件下（如进行爆破），由于防护不当或缺乏必要的防护设备，因强烈爆炸所产生的冲击波造成急性听觉系统的外伤，引起听力丧失。根据损伤程度不同，可出现鼓膜破裂，听骨破坏，内耳组织出血等，还可伴有脑震荡。患者主诉耳鸣、耳痛、恶心、呕吐、眩晕，听力检查严重障碍或完全丧失。经治疗，轻者听力可以部分或大部分恢复，但严重损伤者可致永久性耳聋。

（2）非听觉系统危害

1）神经系统：在噪声影响下，机体可出现头痛、头晕、睡眠障碍和全身乏力等类神经症，有的表现为记忆力减退和情绪不稳定，如烦躁、易激怒等。

2）心血管系统：在高频噪声影响下，可引起机体血管痉挛、心率加快、血压增高等心血管系统的变化。

3）消化系统：长期接触噪声可引起食欲缺乏、胃液分泌减少、肠蠕动减慢等胃肠功能紊乱的症状。

4）生殖功能：接触噪声的女性可出现月经不调现象，表现为月经周期异常、经期延长、经血量增多及痛经等。

此外，在噪声环境下，人会感到烦躁，注意力不集中，影响工作效率，降低工作质量；当噪声超过 65dB（A）可干扰普通谈话；噪声还会掩盖异常的声音信号，可能发生各种事故，造成人员伤亡及财产损失。

3. 职业性噪声聋的诊断　根据我国《职业性噪声聋的诊断》（GBZ 49—2014），职业性噪声聋的诊断依据包括有明确的噪声职业接触史、有自觉听力损失或耳鸣等其他症状，听力曲线为感音性耳聋，结合动态职业健康检查资料和现场卫生学调查，排除其他原因所致听力损失，方可进行诊断。

职业性噪声聋目前还缺乏很有效的治疗。患者均应调离噪声作业。

重难点提示

中暑的临床表现及治疗，噪声对人体健康的危害

第三节　职业性有害因素的预防控制

安全和健康的工作环境是每个从业人员的基本权利。职业卫生服务（occupational health service）是以职业人群和工作环境为对象的针对性卫生服务，要求有关部门、雇主、劳动者及其代表，创造和维持一个安全与健康的工作环境，使劳动者从事的工作符合劳动者的生理特点，促进职工的身体与心理健康，是 WHO“人人享有卫生保健”全人类卫生服务目标在职业人群中的具体体现。

一、全球策略

国际劳工组织（ILO）将每年 4 月 28 日定为世界安全生产与健康日，旨在推动全球范围内工作事故和职业病的预防工作。ILO 关于职业安全、健康和工作环境的公约中指出，各成员国应根据国家条件与惯例，并与最有代表性的雇主组织和工人组织协商、制订、实施和定期审查有关职业安全、健康和工作环境的国家政策，把工作环境中的危险因素减少到最低限度，以预防来源于工作、与工作有关，或在工作过程中发生的事故和对健康的危害。ILO 将职业安全和健康作为一项基本权利，向各国政府和雇主发出了一个明确信息，即必须承担起为所有工人提供安全和健康的工作环境的责任。

二、预防原则

《中华人民共和国职业病防治法》指出：职业病防治工作坚持预防为主、防治结合的方针，建立用人单位负责、行政机关监管、行业自律、职工参与和社会监督的机制，实行分类管理、综合治理。

《中华人民共和国职业病防治法》明确了用人单位在职业病防治中的责任和义务，突出了劳动者健康及其相关权益的法律保护，规定了政府行政部门在职业病防治监管中的职责，以及职业卫生技术服务机构的职能和各法律关系主体违反《中华人民共和国职业病防治法》的法律责任。同时，《中华人民共和国职业病防治法》规定：工会组织依法对职业病防治工作进行监督，维护劳动者的合法权益。

职业病的预防，首先是从根本上消除或最大可能地减少对职业性有害因素的接触即一级预防；当职业性有害因素开始损及劳动者的健康时，尽早发现，实施二级预防，予以早期治疗和干预；对已经发展成职业性损害的患者，给予积极治疗和促进康复的措施，进行三级预防。在职业病发生、发展、转归的不同阶段实施预防措施，保障职业人群健康。

知识拓展

劳动者的职业卫生保护权利及用人单位的职业病防治责任

劳动者依法享有的职业卫生保护权利：①接受职业卫生教育培训权。②获得健康检查、职业病诊疗、康复等职业卫生服务权。③知情权。④请求用人单位提供职业病防护设施和防护用品，改善操作条件权。⑤依法拒绝职业危害作业权。⑥检举控告权。⑦职业病防治工作建议权等。

用人单位的职业病防治责任：①建立健全职业病防治责任制。②履行保护劳动者健康义务。③建立健全职业卫生管理制度和操作规程。④落实职业病患者保障。⑤保证职业病防治经费投入。⑥及时消除职业病事故隐患。⑦制订职业病事故应急救援预案。⑧及时报告职业病及职业病事故。⑨落实职业卫生监督的整改措施等。

三、控制措施

（一）职业卫生法规与职业安全的监督与管理

1. 制定并颁布一系列劳动保护的法律、法规和规章 包括《中华人民共和国职业病防治法》《中华人民共和国安全生产法》《中华人民共和国劳动法》《工伤保险条例》等，保障职业安全与卫生顺利执行。

2. 制定、颁布、实施职业卫生标准 包括《工业企业设计卫生标准》《工作场所有害因素职业接触限值》等，改善劳动者作业环境，促进职业人群健康。

（二）职业卫生工程技术

职业卫生工程技术包括工业通风、工业除尘、空气调节与净化、采光与照明、控制工业噪声等，是从根本上消除、减少或控制职业性有害因素对人的作用和损害的工程技术措施。

（1）工业通风：按通风系统的工作动力分类，可分为自然通风和机械通风两种类型。

1）自然通风：是依靠室外风力造成的风压与室内外空气的温差而使空气流动所形成的一种通风方式，是完全依靠自然形成的动力来实现工作场所内外空气的交换。当工作场所有害气体、粉尘浓度相对较低或者温、湿度较高时，可以得到既经济又有效的通风效果。自然通风广泛应用于冶炼、轧钢、铸造、锻压、机械制造、金属热处理等工作环境，具有较好的效果。

2）机械通风：是利用通风机产生的压力，使气流克服沿程的流体阻力，沿风道的主、支网管流动，从而使新鲜空气进入工作场所，污浊空气从工作场所排出的通风方式。

（2）工业除尘：是将含尘气体引入具有一种或几种力作用的除尘器，使颗粒物相对于其运载气流产生一定的位移，并从气流中分离出来，最终沉降到捕集表面。除尘多用于粉尘作业。

1）重力除尘：如重力沉降室，是通过重力作用使尘粒从气流中分离，其结构简单且投资少、压力损失小、维修管理容易，但往往体积大、效率低。

2）惯性除尘：如惯性除尘器，是在气流中设置各种形式的挡板，利用尘粒的惯性作用使其和挡板发生碰撞而被分离。

3）离心力除尘：如旋风除尘器，是利用气流旋转过程中作用在尘粒上的惯性离心力，使尘粒从气流中分离。

4）湿式除尘：如喷塔、旋风水膜除尘器等，是通过含尘气体与液滴或液膜的接触，使尘粒从气流中分离的装置。

5）静电除尘：如电除尘器，是利用高压放电，使气体电离，粉尘荷电后向收尘极板移动而从气流中分离出来，从而达到净化烟气的目的。

6）过滤除尘：如袋式除尘器，是使含尘气体通过过滤材料将粉尘分离捕集的装置。

（3）**空气调节与净化**：指利用人工手段对工作场所内的温度、湿度、气流速度、洁净度进行控制，并为室内提供足够的室外新鲜空气，人为地创造和维持人们工作所需的环境。

（4）**采光与照明**：目的是创造良好的可见度和舒适愉快的环境，包括自然照明和人工照明。利用太阳和天空的自然光称自然照明，又称天然采光，简称采光；利用人工光源的称人工照明，简称照明。

（5）**控制工业噪声**：包括控制噪声源，如自动化生产、无声或低声设备等；控制噪声传播，如隔声、吸声、消声。

（三）个人防护用品

个人防护用品（personal protective equipment，PPE）指作业者在工作过程中为免遭或减轻事故伤害和职业危害，个人随身穿（佩）戴的用品。作用原理是使用一定的屏蔽体、过滤体，采取阻隔、封闭、吸收等手段，保护人员免受外来因素的侵害。在工作环境中尚不能消除或有效减轻职业有害因素和事故因素时，这是主要的防护措施，属于预防职业性有害因素综合措施中的一级预防。

个人防护用品的种类很多，可分为安全防护用品和职业卫生专用防护用品。安全防护用品是为了防止工伤事故的，如防坠落用品（如安全带、安全网）、防冲击用品（如安全帽、防砸马甲、防冲击护目镜）等。职业卫生专用防护用品是用来预防职业病的，有防尘用品（如防尘、防微粒口罩）、防毒用品（如防毒面具、防毒衣）、防高温用品、防噪声用品等。

（四）职业健康监护

职业健康监护（occupational health surveillance）是以预防为目的，通过对职业人群进行各种检查，连续地监测职业劳动者的健康状况，以便早期发现职业劳动者健康损害征象的一种健康监控方法和过程。职业健康监护的内容包括接触控制（职业性有害因素的环境监测、接触评定）、医学监护和信息管理三个方面。

1. 医学监护　是对职业人群有目的、系统、连续地开展职业健康检查，以便及时发现职业性有害因素对职业从事者的健康损害，及时处理。

职业健康检查是通过医学手段和方法，针对职业从事者所接触的职业病危害因素可能产生的健康影响和健康损害进行临床医学检查，了解受检者健康状况，早期发现职业病、职业禁忌证和可能的其他疾病和健康损害的医疗行为。职业健康检查包括就业前、在岗期间、离岗或转岗时、应急健康检查，以及职业病健康筛检。职业健康检查由省级以上人民政府卫生行政部门批准的医疗卫生机构承担。用人单位应当按照《中华人民共和国职业病防治法》及其配套法规的要求组织职业健康检查，并将检查结果书面告知职业从事者。

（1）**就业前健康检查**（pre-employment examination）：指用人单位在作业人员从事某种有害作业前对其进行的健康检查。目的在于掌握作业人员就业前的健康状况及有关健康的基础资料和发现职业禁忌证（occupational contraindication），防止接触劳动环境中的职业性有害因素使原有疾病加重，或对某种有害因素敏感而容易发生职业病。《职业健康监护技术规范》（GBZ 188—2014）中明确规定了有害工种的职业禁忌证，举例见表 3-1。

表 3-1　某些职业性有害因素作业的职业禁忌证

有害因素	职业禁忌证
铅	中度贫血；卟啉病；多发性周围神经病
汞	中枢神经系统器质性疾病；已确诊仍需医学监护的精神障碍性疾病；慢性肾脏疾病
苯	血常规检查白细胞计数低于 4×10^9/L，或中性粒细胞低于 2×10^9/L，或血小板低于 8×10^9/L；造血系统疾病
粉尘	活动性肺结核病；慢性阻塞性肺疾病；慢性间质性肺病；伴肺功能损害的疾病

（2）**在岗期间健康检查**：又称定期健康检查（periodical health examination），指用人单位按一定时间间隔对已从事某种作业的职业劳动者的健康状况进行检查。目的是及时发现职业性有害因素对职业从事者健康的早期损害或可疑征象，对作业者的健康进行动态观察，使作业者得到及时治疗或适当的保护措施，还可为识别职业性有害因素及防护措施效果评价提供依据。

（3）**离岗或转岗时健康检查**：指职业从事者调离当前工作岗位时或改换为当前工作岗位前所进行的检查，也是健康监护的一个重要内容。目的是掌握职业从事者在停止接触职业性有害因素时的健康状况。为离岗从事新工作的职业从事者和接受新职业从事者的业主提供健康与否的基础资料。

（4）**应急健康检查**：指当发生急性职业病危害事故时，对遭受或可能遭受急性职业病危害的职业从事者，及时组织的健康检查。依据检查结果和现场劳动卫生学调查，确定危害因素，为急救和治疗提供依据，控制职业病危害的继续蔓延和发展。

（5）**职业病健康筛检**：指在接触职业性有害因素的人群中所进行的健康检查，可以是全面普查，也可以在一定范围内进行，属于二级预防措施。目的是早期发现患者，早期采取干预措施或治疗措施；评价职业危害控制措施和其他初级预防措施的效果；根据毒理学和其他研究的结果，发现过去没有认识的可疑健康危害，并建议进一步进行确诊性检查。

2. 职业环境监测（occupational environmental monitoring）　是对作业者的作业环境进行有计划、系统的监测，分析作业环境中有毒有害因素的性质、强度及其在时间、空间的分布及变化规律。通过职业环境监测，既可以评价作业环境的卫生质量，判断其是否符合职业卫生标准要求，又可估计在此作业环境下劳动者的接触水平，为研究接触效应关系提供基础数据，进而评价接触限值的保护水平，为接触限值的修订提供依据。

3. 信息管理　是通过有效开发和科学利用信息资源，以现代信息技术为手段，对职业健康相关信息资源进行计划、组织和控制的活动。健康监护信息管理指对职业健康监护的环境监测资料和有关个人健康资料，如劳动者的职业史、职业病危害接触史、职业健康检查结果和职业病诊疗等，建立健康监护档案，并及时进行整理、分析、评价和反馈，实现职业健康监护工作信息化，并利用大数据技术，不断完善职业病防治体系。

（五）工作场所健康促进

工作场所健康促进（workplace health promotion）指从企业管理的各项策略、支持性环境、职工群体参与、健康教育以及卫生服务等方面，以健康教育为主要手段，采取组织建设、政策开发、环境营造、社区动员、促进参与、能力建设等综合性干预措施，以期改善作业条件、改变职工不健康生活方式、控制健康危险因素、降低病伤及缺勤率，从而达到促进职工健康、提高职业生命质量和推动经济可持续发展的目的。

重难点提示

职业性有害因素的预防控制

（刘艳华）

思考题

1. 某年数十名某地农民到某县从事石英粉(砂)加工作业，被发现患有严重职业病。调查发现，该地63户加工作坊都是无名称、无工商登记、无职业健康档案的非法生产经营实体，劳动用工管理极不规范，个人粉尘防护用品质量不合格，务工人员没有经过职业卫生培训。

请思考：

(1) 这些患者可能患的是什么职业病？

(2) 应如何处理及预防此类职业病的再次发生。

2. 某先生是某大型机械制造企业工程制造部的员工，在大车间从事铆焊工作已11年。近期，他常感觉耳膜震痛，与同事、朋友日常交谈力不从心，听力明显下降。

请思考：

(1) 该先生的工作环境中职业性有害因素主要是什么？会对健康造成什么损害？

(2) 该先生如果想了解清楚自己的健康情况，应该如何做？

3. 某人因工作需要将于近日去往西部高海拔地区工作，担心出现高原病。对此你有何建议？

思考题
参考答案

目标检测

第四章 ｜ 医院环境与健康

教学课件

思维导图

学习目标

1. 掌握患者和医护人员安全及防护措施。
2. 熟悉医院环境常见的有害因素及其来源。
3. 了解患者安全及医护人员安全的现状及面临的问题。
4. 学会识别判断医院环境中常见的有害因素，并采取有针对性的预防控制措施。
5. 具有预防为主和保障患者及医护人员安全的理念和能力。

医院是提供疾病诊断、治疗和康复的主要场所。医院环境直接关系到患者、医务人员的生命安全和身心健康。

为保护患者、医务人员的生命安全和身体健康，提高医疗质量，保证医疗安全，应从技术上、组织上和管理上，建立有效的医院安全管理体系，识别、减少或者避免接触环境中的不良因素，充分利用有利因素，消除和改善不利因素，降低安全风险，减少纠纷，努力创造良好的医院环境，提供优质的医疗服务。

第一节 医院常见有害因素概述

一、医院常见有害因素种类

随着科学技术的迅速发展，大量的新技术、新方法被应用于医疗实践，在改善诊疗条件的同时也使得医院环境中有害因素的种类和数量难免会增加，主要有医院专业因素、医院环境因素、医院管理因素和医院社会因素四大类。

二、医院常见有害因素来源

分析医院常见有害因素及其来源，采取有针对性的防范措施，对保障患者和医护人员的健康安全更加有效。

（一）医院专业因素

医院专业因素又称医源性因素，指因医务人员在医疗操作过程中的不当或过失行为，给患者造成的不安全感或不安全的结果，是临床上导致患者医疗不安全的主要因素，其引起的后果也较为严重。

1. 技术性有害因素 如医护人员医技水平低造成的创伤、医源性感染、误诊、手术安全问题等。

2. 药物性有害因素 如给错药，不合理地联合用药，给予药物剂量过大，药物配伍禁忌，产生过敏反应及毒性反应，无皮试结果进行注射，输液外渗及坏死等。

（二）医院环境因素

医院环境因素指医院在建筑卫生、工程卫生、消毒隔离、环境卫生、营养与食品卫生、作业劳动卫生等诸多卫生学因素方面对患者及医护人员造成的安全和健康威胁，可以分为物理因素、化学因素、生物因素三类。

1. 物理因素 指医院规划、选址、布局、结构、医用设备、设施，以及医院环境中存在的小气候、电离辐射等。如医务人员工作时使用的设备和设施不符合安全标准，可能给患者和医务人员的安全和健康带来危害；医院的护栏过低导致患者从高层坠落，病床保护装置欠缺而使患者由床上滚落，地板湿滑导致患者跌倒引发伤害；医学放射装置产生放射事故，对医务人员造成急性辐射性损伤；电器设备使用不当或发生漏电导致的电击伤或烧伤事件；工作室内各种仪器如手术室内的电动吸引器、电钻、器械车轮摩擦、监护系统、空调、电铃、电话、排气设备等发出的声音，使人感到烦躁、神经紧张，进而引起内分泌紊乱等不同类型的身心疾病。

2. 化学因素 医院环境中对人有害的化学因素主要包括化学消毒剂及工作中使用的化学药物。

（1）**化学消毒剂**：不同类型的消毒剂，大都有程度不同的毒性，有的刺激性气味也很大，轻者刺激皮肤引起接触性皮炎、鼻炎、哮喘，重者中毒或致癌。如甲酚皂、戊二醛、环氧乙烷等，这些物品不仅对呼吸道有影响，而且对皮肤、神经系统及胃肠道系统也有损害，常可引起头痛、恶心等不适症状。

（2）**化学药物**：多种化学药物都有毒副作用，而抗肿瘤药物是最令人担忧的，尤其对长期化疗的肿瘤患者。护理人员准备药液及给药时接触的剂量虽然小，但是长期接触，人体将会产生不良改变。许多物质可以通过呼吸道、皮肤进入人体并长期低剂量积累，给工作人员带来的危害比我们意识到的要大。据报道，长期接触抗肿瘤药物具有一定的潜在危险性，能导致体细胞染色体损伤。

3. 生物因素 医院环境空间有限、病床密集、人员集中、通风条件不良，微生物数量多且种类复杂，是呼吸道传染病和创口感染的重要媒介因子，也是医院感染的主要原因，对患者和医护人员的健康造成极大的威胁。如针头刺伤皮肤、黏膜引起乙型肝炎病毒的传染；通过被血液污染的针头和器械而感染艾滋病病毒等。

（三）医院管理因素

医院管理因素指医院的各项组织管理措施不到位或者不落实、运行机制不顺畅等导致患者和医护人员的安全受到威胁的因素。如医院人力资源配置不合理，制度不健全，工作职责不清，缺乏有效的职业道德教育和安全教育，不重视新上岗医护人员的岗前培训和在职人员专业知识和技能培训，对医院安全隐患无工作预案，防火措施落实不到位等。

（四）医院社会因素

医院社会因素指可能引发患者和医务人员健康损害且与医院相关的外界社会因素。如卫生资源总量不足、结构失衡、配置不当等导致医院和医务人员常年处于超负荷运转状态，易诱发不安全事件；媒体导向错误、医患关系紧张、患者对医务人员的不信任等促成医务人员采取过度或保守诊疗等不妥行为，使患者的利益受到侵害；对医院工作场所暴力事件的防范不力、应对不得力等。医院工作场所暴力指医疗卫生从业人员在其工作场所受到辱骂、威胁或袭击，这种行为是对其安全、幸福和健康的明确或含蓄的挑战，包括心理暴力和身体暴力。医院工作场所暴力严重影响医护人员的身心健康和其他患者的正常诊疗，干扰医院的正常工作。

重难点提示

医院环境有害因素的种类及其来源

第二节　患者安全与防范措施

患者是医疗护理服务工作的中心，患者安全是医疗行业以及现代医疗服务所追求的目标，患者安全教育是保证患者安全的重要举措。

一、患者安全

1. 概念 患者安全指在医疗服务过程中所采取的必要措施，用来避免、预防、改善医疗过程引起的不良结果或损害，这些不良的结果包括偏差、错误和意外。医疗不良事件指患者的伤害并非来源于原有疾病本身，而是由于医疗行为造成患者治疗时间延长，或在离开医院时仍带有某种程度的残障或死亡。

2009 年 WHO 公布了专家组为期 3 年的研究获得的患者安全国际分类研究报告，该报告将患者安全定义为：将卫生保健相关的不必要的伤害减少到可接受的最低程度的风险控制过程。此概念包括的含义较广，认为患者安全与卫生保健服务相关，且患者安全是一个风险控制过程，而不仅仅是一个结果。

2. 影响患者安全问题的主要因素

（1）**人的因素**：如患者和医疗保健服务提供者等。医务人员毕业后的继续教育和规范性培训滞后，个别医务人员责任心不强，忽视患者安全，导致医疗事故或差错的发生。医务从业者的法律法规意识弱，没有充分尊重和保证患者的知情权、同意权、选择权、隐私权和参与权等权利。

（2）**技术设备和工具因素**：医疗服务过程中，有些医院医疗行为不规范，为了自身的经济效益过度服务。对高新技术的应用缺乏规范化管理，加之医疗技术本身的高风险性，给患者造成了不必要的伤害。

（3）**组织因素**：包括组织的结构、文化和政策等相关的因素，如领导力因素、有关的政策和制度、医院的文化、管理的级别和监管人员的控制范围等。制度和标准建设滞后，对医疗质量和患者安全缺乏有效的信息管理和监管评价体系。

（4）**医疗技术不规范、用药不合理**：较严重，尤其是滥用抗菌药物的现象普遍。注射安全、血液安全等方面也存在诸多的隐患。

> **重难点提示**
> 患者安全的概念

二、防范措施

患者安全受到多方面因素的影响，需从多个层面保证患者安全。

1. 制定并严格执行各种安全相关制度 针对每个科室、每个环节制订安全措施，建立安全监督巡查机制，及时发现并控制安全隐患。如提高医务人员对患者识别的准确性，严格执行查对制度，不断完善并切实落实各项诊疗活动的查对制度。在抽血、输血或给药时，应使用多种识别患者的方法，降低安全隐患发生的概率；在实施任何介入或其他有创高危诊疗活动前，责任者都要主动与患者或家属进行充分沟通，以确保对正确的患者实施正确的操作；完善关键流程识别措施；建立使用腕带作为标识的制度等；严格遵循手部卫生和手术后废弃物管理规范，制订并落实医护人员在手术操作过程中无菌医疗器械使用规范，术后废弃物处理应遵循医院感染控制的基本要求等。

2. 加强临床风险管理 发现可能使患者受到伤害的风险，并主动采取措施预防控制风险。如针对急诊科、手术室、各类重症监护病房等部门的急危重症患者，建立临床实验室危急值报告制度。危急值指患者出现的某个危及生命、必须及时救治的检测结果或指标。还可以减少医院工作的复杂性，通过制订完成任务的步骤、分解任务、明确协调方式，可使复杂的工作简单化。建立减少错误的约束机制，新项目、新技术、新设备在正式推广应用之前，必须经过充分的论证、培训，并制订周密的实施方案，以减少错误的发生。

3. 建立医疗质量保障体系和医疗不良事件报告制度 纳入医疗技术项目、医院管理内容和人员技术水平的准入、控制、评价、检查和监督，通过实行质量评价，加强科学管理，规范医疗行为，改善医疗服务，提高服务质量，保证医疗安全。

4. 促进医患高效沟通，鼓励患者和家属参与患者安全 在很多情况下，患者本人及其照料者在确保医疗保健的安全方面能发挥关键的作用，成为患者安全防范的第二道防线。在医患之间彼此信任的基础上，通过对患者进行宣传和良好交流，使其了解有关治疗和用药的情况，鼓励患者及其照料者在发现异常时及时与医护人员沟通，提供患者或环境相关的详细信息，以制止错误的发生，减少伤害，并改善服务质量。

重难点提示

患者安全防范措施

第三节　护理安全与防范措施

一、护理安全

1. 概念　护理安全指在实施护理的全过程中，患者不发生法律法规和规章制度允许范围以外的心理、机体结构或功能上的损害、障碍、缺陷或死亡。加强护理安全管理，提高服务质量，有利于减少医疗纠纷。安全管理指保证患者的身心健康，对各种不安全因素进行有效的控制。护理安全管理是护理质量管理的核心，护理质量直接影响到医疗质量、患者的安危、医院的声誉。

2. 护理人员安全问题的影响因素　护理人员应提高安全护理的应对能力，提供优质的护理服务，以防范和减少医疗事故及纠纷。

（1）**护理人员方面**：护理人员素质的高低是关系到护理安全与否的首要因素。当护理人员素质达不到要求时，如法律意识淡薄、工作态度不严谨、违反操作规程、操作技术不精湛、不能正确执行医嘱或不能发现医嘱中存在的问题等，就可能给患者生理、心理带来隐患。

（2）**患者及社会方面**：如患者不按时服药、擅自外出、情绪化反应大会影响护理安全。关于医患纠纷的不实、片面的新闻报道等可能使患者对医院失去信心。

（3）**医院管理方面**：如规章制度不健全、常规督促检查不到位、护理制度落实不到位、关于护理安全教育不到位、缺乏相应措施会影响护理安全。同时护理人力安排不合理（如超负荷工作），医疗设备陈旧或维护不佳亦会影响护理安全。

（4）**环境与卫生方面**：如医院的基础设施及布局不合理、病区物品配备和布局不当，也潜藏着不安全因素。如地面过滑可能导致患者跌倒，无床挡导致患者坠床，医院感染防控中的隔离措施不到位造成交叉感染，危险品（如医用气体管道）的管理及使用不当可能引发安全事故而影响护理安全。

二、防范措施

1. 建立有效机制　落实护理规章制度是护理安全的基本保证，是处理各项护理工作的标准和依据，是护理安全管理的重要内容。

2. 建立有效系统

(1) 医嘱录入系统，减少中间环节。

(2) 自动配药系统，减少人为影响。

(3) 条形码系统，减少识别错误。

3. 抓基础质量环节　从根本上消除安全隐患。

(1) 提高护士的安全意识，进行持续有效的安全教育；提高护士的业务素质，丰富理论知识，熟练技能操作，经常开展讲座、培训活动，进行查房等；制订适合科室的规章制度、工作程序，分解目标，责任到人，将工作内容明确化、具体化。

(2) 合理配置护理人员的数量、排班方式，严格执行查对制度，把控护理质量。

4. 建立护理工作缺陷登记制度　护士对发现的护理缺陷、隐患进行记录，在交接班时予以提醒，并及时对登记的问题予以处理和解决。如急救物品、治疗物品需要修理、补充、完善，在护理工作中与患者发生的争执纠纷等；患者出现的输液反应、过敏反应等。

5. 加强法治观念 护理人员应学习与医疗、护理相关的法律知识，遵守良好的职业道德规范，尊重患者的权利，保护医患双方的权益，举止文明大方，态度热情周到，服务行为规范。

6. 增强护理人员的证据意识

(1) 护理记录完整、齐全、准确。

(2) 尊重患者的知情同意权，认真履行告知义务及可能出现问题承担风险的义务。

(3) 医疗用品符合要求，完好封存现场。

7. 采用标准化的预防原则和预防措施 医院区域内采取标准化预防，即认定患者的血液、体液、分泌物、排泄物等均具有传染性，不论是否有明显的血迹污染、是否接触非完整的皮肤与黏膜，接触者必须采取防护措施，还应根据疾病的主要传播途径，采取相应的隔离措施，包括接触隔离、空气隔离和飞沫隔离。

施行标准化预防既要防止血源性疾病的传播，也要防止非血源性疾病的传播，标准化预防强调双向防护，既要防止疾病从患者传至医务人员，又要防止疾病从医务人员传至患者。标准化预防的具体措施包括：

(1) 接触血液、体液、分泌物、排泄物等物质以及被其污染的物品时须戴手套。

(2) 脱去手套后应立即洗手，接触血液、体液、分泌物、排泄物等物质以及被其污染的物品后应当立即洗手。

(3) 在医务人员的工作服、脸部及眼睛有可能被血液、体液、分泌物等物质喷溅到时，应戴一次性外科口罩、医用防护口罩、防护眼镜或面罩，穿隔离衣等。

(4) 处理所有的锐器时应当防止被刺伤。

(5) 患者用过的医疗器械、器具等应当采取正确的消毒措施及时消毒处理。

(6) 发生泼溅事故后应立即采取措施。

(7) 若怀疑有严重事故发生时，应按较严重情况处理，及时控制污染并防止污染扩散，防止人员再进入，通知实验室主管领导和安全负责人查清情况，确定消毒的程序并及时启动消毒工作。

在工作中，护理人员会面临很多安全隐患。要做好护理安全防护工作，关键在于开展安全培训，制订规章制度、工作流程及发生伤害和损伤的处理程序。同时，通过让患者参与安全管理，建立多途径、多渠道的反馈机制，加强对缺陷的控制。此外，建立标识，以此警醒护理人员，增强其风险意识，并在工作中提供安全防护用品，这样可有效提高护理工作质量，保障护理人员工作中的安全。

重难点提示

护理人员安全防范措施

（丁敬艳）

第五章 | 食物与健康

教学课件　　思维导图

学习目标

1. 掌握营养、营养素、必需氨基酸、蛋白质互补作用、能量系数、合理膳食的概念；各类营养素的食物来源及参考摄入量；合理膳食的基本卫生要求；食品安全、食品污染、食品添加剂、食源性疾病、食物中毒的概念，防止食品腐败变质的措施及食物中毒的预防措施。

2. 熟悉营养素的分类及各种营养素的主要生理功能；膳食结构的分类，一般人群膳食指南、平衡膳食宝塔的内容、营养调查与分析的内容；食源性疾病的致病因子和分类，食品添加剂使用要求。

3. 了解《中国居民膳食指南（2022）》；常见食物中毒的流行病学和临床特征，食物中毒的调查与处理。

4. 学会膳食指南、平衡膳食宝塔的运用方法以及食源性疾病的处理方法。

5. 具有良好的团队协作意识和对人群的营养健康教育、膳食指导能力，帮助树立合理营养促进健康、食品安全有助于预防疾病的观念。

民以食为天，食以安为先。食物是人类为了生存、繁衍和劳动的物质基础，健康长寿是人类的追求。合理的营养对维持机体的正常生理功能、生长发育，以及预防疾病、促进健康至关重要。随着我国经济的快速发展，一些地区出现了膳食结构失衡及相关慢性病发病率升高的现象，同时也出现了一些食品安全问题。研究食物与健康的关系，提升食品安全保障水平，合理膳食，有利于预防疾病、增强体质、维护公众健康。

案例导入

《中国居民膳食指南（2022）》提到：目前我国居民每日三餐规律的人群比例有所下降，在外就餐比例增加且油、盐摄入量居高不下，饮水量不足现象较为普遍，含糖饮料消费增加等，这些已成为我国肥胖和慢性病发生发展的关键影响因素。

请思考：

1. 你认为通过怎样的膳食调整可以预防以上营养相关问题？
2. 请你谈谈如何通过饮食来提升国民身体素质？

案例导入参考答案

第一节　营养学基础

一、营养学基本概念

（一）营养相关定义

1. **食物**（food）　指能够满足机体正常生理和生化、能量需求，并能延续正常寿命的物质。它是营养素的来源。

2. **营养**（nutrition）　是人体从外界环境摄取食物，经过消化、吸收和代谢，利用其有益物质，供给能量，构成和更新机体组织，以及调节生理功能的全过程。

3. **营养素**（nutrient）　是食物中所含有的对人体健康和生长发育有益的成分，是生命的物质基础，是能够满足机体正常发育、新陈代谢和工作、劳动需要的营养物质。

（二）膳食营养素参考摄入量

膳食营养素参考摄入量（dietary reference intake，DRI）是为了保证健康个体和群体，合理摄入营养素，避免缺乏和过量，推荐的每日平均营养素摄入量的一组科学参考值或标准。中国营养学会及时研究这一领域进展。2023 年 8 月，中国营养学会修订的《中国居民膳食营养素参考摄入量（2023 版）》（简称 2023 版 DRIs）发布，与《中国居民膳食营养素参考摄入量（2013 版）》相比较，仍然包括了七个指标，其中平均需要量、推荐摄入量、适宜摄入量、可耐受最高摄入量、宏量营养素可接受范围的概念维持不变。预防慢性非传染性疾病的建议摄入量和特定建议值两个概念保留但做适当修改。

1. **平均需要量**（estimated average requirement，EAR）　指某一特定性别、年龄及生理状况群体中个体对某营养素需要量的平均值。按照 EAR 水平摄入营养素，根据某些指标判断可以满足某一特定性别、年龄及生理状况群体中 50% 个体需要量的摄入水平，不能满足另外 50% 个体对该营养素的需要。EAR 是制订推荐摄入量的基础。

2. **推荐摄入量**（recommended nutrient intake，RNI）　指可以满足某一特定性别、年龄及生理状况群体中绝大多数个体（97%～98%）需要量的某种营养素摄入水平。长期摄入 RNI 水平，可以满足机体对该营养素的需要，维持组织中适当的营养素储备和机体健康。RNI 的主要用途是作为个体每日摄入该营养素的目标值。

3. **适宜摄入量**（adequate intake，AI）　指通过观察或试验获得的健康群体某种营养素的摄入量。当某种营养素的个体需要量研究资料不足而不能制订 EAR，从而无法推算 RNI 时，可通过设定 AI 来代替 RNI。如纯母乳喂养的足月产健康婴儿，从出生至 6 月龄，其营养素全部来自母乳，故摄入母乳中营养素的量即是婴儿所需各种营养素的 AI。AI 的主要用途是作为个体营养素摄入量的目标。

4. **可耐受最高摄入量**（tolerable upper intake level，UL）　指平均每日摄入营养素或其他膳食成分的最高限量。“可耐受”指这一摄入水平在生物学上一般是可以耐受的。在制订个体和群体膳食时，应使营养素摄入量低于 UL，以避免营养素摄入过量可能造成的危害。但 UL 不能用来评估群体中营养素摄入过多而产生毒副作用的风险，因为 UL 对健康人群中最易感的个体也不应造成健康损害。

5. **宏量营养素可接受范围**（acceptable macronutrient distribution range，AMDR）　指脂肪、蛋白质和碳水化合物理想的摄入量范围，该范围可以提供这些必需营养素的需要，并且有利于降低慢性病的发生风险，常用占能量摄入量的百分比表示。

6. **降低膳食相关非传染性疾病风险的建议摄入量**（proposed intake for reducing the risk of diet-related non-communicable diseases，PI-NCD）　简称建议摄入量（PI），是以膳食相关非传染性疾病一级预防为目标，提出的必需营养素每日摄入量（水平）。当非传染性疾病易感人群该营养素的摄入量达到 PI，可降低其发生风险。

7. 特定建议值（specific proposed level，SPL） 是以降低成年人膳食相关非传染性疾病风险为目标，提出的其他膳食成分的每日摄入量（水平）。当该成分的摄入量达到 SPL，可能有利于降低疾病的发生风险或死亡率。

二、能量及人体必需营养素

（一）能量

能量（energy）是机体维持体温和一切生命活动的动力源泉。不同性别、年龄和体重的人，需要的能量也不同。成人每日所需能量主要用于基础代谢、身体活动、食物热效应 3 个方面，对于儿童、青少年、孕妇、乳母及恢复期的患者，还包括生长发育和新组织增加所需的能量。这些能量主要来自食物中的蛋白质、脂肪、碳水化合物，所以这三类营养素又称产能营养素。我们把每克产能营养素在人体内产生的可利用的实际能量值称能量系数，蛋白质、脂肪和碳水化合物的能量系数分别是 16.7kJ（4kcal）、37.6kJ（9kcal）、16.7kJ（4kcal）。此外乙醇也提供较高的能量，1g 乙醇产生的能量为 29.3kJ（7kcal）。

能量的国际单位是焦耳（J）或千焦（kJ），在营养学中还常用卡（cal）或千卡（kcal）。

其换算方法：1cal（卡）=4.184J（焦耳）；1J（焦耳）=0.239cal（卡）。

中国营养学会建议，我国男性一日能量需要量为 2 050kcal（18～29 岁为 2 150kcal），女性为 1 700kcal，其中碳水化合物提供的能量占总能量的 50%～65%，脂肪占 20%～30%，蛋白质占 10%～20% 为宜。

学·思·悟

超重或肥胖与能量有无关系？能量不平衡带来的后果有哪些？如何从自身做起预防控制超重或肥胖？

学·思·悟
参考答案

（二）人体必需营养素

人体必需营养素包括蛋白质、脂类、碳水化合物、维生素、矿物质、水和膳食纤维。其中，人体对蛋白质、脂类、碳水化合物的需要量较大，故称其宏量营养素；人体对矿物质和维生素的需要量相对较小，故称其微量营养素。

1. 蛋白质（protein） 是一切生命的物质基础，主要由碳、氢、氧、氮等元素构成。机体的每一个细胞和所有重要组成部分都有蛋白质参与。蛋白质是人体氮元素的唯一来源，其平均含氮量为 16%，因此食物中每含 1g 氮可折算为相当于含 6.25g 蛋白质。蛋白质占人体重量的 16%～19%，且在人体内不断分解又不断合成，处于一个动态平衡状态。

（1）生理功能：①蛋白质是构成和修复组织器官的重要成分。机体伤口的愈合也需要蛋白质，只有摄入足够的蛋白质才能维持组织的更新。②蛋白质是构成体内生理活性物质的重要成分。③蛋白质维持体液的渗透压和酸碱平衡。④蛋白质发挥肽类的特殊生理功能。⑤蛋白质作为能源，提供能量。这个功能可以被碳水化合物和脂肪代替，在机体能量严重供应不足，特别是碳水化合物严重不足时，或者是在蛋白质摄入过量时，蛋白质可被代谢分解而产生能量。

（2）必需氨基酸与蛋白质互补作用

1）必需氨基酸：氨基酸（amino acid）是组成蛋白质的基本单位，参与构成人体蛋白质的氨基酸有 20 多种，其中有 8 种（婴儿为 9 种）人体不能合成或者合成速度不足以满足人体需要。这些必须通过摄取食物来供给的氨基酸，称必需氨基酸，包括异亮氨酸、亮氨酸、赖氨酸、甲硫氨酸（又称蛋氨酸）、苯丙氨酸、苏氨酸、色氨酸、缬氨酸和婴儿必需的组氨酸。

2）氨基酸模式（amino acid pattern）：是评价某种蛋白质中各种必需氨基酸构成比例的一个指标。食物蛋白质氨基酸模式与人体蛋白质氨基酸模式越接近，必需氨基酸被机体利用的程度越高，食物蛋白质的营养价值也越高。如鸡蛋的氨基酸组成与人体蛋白质的氨基酸模式最接近，在实验中常以鸡蛋作为参考蛋白质。

3）限制氨基酸（limiting amino acid）：指当食物蛋白质中一种或几种必需氨基酸缺乏或不足时，可造成其他必需氨基酸不能被充分利用，从而降低该蛋白质的营养价值，这些含量相对较低的氨基酸称限制氨基酸，含量最低的称第一限制氨基酸。

4）蛋白质互补作用：为了提高食物蛋白质的营养价值，往往将两种或两种以上的食物混合食用，使不同食物蛋白质的必需氨基酸相互补充，这种相互补充必需氨基酸不足的作用，称蛋白质互补作用。例如，将大豆制品和米面同时食用，大豆蛋白可弥补米面蛋白质中赖氨酸的不足，米面也可在一定程度上补充大豆蛋白中甲硫氨酸的不足，二者混合食用时，其蛋白质的营养价值显著提高。

（3）食物蛋白质营养价值的评价

1）蛋白质含量：评定一种食物蛋白质营养价值，应以其含量为基础。一般动物性食物蛋白质的含量高于植物性食物（大豆类除外，因其含量较高）。

2）蛋白质消化率：指蛋白质在机体内可被消化酶分解的程度。蛋白质消化率越高，说明被机体吸收利用的可能性越大，营养价值也就越高。一般动物性食物蛋白质的消化率高于植物性食物。通过适当的食物加工，可提高其消化率。如进食整粒大豆消化率约 60%，而加工为豆浆或豆腐，消化率可提高到 90% 以上。

3）蛋白质利用率：表示蛋白质吸收后在体内被利用的程度。衡量蛋白质利用率的指标很多，常用的评价指标有生物价（BV）、蛋白质净利用率（NPU）、蛋白质功效比值（PER）和氨基酸评分（AAS）4 种。

（4）膳食参考摄入量及食物来源：中国营养学会提出成人蛋白质推荐摄入量为男 65g/d，女 55g/d。按能量计算，蛋白质摄入量占膳食总能量的 10%～20%，且优质蛋白的摄入应占蛋白质总摄入量的 1/3 以上，并按劳动强度、性别和年龄划分制订了具体的推荐摄入量。蛋白质广泛存在于动植物食物中，如肉、鱼、蛋、乳类中的蛋白质含量在 10%～20%，是优质蛋白的良好来源。大豆中蛋白质可高达 40%，是能够代替动物性蛋白的植物蛋白。谷类蛋白质虽只占约 10%，但我国居民膳食主要以粮谷类为主，是我国居民膳食蛋白质的主要来源。

（5）缺乏与过量：蛋白质的缺乏往往会伴随能量的缺乏，导致蛋白质 - 能量营养不良，根据临床特征可分为干瘦型（严重能量缺乏）、水肿型（严重蛋白质缺乏）和混合型。单纯的蛋白质或能量缺乏极为少见，多为二者同时缺乏，表现为混合型蛋白质 - 能量营养不良。而蛋白质过量对机体的健康影响一直存在较大争议，这也是目前尚未制订蛋白质可耐受最高摄入量的原因。

2. 脂类（lipid） 是脂肪和类脂的总称。脂肪主要指甘油三酯，由 1 分子甘油和 3 分子的脂肪酸通过酯键结合而成。脂肪酸可按其饱和程度分为饱和脂肪酸，单不饱和脂肪酸和多不饱和脂肪酸，又可按其空间结构不同分为顺式脂肪酸和反式脂肪酸。类脂包括磷脂、固醇类及固醇酯。

（1）生理功能：①脂类构成人体成分，提供和储存能量，是食物中能量密度最高的食物。②脂类促进脂溶性维生素的吸收。③脂类维持体温、支持和保护脏器。④脂类提供必需脂肪酸。

（2）必需脂肪酸：必需脂肪酸指体内不可缺少，自身又不能合成，必须由食物供给的多不饱和脂肪酸，主要有 *n*-6 系列的亚油酸和 *n*-3 系列的 α- 亚麻酸两种。必需脂肪酸是构成细胞膜和线粒体的成分，也是合成前列腺素的前体，能促进胆固醇的转运和代谢等。

知识链接

EPA 和 DHA

二十碳五烯酸（EPA）与二十二碳六烯酸（DHA）主要存在于海鱼中。临床研究发现 EPA 与 DHA 主要作用有降低炎症反应，降压，抑制血小板凝集，防止血栓形成，对胎儿、婴幼儿的脑组织的生长发育意义重大，防治冠心病等。机体的 EPA 与 DHA 有两个来源：一是由食物提供（从膳食中直接获得是最有效的途径），二是由 n-3 系列的母体 α- 亚麻酸转变而来。因此在膳食中应增加海鱼的摄入，也可以从海藻中提取海藻油获得 DHA。

（3）食物脂肪营养价值的评价：脂肪的营养价值主要用脂肪酸含量、脂肪的消化率及脂溶性维生素的含量来评价。脂肪酸含量多，消化率高，脂溶性维生素含量丰富的，其营养价值就高。

（4）膳食参考摄入量与食物来源：中国营养学会推荐成年人脂肪供能占总能量的 20%～30%。摄入饱和脂肪酸、单不饱和脂肪酸、多不饱和脂肪酸的比例约为 1∶1∶1。必需脂肪酸的供给至少应占全日总能量的 3%。胆固醇的摄入量不超过 300mg/d。脂肪主要来源于动物的脂肪组织、肉类及其植物种子。动物性脂肪含饱和脂肪酸较多，消化率较低，且必需脂肪酸含量较少，维生素含量较少，营养价值较低；鱼贝类含 EPA 和 DHA 较多，鱼油和鱼肝油中富含维生素 A 和维生素 D，营养价值较高；蛋黄中胆固醇高，但蛋类脂肪的不饱和脂肪酸较多，并含有丰富的磷脂和维生素 A、维生素 E、维生素 B_2 和泛酸等，所以应全面衡量其营养价值；乳类脂肪颗粒小，易于消化，并含有丰富的必需脂肪酸和维生素 B 族，故营养价值高。植物油类如菜油、茶油、麻油、豆油、花生油和玉米油等，含丰富的维生素 E 和必需脂肪酸（椰子油除外），尤其是必需脂肪酸的良好来源。

（5）缺乏与过量：脂类若长期供应不足，会影响大脑发育，发生营养不良、生长迟缓和各种脂溶性维生素缺乏症。同时，还会导致必需脂肪酸的缺乏，引起皮肤湿疹样病变、婴儿生长发育迟缓、生殖障碍以及肝脏、肾脏、神经和视觉方面的多种疾病。而过多的摄入可使体内有害的氧化物、过氧化物等增加。肥胖就是甘油三酯在体内积累过多所致，可进一步导致动脉粥样硬化等心血管疾病。

3. 碳水化合物（carbohydrate）　一般又可称糖类，主要由碳、氢、氧 3 种元素组成，是自然界存在最多、分布最广的一类重要的有机化合物。食物中的碳水化合物按其含糖分子数可分为单糖、双糖、寡糖和多糖。单糖主要有葡萄糖、果糖和半乳糖等；双糖主要有蔗糖、乳糖和麦芽糖等；寡糖主要有麦芽糊精、低聚果糖等；多糖主要有淀粉、纤维素、果胶等。

（1）生理功能：①碳水化合物提供和储存能量。碳水化合物是最主要最经济的能量来源，在体内释放能量较快，供能也快，是神经系统和心肌的主要能源，也是肌肉活动时的主要燃料，是人体剧烈运动和大脑供能的重要来源。②碳水化合物是构成机体组织的重要成分，并参与重要的生理活动。③碳水化合物具有节约蛋白质的作用。当碳水化合物供应不足时，机体为了满足对葡萄糖的需要，会通过蛋白质糖异生作用产生葡萄糖，所以碳水化合物充足，就可以减少蛋白质作为能量的消耗。④碳水化合物具有抗生酮作用。脂肪在体内的代谢需要葡萄糖的参与，当体内碳水化合物供应不足时，脂肪不能完全氧化而生成酮体，严重者产生酮血症或酮中毒，而当碳水化合物充足时就可以避免这种情况，这就是碳水化合物的抗生酮作用。⑤碳水化合物具有解毒作用。如葡萄糖醛酸是体内的一种重要的结合解毒剂，不消化的碳水化合物在肠道菌的作用下发酵所产生的短链脂肪酸有着广泛的解毒或保健作用。

（2）膳食参考摄入量及食物来源：中国营养学会推荐我国一般成年人膳食碳水化合物占一日总能量的 50%～65%。碳水化合物是机体的主要膳食能量来源。碳水化合物的主要来源是粮谷类、薯类、豆类。食用纯糖（如蔗糖、乳糖等）也是碳水化合物的来源之一，但食用糖除了提供能量外，几乎不含其他营养素，故营养价值远不如粮谷类和薯类。而乳糖仅存在于乳及乳制品中，是婴幼儿的主要能量来源。

（3）缺乏与过量：碳水化合物缺乏或过量都会影响人体的正常代谢，如碳水化合物缺乏可使体内糖异生反应增强，可导致酮症酸中毒，过多则会增加心血管疾病发生的风险。

4. 维生素（vitamin）　是维持机体正常细胞生理功能和代谢活动所必需的一类低分子有机化合物，按其溶解性可分为脂溶性维生素和水溶性维生素两大类。脂溶性维生素包括维生素 A、维生素 D、维生素 E、维生素 K；膳食来源一般为油脂和油脂含量丰富的食物。水溶性维生素包括维生素

B_1（又称硫胺素）、维生素 B_2（又称核黄素）、烟酸（与烟酰胺一起合称为维生素 B_3）、维生素 B_6（主要包括吡哆醇、吡哆醛、吡哆胺）、叶酸、维生素 B_{12}（又称钴胺素）、泛酸、生物素、胆碱、维生素 C 等。

虽然维生素种类繁多，但具有以下共同特点：大多数维生素是以本体或可利用的前体形式存在于天然食物当中；人体一般不能自身合成或合成速度不能满足机体的需要，必须从食物中获取；维生素既不构成组织也不提供能量；多以辅酶的形式发挥作用。

各种脂溶性与水溶性维生素的生理功能、食物来源、膳食推荐摄入量与缺乏症见表 5-1、表 5-2。

表 5-1 脂溶性维生素的生理功能、食物来源、膳食推荐摄入量与缺乏症

种类	生理功能	食物来源	膳食推荐摄入量	缺乏症
维生素 A	维持正常视觉，促进上皮细胞的生长和分化，促进生长发育，维持和促进免疫功能，抗癌作用	肝脏、鱼肝油、禽蛋类、鱼卵和乳类等，与植物的橙、黄、绿等色素共存，蔬菜、水果的颜色越深，其胡萝卜素含量越高	成人 RNI： 男性，770μgRAE/d； 女性，660μgRAE/d	暗适应能力下降，夜盲症，毛囊角化症，眼干燥症，易感染，儿童生长发育缓慢，生殖功能减退
维生素 D	促进肠道对钙磷的吸收，促进肾脏对钙磷的重吸收	鱼肝油、动物肝脏、蛋黄等经皮肤紫外线照射合成	RNI：成人 10μg/d	儿童：佝偻病；成人：骨软化症；老年人：骨质疏松
维生素 E	抗氧化作用，抗衰老，促进蛋白质合成，抑制血小板聚集，维持生殖功能	在食物中广泛存在，如植物油、麦胚、坚果、豆类、谷类等	AI：成人 14mg/d	红细胞渗透脆性增加，尿中肌酸排出增多，新生儿溶血性贫血，可增加患肿瘤、动脉粥样硬化等病变的危险性。总体而言缺乏症较少发生
维生素 K	凝血因子，γ-羧化酶的辅酶，激活凝血因子Ⅱ、Ⅳ、Ⅴ、Ⅶ，具有促进血液凝固的作用	存在于绿叶蔬菜、乳类、肉类等，机体内肠道细菌可以合成	AI：成人 80μg/d	新生儿发生出血性疾病，成人发生凝血障碍

表 5-2 常见水溶性维生素的生理功能、食物来源、膳食推荐摄入量与缺乏症

种类	生理功能	食物来源	膳食推荐摄入量	缺乏症
维生素 C	参与胶原蛋白合成，抗氧化作用，解毒作用，降低血胆固醇，抗癌作用	存在于新鲜蔬菜、水果中	RNI：成人 100mg/d	坏血病：表现为疲乏无力，伤口愈合不良，牙龈出血，毛细血管脆性增加，严重者皮下、内脏、关节出血
维生素 B_1	参与能量及三大产能营养素的代谢，维持神经、肌肉的正常功能，维持正常食欲、胃肠蠕动和消化液分泌	存在于动物内脏、瘦肉、全谷、豆类、坚果、蛋类等中；粮谷类碾磨精度过高或过度淘洗会造成维生素 B_1 大量丢失	RNI：男性，1.4mg/d； 女性，1.2mg/d	脚气病，分为干性脚气病、湿性脚气病、婴儿脚气病
维生素 B_2	参与氨基酸、脂肪酸和碳水化合物的代谢，蛋白质与某些激素的合成，铁的运转，参与叶酸、吡哆醛、烟酸的代谢等	存在于动物内脏、瘦肉、乳类、蛋类、绿色蔬菜、豆类等中	RNI：男性，1.4mg/d； 女性，1.2mg/d	眼 - 口 - 生殖器综合征，轻中度缺铁性贫血等

续表

种类	生理功能	食物来源	膳食推荐摄入量	缺乏症
烟酸	参与细胞内氧化还原反应，参与脂肪、蛋白质和DNA的合成与分解代谢	广泛存在于动植物食物中；玉米中的烟酸主要为结合型，不能被人体利用	RNI：男性，15mgNE/d；女性，12mgNE/d	癞皮病，典型症状为腹泻、皮炎、痴呆，又称"3D"症状
	一碳单位传递体作用，参与嘌呤和胸腺嘧啶的合成，参与氨基酸代谢，参与血红蛋白的合成	存在于绿色蔬菜、新鲜水果、动物内脏、肉类、豆类、坚果、谷类中	RNI：400μgDFE/d	巨幼细胞贫血、白细胞减少症、高同型半胱氨酸血症；孕妇缺乏叶酸有可能导致胎儿低体重、唇腭裂、心脏缺陷等；受孕后前3个月内缺乏叶酸可引起胎儿神经管发育缺陷
维生素 B_{12}	促进红细胞的发育和成熟；增加叶酸的利用率，促进碳水化合物、脂肪和蛋白质的代谢，参与DNA的合成	存在于肉类、鱼类、贝类、乳类中	RNI：成人2.4μg/d	巨幼细胞贫血、周围神经炎

5. 矿物质（minerals） 是机体中除以有机化合物形式存在的碳、氢、氧、氮外的其余各种元素的统称，又称无机盐（inorganic salt）。按照元素含量占体重的百分比，含量大于体重0.01%的钙、镁、钾、钠、硫、磷、氯7种元素称常量元素。小于体重0.01%的其他元素称微量元素，如铁、铜、锌、碘、硒、锰、钴、氟、钼、铬等。

我国常见的缺乏元素是钙、铁、锌等，其生理功能、食物来源、膳食推荐摄入量与缺乏症见表5-3。

表5-3 钙、铁、锌的生理功能、食物来源、膳食推荐摄入量与缺乏症

种类	生理功能	食物来源	膳食推荐摄入量	缺乏症
钙(Ca)	构成骨骼和牙齿，维持神经与肌肉活动，促进某些酶的活性，参与凝血过程，激素分泌，维持体液酸碱平衡、细胞内胶质的稳定性、毛细血管渗透压等	乳与乳制品、小虾皮、海带、发菜、大豆及其制品	RNI：成人800mg/d	佝偻病，骨软化症，骨质疏松和手足镯征等
铁(Fe)	是血红蛋白、肌红蛋白、细胞色素A及某些呼吸酶的成分，参与体内 O_2 与 CO_2 的运转、交换和组织呼吸过程，参与药物在肝脏的解毒	动物肝脏、全血、肉类、鱼类、黑木耳、海带	RNI：男性12mg/d；女性18mg/d	缺铁性贫血：表现为头晕，气短，心悸，乏力，注意力不集中，记忆力下降，脸色苍白
锌(Zn)	是酶的组成成分或激活剂，在蛋白质合成、核酸代谢中起重要作用，促进生长发育和组织再生，维持食欲、味觉，促进性器官和性功能的正常发育，促进免疫功能	贝壳类海产品(如牡蛎、扇贝)、动物内脏、肉类、蛋类、豆类、谷类	RNI：男性12mg/d；女性8.5mg/d	儿童生长发育迟缓，性成熟延迟，精子产生过少，创伤愈合不良，免疫功能下降，易感染，味觉异常，偏食，厌食，异食癖，皮肤粗糙干燥

6. 水（water） 是生命之源，机体一切生理生化反应都离不开水。水在机体中的作用包括溶解消化，参与机体代谢；作为载体运输营养物质；起到润滑与缓冲的保护作用；调节体温，稀释与排

毒。中国营养学会推荐低身体活动水平的成年人每日饮水 1 500～2 700ml（7～8 杯），高温环境下应适量增加饮水量。

7. **膳食纤维**（dietary fiber） 指食物中不能被人体吸收利用的多糖类物质。膳食纤维根据水溶性分为可溶性纤维（果胶、树胶、黏胶等）和不可溶性纤维（纤维素、半纤维素、木质素等）。功能包括：增加胃肠蠕动，防止便秘；降低血胆固醇，预防心脑血管疾病；减慢餐后血糖的快速升高，预防糖尿病；增加饱腹感控制体重，有利于减肥；预防恶性肿瘤等。膳食纤维的主要食物来源为植物性食物，如谷类、豆类、蔬菜、水果。精加工的谷类食品膳食纤维损失较多，中国营养学会推荐居民膳食纤维摄入量为 25～30g/d。

重难点提示

营养、营养素、必需氨基酸、蛋白质互补作用、能量系数、合理膳食的概念；各类营养素的食物来源、参考摄入量及过量与缺乏

第二节　合理营养

合理营养（rational nutrition）是人体健康的物质基础，合理膳食是实现合理营养的根本途径。合理膳食又称平衡膳食（balanced diet），指通过对不同种类的食物数量、比例和质量合理搭配，能充分满足机体能量及各种营养素的正常生理需要并达到相互之间的平衡。

一、平衡膳食的基本要求

1. 食物无毒无害，保证食用者安全。

2. 食物所含能量和营养素种类齐全、数量充足、比例合适，满足机体所需。

3. 科学的加工烹调，可以减少营养素的损失、提高食物营养价值。

4. 合理的膳食制度和良好的膳食习惯。膳食制度是保证合理营养的重要环节。一般每日三餐定时定量，且三餐的能量比例合适（一般早中晚餐分别占全日总能量的 30%、40%、30%），切忌暴饮暴食、偏食挑食等。

5. 良好的进餐环境，保持用餐时心情愉快。

6. 食物多样化。膳食应包括膳食指南中的五大类食物，以充分发挥营养素的互补作用。

平衡膳食可以最大限度满足人体生长发育的需要，提高免疫力并降低膳食相关疾病的发生风险。中国营养学会按照中国居民平衡膳食原则制定出《中国居民平衡膳食餐盘（2022）》，如彩图 5-1 所示，描述了一个人一餐中食物的组成和大致的比例，更形象、直观地给了大家一个框架性认识。

二、膳食结构

膳食结构（dietary structure）指各类食物所能提供的能量及营养素的种类、数量的相对构成。它表示膳食中各类食物间的组成关系，根据食物的来源，一般分为四大类型：

1. **东方膳食结构** 以植物性食物为主，谷类、根茎类等食物所占比重大，能量基本上可满足人体需要，但容易导致一些营养缺乏病。此膳食结构多见于发展中国家。

2. **经济发达国家膳食结构** 以动物性食物为主，属于营养过剩型膳食，即高蛋白、高能量、高脂肪的三高膳食。这种膳食结构易导致肥胖、高血压、冠心病、糖尿病等慢性病。此膳食结构多见于欧美发达国家。

3. **日本膳食结构** 是动、植物性食物并重，比例适宜，以日本为代表。其特点是谷类和动物性食品消费适量，融合了东西方膳食结构优点，少油、少盐、多海产品，有利于避免营养缺乏病和营养过剩性疾病的发生。

4. 地中海膳食结构 为地中海地区居民所特有，以意大利、希腊为代表。该膳食结构主要由新鲜蔬果、海产品、五谷杂粮、坚果、橄榄油和少量牛肉、乳制品、葡萄酒等组成，是以高膳食纤维、高维生素、低饱和脂肪酸为特点的膳食结构。该地区心脑血管疾病的发病率较低。

知识拓展

东方健康膳食模式

中国人群不同膳食模式对健康影响的研究结果显示，在浙江、上海、江苏、广东、福建等地区社会经济发展综合水平较高，居民膳食营养状况相对较好，人群中发生超重肥胖、2 型糖尿病、代谢综合征和卒中等疾病的风险均较低，居民期望寿命也较高，形成了东方传统膳食模式向东方健康膳食模式转变的良好范例。为了方便描述和推广，《中国居民膳食指南（2022）》把我国上述东南沿海一带的代表性饮食首次定义为推荐的东方健康膳食模式。其主要特点：清淡少盐、食物多样、谷物为主、蔬菜水果充足、鱼虾等水产品丰富、乳类豆类丰富等。

三、膳食指南及平衡膳食宝塔

膳食指南（dietary guidelines）是根据营养科学原则和人体营养需要，结合当地食物生产供应情况及人群生活实践，提出的食物选择和身体活动的指导意见，是国家实施健康中国行动和推动国民营养计划的一个重要组成部分。

（一）膳食指南

《中国居民膳食指南（2022）》为我国历经修订的第 5 版膳食指南，是以食物为基础，根据营养学原理，针对社会主要的公共卫生问题，结合我国居民膳食消费和营养状况的实际情况制订的。《中国居民膳食指南（2022）》由一般人群膳食指南、特定人群膳食指南、平衡膳食模式和膳食指南编写说明组成。此膳食指南更加注重在满足能量和营养素供应目标的前提下，积极引导促进低能耗、绿色生态、食物新鲜、保护资源等良性循环的消费行为，树立饮食新风，建立平衡 / 合理膳食模式，从而促进健康，减少与膳食有关的疾病发生。

一般人群膳食指南是对我国 2 岁以上所有健康人群的指导通则，为居民健康生活，增强预防疾病能力和健康中国建设提供支持。8 条膳食准则：

1. 食物多样，合理搭配。
2. 吃动平衡，健康体重。
3. 多吃蔬果、乳类、全谷、大豆。
4. 适量吃鱼、禽、蛋、瘦肉。
5. 少盐少油，控糖限酒。
6. 规律进餐，足量饮水。
7. 会烹会选，会看标签。
8. 公筷分餐，杜绝浪费。

指南中新增关于规律进餐、会烹会选、公筷分餐、杜绝浪费、饮食卫生等内容。一方面是因为我国不健康生活方式仍然普遍存在，居民超重和肥胖问题不断凸显，这些问题与外卖、在外就餐、食物知识缺乏和不正确的减肥方式流行有关。另一方面提示公众要重视公共卫生和个人卫生，推广健康文明的生活方式，尤其是对饮食方面的观念和习惯改变要重视和提倡。坚持公筷公勺、分餐或份餐等卫生措施，避免食源性疾病发生和传播，对保障公共健康具有重要意义。

该指南在特殊人群膳食指南中还增加了高龄老年人膳食指南，应对国家老龄化现状，并体现出我国具有多民族特色的烹饪文化，赋予传承优良传统的新时期科学内涵。

（二）膳食宝塔

中国居民膳食宝塔（Chinese Food Guide Pagoda）（以下简称平衡膳食宝塔），是根据《中国居民膳食指南（2022）》的准则和核心推荐，把平衡膳食原则转化为各类食物的数量和占比的图形化表示，体现了营养上比较理想的基本构成。平衡膳食宝塔共分5层，包含了每日应吃的5大类食物及其推荐量，如彩图5-2所示。

值得注意的是，各类食物的组成是根据全国营养调查中居民膳食的实际情况计算得到的。其推荐量下限和上限分别相当于膳食1 600kcal和2 400kcal的一日能量水平下的推荐量，且指食物可食部分的生重，熟食应折合成生食重量来计算。各类食物的推荐量不指某一种具体食物的重量，而指一类食物的总量。如谷薯类指包括面粉、大米、薯类等的总和。酒和添加糖不是膳食组成的基本食物，烹饪使用和单独食用时都应尽量避免。除此之外，宝塔中还提出了足量饮水和身体活动的重要性。推荐成年人每日进行至少相当于快步走6 000步的主动身体活动，每周累计至少150min中等强度（如骑车、跑步、庭院或农田劳动等）的运动。

四、营养调查与评价

营养调查与评价指通过营养调查手段了解某一人群或个体的营养状况，以发现其存在的营养问题，并提出改进建议和措施。主要通过膳食调查、人体测量、临床检查和生化检验四个方面的内容进行综合评价与分析。

（一）膳食调查

膳食调查是营养调查的前提和基础，是通过调查被调查对象在一定时间内摄取的能量和各种食物种类和数量来进行的。膳食调查的方法有询问法、记账法、称重法、化学分析法和食物频数法。膳食调查的结果评价是将膳食调查结果中每人每日食物、能量和营养素的摄入量，与膳食营养素参考摄入量（DRIs）进行比较，分析被调查对象每日能量与各种营养素的平均摄入量是否合理。

（二）人体测量

人体测量的常用指标有身高、体重、皮褶厚度、腰围、臀围、上臂围和上臂肌围等，处于生长发育期的儿童可加测头围、胸围及坐高。利用人体测量结果同人体正常值作比较，可以对被调查者的营养状况进行一定程度的评价，可以较直观地反映其营养状况。

1. 身高和体重　身高是人体骨骼生长发育和人体纵向高度的主要形态指标。体重是评定一般营养状况最简单、最直接而又极为重要的指标。目前我国多用标准体重和体重指数（BMI）来估计。

标准体重（kg）可按身高（cm）减100计算（男子身高在165cm以下者应减105），在标准体重±10%范围内为正常。

体重指数（BMI）=体重（kg）/[身高（m）]^2。评价标准：成年人18.5～23.9kg/m^{2}为正常，<18.5kg/m^{2}为过轻，≥24.0kg/m^{2}为超重，≥28.0kg/m^{2}为肥胖。

2. 皮褶厚度　皮下脂肪厚度常用皮褶厚度来表示。由于人体不同部位皮下脂肪分布不同，一般用几个部位之和表示。WHO推荐的测量部位有腹部、肩胛下和三头肌三个部位。

3. 腰围、腰臀比　这是两个能较好反映脂肪分布的简便指标。评价标准：中国男性腰围≥85cm、腰臀比>0.9，女性腰围≥80cm、腰臀比>0.8都可视为腹部脂肪蓄积。

（三）临床检查

营养状况的临床检查是根据其检查项目和症状体征，来确定与营养素存在的关系，目前更多是用于判定营养不足和营养缺乏症。需要注意的是，营养素缺乏的许多症状体征的特异性不强，如某种症状体征的出现可能是一种或几种营养素缺乏所致，又或者某一种营养素的缺乏可表现出多种症状体征。如皮肤干燥、毛囊四周出血点可能是缺乏维生素A，也可能是缺乏维生素C，或同时缺乏二者。缺乏维生素C可能导致毛囊四周出血点，也可能导致贫血或牙龈炎等。

（四）生化检验

通常借助于生化检验的实验方法，测定人体内各种营养素水平，这为早期发现营养不良的种类和程度提供客观依据，以便及时采取必要的预防措施。尤其是营养不足或营养缺乏症前期并无典型临床症状体征时，只能通过体液、排泄物中的营养素或其代谢产物的水平测定来予以判断。如血液、头发、指甲中某种营养素含量的测定，血液及尿液中营养素代谢产物含量的测定，与营养素吸收和代谢有关的酶活性的测定等。

综合以上营养调查的各项结果进行分析，从而对被调查对象的营养问题作出正确评价，并就调查中发现的问题提出合理化建议，才能更好地指导居民做到平衡膳食，合理营养。

> **重难点提示**
>
> 合理膳食的概念及基本卫生要求；膳食结构的分类，膳食指南及膳食宝塔的内容及应用；营养调查与分析的内容

第三节　食品安全

食品安全一直是人们所关注的重大公共卫生问题，关系着人民群众的身体健康和生命安全。《中华人民共和国食品安全法》于2009年2月颁布，2015年进行修订，2018年、2022年分别进行修正。《中华人民共和国食品安全法》指出：食品安全指食品无毒、无害，符合应当有的营养要求，对人体健康不造成任何急性、亚急性或者慢性危害。

一、食品污染与常见食品污染物

（一）食品污染概述

食品污染（food contamination）指食品在种植、生产、加工、储存、运输、销售、烹饪直至食用的全过程中，外源性有毒有害物质进入食品，或食物成分本身发生化学反应而产生有毒有害物质，影响其感官性状、食用和商品价值的现象。食品污染使食品营养成分被破坏，失去原有的食用价值；引起机体急性感染或中毒；长期持续摄入可引起机体慢性中毒等危害；引起致癌致畸致突变。

食品污染物按其性质可分为生物性、化学性及物理性污染三大类。

1. 生物性污染物　包括微生物，寄生虫和昆虫的污染。微生物污染主要有细菌与细菌毒素、真菌与真菌毒素以及病毒。其中细菌、真菌及其毒素对食品的污染最常见最严重。寄生虫和虫卵污染主要指患者或病畜的粪便，通过水体或土壤间接污染食品或直接污染食品。昆虫污染主要是螨类、蛾类、谷象虫，以及蝇、蛆等。

（1）细菌与细菌毒素污染：食品中存在的细菌被称为食品细菌，主要有致病菌、机会致病菌和非致病菌，其中绝大多数为非致病菌。非致病菌一般不引起疾病，但由于其中多数为腐败菌，与食品腐败变质有着密切关系，所以非致病菌是评价食品卫生质量的重要指标。

致病菌与疾病是直接相关的，国家卫生标准规定在任何食品中不得检出致病菌。菌落总数、大肠菌群这两个指标是用来评价食品的卫生程度和安全性的卫生指示菌，因其本身不具致病作用，在不超过国家规定的限量下，是允许存在于食品中的。常见的食品细菌有假单胞菌属、微球菌属和葡萄球菌属、肠杆菌科等。

（2）真菌与真菌毒素污染

1）真菌广泛分布于自然界中，霉菌是真菌的一部分。真菌毒素是真菌在其所污染的食品中产生的有毒代谢产物。其产毒受基质（食物品种）、水分、环境的温度和湿度、空气流通等情况影响。防霉去毒的主要措施：①防霉。收获后脱水烘干储存；在收获、储藏及运输中保持颗粒完整等。②去毒。挑除霉粒，碾轧加工，加水搓洗，植物油加碱去毒，微生物去毒。③制订食品限量标准和

加强检测。

2）常见的真菌毒素包括黄曲霉毒素和镰刀菌毒素。黄曲霉毒素主要是由黄曲霉、寄生曲霉产生的代谢产物，具有很强的急性毒性（以 B_1 型毒性最强），主要损害肝脏并有强烈的致癌性。在我国，长江以南高温高湿地区黄曲霉毒素污染较为严重，主要污染物为花生、玉米及花生油。镰刀菌毒素是多种镰刀菌属真菌所产生的代谢产物，包括单端孢霉烯族化合物、玉米赤霉烯酮、丁烯酸内酯、伏马菌素（串珠镰刀菌毒素）。单端孢霉烯族化合物引起动物呕吐，玉米赤霉烯酮则可使猪发生雌性激素亢进症。联合国粮食农业组织（FAO）和 WHO 联合召开的第三次食品添加剂和污染物会议，已将镰刀菌毒素同黄曲霉毒素一样看待，认为其是自然发生的最危险的食品污染物之一。

（3）**病毒污染**：常见病毒类型有肝炎病毒、朊病毒、禽流感病毒和轮状病毒等。

2. 化学性污染

（1）农药

1）农药可减少农作物的损失，提高产量，增加粮食供应。使用农药后，在农产品、食品及动物饲料中出现的农药及其代谢产物称农药残留。食品中常见的残留农药按化学结构可分为有机磷（如敌百虫、敌敌畏、乐果等）、氨基甲酸酯类、拟除虫菊酯类、有机氯（如 DDT、六六六、林丹）、有机汞、有机砷等。其主要来源于大量农药施用的直接污染、食物链间接污染、农作物从污染的环境（尤其是灌溉水和土壤）中吸入、食品的运输和储存过程中的污染、事故性污染等。

2）危害：农药使用不当，会引起机体的急慢性中毒、致癌、致畸、致突变和生态环境失衡。如有机磷是一种神经毒剂；有机氯农药慢性中毒表现为对肝脏、血液和神经系统的损害等。

3）控制和降低食品农药残留的措施：①合理的食品储藏和加工。②严格的农药管理和登记制度。③安全合理使用农药。④制定农药残留限量标准，加强农药残留量的检测，严格执行食品农药残留限量标准等。

（2）*N*- 亚硝基化合物

1）*N*- 亚硝基化合物（*N*-nitroso compound）是对动物具有较强致癌性的一类化学物质，主要来源于烟熏鱼、腊制品（如腊肉）、火腿、腌酸菜、啤酒及不新鲜的蔬菜和水果等。*N*- 亚硝基化合物按分子结构，可分为 *N*- 亚硝胺和 *N*- 亚硝酰胺两大类，其前体物硝酸盐、亚硝酸盐和胺类物质广泛存在于环境和食物中，在一定条件下，可转化、合成各种形式的 *N*- 亚硝基化合物。

2）危害：*N*- 亚硝基化合物可产生急性毒性，对机体而言，肝是主要靶器官。动物实验证实，*N*- 亚硝基化合物能诱发多种动物肿瘤。流行病学研究表明，人类某些恶性肿瘤如肝癌、食管癌、胃癌、大肠癌等，可能与 *N*- 亚硝基化合物有关。

3）预防控制措施：①严格控制食品加工中硝酸盐和亚硝酸盐的使用量。②在食品加工时保持食品新鲜，防止微生物的污染。③豆类食品的干燥要避免直接加热，生产啤酒用的麦芽在烘烤时，提倡使用间接加热法，以减少亚硝胺的形成。④提高维生素 C、维生素 E 及胡萝卜素的摄入量，以阻断体内 *N*- 亚硝基化合物的形成。⑤在日光下暴晒，可促使亚硝基化合物光解而破坏，并减少细菌及霉菌的污染。⑥注意口腔卫生，以减少唾液中亚硝酸盐的浓度。⑦种植蔬菜时使用钼肥并多浇水有利于降低亚硝酸盐含量。

（3）多环芳烃

1）多环芳烃（polycyclic aromatic hydrocarbons，PAH）是一类具有较强致癌作用的化合物，主要来源于有机物不完全燃烧时产生的挥发性碳氢化合物。其中苯并[a]芘是第一个被发现的环境化学致癌物，广泛存在于烘烤和熏制食品中。

2）危害：苯并[a]芘急性毒性为中等或低毒性，对多种动物具有致癌性。人群流行病学研究表明，一些地区胃癌高发与当地居民经常食用家庭自制的苯并[a]芘含量较高的食物（如熏肉等）有一定的关联性。苯并[a]芘还有组织和细胞的毒性作用，可导致上皮分化不良、细胞损伤、柱状上皮细胞变形等。

3）预防控制措施：①尽量减少食用高温烹调、煤炭或植物燃料熏制烘烤的食物。②注意避免食品加工、储存中被机油、沥青和包装材料等污染（如柏油路上晒粮食）。③去毒，如油脂类可采用活性炭吸附法，粮谷类可采用碾磨加工法等。

（4）重金属污染

1）重金属污染指由重金属或其化合物造成的环境污染。重金属主要包括汞、镉、铅、砷、铬等。重金属污染常因农药使用，工业“三废”，采矿和使用重金属制品等所致。

2）危害：一次性大量摄入可产生急性毒性，但大多数表现为低剂量长期摄入引起的慢性危害和远期效应。如食品中铅污染导致的中毒主要是慢性铅中毒，临床表现为贫血、神经衰弱、肌肉关节疼痛和消化系统症状。甲基汞中毒的主要表现是神经系统损害症状，此外还有致畸和胚胎毒性作用。镉除了能引起人和动物急、慢性中毒以外，还具有致畸、致突变和致癌作用，主要损害肾、骨骼和消化系统。

3. 物理性污染 指食品受到外来杂物或放射性污染物的污染，影响了食品应有的感观性状与营养价值，导致食品质量下降的过程，可分为杂物和放射性污染物两大类。其中最受人们关注的是放射性污染物对食品的污染。其主要来源包括在食品生产加工、储运和销售过程中，因放射性物质的引入而产生的污染；放射性物质的开采、冶炼与生产生活中的应用、排放；发生意外事故等。

食品中的杂物严重影响食品的感官性状和营养价值。食品中的放射性污染物对人体的危害主要是对体内组织、器官和细胞产生的低剂量长期照射效应，表现为对免疫系统、生殖系统的损伤和致癌、致畸、致突变作用。物理性污染的预防控制措施：加强放射性污染源的卫生防护，防止食品污染；严格执行食品中放射性物质限制浓度标准，并加强食品卫生监督监测。

二、食品腐败变质

1. 食品腐败变质（food spoilage） 指在以微生物为主的各种因素作用下，食物原有成分的化学或物理性质发生变化，从而使其感官性状改变、食品食用价值降低或完全丧失的过程。主要包括：蛋白质的分解，脂肪的酸败和碳水化合物的分解。除了食品本身的组成性质、环境因素外，引起食品腐败的重要原因是微生物作用（包括细菌、酵母菌和真菌）。

2. 防止食品腐败的措施 主要包括低温保藏、高温灭菌、脱水保藏、腌渍保藏、化学保藏和辐照保藏。

三、食品添加剂

《食品安全国家标准 食品添加剂使用标准》（GB 2760—2024）定义食品添加剂（food additive）为：为改善食品品质和色、香、味，以及为防腐、保鲜和加工工艺的需要而加入食品中的人工合成或者天然物质。食品用香料、胶基糖果中基础剂物质、食品工业用加工助剂、营养强化剂也包括在内。目前我国使用的食品添加剂种类繁多，按其来源、功能用途分类如下：

（一）分类

1. 按来源分类 可分为天然食品添加剂和化学合成食品添加剂两大类。一般认为，天然食品添加剂的毒性比化学合成食品添加剂弱。由于天然食品添加剂品种少，价格较高，目前普遍使用的添加剂大多为化学合成食品添加剂。

2. 按功能用途分类 是最常用的分类方法。《食品安全国家标准 食品添加剂使用标准》（GB 2760—2024）列出了食品添加剂常用的功能类别有 23 个，包括酸度调节剂、抗结剂、消泡剂、抗氧化剂、漂白剂、膨松剂、胶基糖果中基础剂物质、着色剂、护色剂、乳化剂、酶制剂、增味剂、面粉处理剂、被膜剂、水分保持剂、营养强化剂、防腐剂、稳定和凝固剂、甜味剂、增稠剂、食品用香料、食品工业用加工助剂及其他。

（二）食品添加剂使用的基本要求

食品添加剂使用时应符合以下基本要求：

1. 不应对人体产生任何健康危害。

2. 不应掩盖食品腐败变质。

3. 不应掩盖食品本身或加工过程中的质量缺陷或以掺杂、掺假、伪造为目的而使用食品添加剂。

4. 不应降低食品本身的营养价值。

5. 在达到预期效果的前提下尽可能降低在食品中的使用量。

在下列情况下可使用食品添加剂：①保持或提高食品本身的营养价值；②作为某些特殊膳食用食品的必要配料或成分；③提高食品的质量和稳定性，改进其感官特性；④便于食品的生产、加工、包装、运输或者储藏。

重难点提示

食品安全、食品污染、食品添加剂的概念；食品腐败变质的防止措施及各类食品污染的预防；食品添加剂使用的基本要求

（陶婷婷）

第四节　食源性疾病

一、概述

（一）定义、基本要素、致病因子与分类

1. 定义　WHO 对食源性疾病（foodborne disease）的定义为“通过摄食进入人体的各种致病因子所引起的、通常具有感染或中毒性质的一类疾病”。《中华人民共和国食品安全法》对食源性疾病的定义：食源性疾病指食品中致病因素进入人体引起的感染性、中毒性等疾病，包括食物中毒。

广义的食源性疾病既包括传统的食物中毒，还包括经食物而感染的肠道传染病、食源性寄生虫病、人兽共患传染病、食物过敏，以及由食物中有毒、有害污染物所引起的慢性中毒性疾病。

2. 食源性疾病发生的基本要素　①传播载体：食物。②致病因子：食物中致病因素。③临床特征：急性、亚急性中毒或感染。

3. 食源性疾病的致病因子　主要分为生物性、化学性和物理性致病因子三大类。

（1）**生物性致病因子**：包括细菌及其毒素、真菌及其毒素、病毒和立克次体、寄生虫和原虫、有毒动植物及其毒素。

（2）**化学性致病因子**：包括农兽药残留、有毒有害化学物质、食品加工过程中可能产生的有毒化学物以及不符合要求的食品生产工具、接触材料和非法添加物等。

（3）**物理性致病因子**：主要来自放射性物质的不合理排放以及意外泄漏造成的食品污染，可引起人体的慢性损害及远期的损伤效应，如碘 -131、锶 -90、锶 -89、铯 -137 等。

4. 食源性疾病的分类

（1）根据致病因子的不同，食源性疾病可分为细菌性食源性疾病（沙门菌病、副溶血性弧菌病等）、病毒性食源性疾病（诺如病毒病等）、寄生虫性食源性疾病（广州管圆线虫病、旋毛虫病等）、化学性食源性疾病（农药中毒、亚硝酸盐中毒等）、有毒动植物性食源性疾病（菜豆中毒、河鲀毒素中毒等）、真菌性食源性疾病（赤霉病麦中毒、霉变甘蔗中毒等）以及其他类（如医疗机构认为需要报告的其他食源性疾病、食源性聚集性病例）。

（2）按照发病机制的不同，食源性疾病分为感染性食源性疾病（细菌、病毒或寄生虫等）和中毒性食源性疾病（生物性毒素、有毒化学物质等）。

（二）食物中毒

1. 定义 食物中毒(food poisoning)指摄入含有生物性、化学性有毒有害物质的食品或把有毒有害物质当作食品摄入后所出现的非传染性的急性、亚急性疾病。

食物中毒是食源性疾病中最常见的类型。它既不包括因暴饮暴食引起的急性胃肠炎、食源性肠道传染病和寄生虫病，也不包括因一次大量或长期少量多次摄入某些有毒、有害物质而引起的以慢性损害为主要特征的疾病。

2. 发病特点

(1) **发病潜伏期短**：来势急剧，呈暴发流行，短时间内多人同时发病。

(2) **发病与食物有关**：病例具有同一有毒食物食用史，病例波及范围与食物供应范围相一致，停止该食物供应后，流行即可终止。

(3) **中毒患者临床症状基本相似**：主要表现为恶心、呕吐、腹痛、腹泻等胃肠道症状。

(4) **一般情况下，不发生人与人之间的直接传染**：发病曲线呈突然上升之后又迅速下降的趋势，无传染病流行时的余波。

3. 流行病学特征

(1) **季节性**：食物中毒发病具有一定的季节性。如细菌性食物中毒多发生于夏秋季节(5～10月)，化学性食物中毒全年均可发生。

(2) **地区性**：大多数食物中毒的发生有明显的地区性，如副溶血性弧菌食物中毒多发生于沿海地区；肉毒中毒主要发生在新疆等地区；霉变甘蔗中毒多见于北方地区等。

(3) **原因分布**：我国引起食物中毒的原因构成不同年份略有不同，近年来主要以微生物及有毒动植物食物中毒为主。

(4) **病死率**：食物中毒的病死率通常较低。死亡人数以有毒动植物食物中毒最多，其次为化学性食物中毒，微生物性食物中毒引起的死亡较少。

(5) **发生场所分布**：食物中毒发生的场所多见于家庭、集体食堂和餐饮服务单位。

4. 食物中毒的调查处理 接到食物中毒报告后，应当迅速启动调查工作，相关部门应由3名以上调查员组成流行病学调查组展开调查。

(1) **调查处理的主要目的**：①确定是否为食物中毒、中毒性质及中毒食品。②查清食物中毒发生的原因和条件，并采取相应的控制措施防止蔓延。③为病例的急救治疗提供依据，并对已采取的急救措施给予补充或纠正。④积累食物中毒资料，分析中毒发生的特点、规律，制订有效措施以减少和控制类似食物中毒发生。⑤收集对违法者实施处罚的证据。

(2) **调查的一般流程**

1) 现场流行病学和食品卫生学调查：①对病例和同餐进食者进行调查。②可疑中毒食物及其加工过程调查。③食品从业人员健康状况调查。

2) 样品的采集和检验：①食物样品采集。②可疑中毒食物制售环节的采集。③病例呕吐物和粪便的采集。④血、尿样采集。⑤从业人员可能带菌样品的采集。⑥样品送检。

3) 取证：调查过程中客观地记录下与当事人的谈话、现场的卫生状况等信息。

> **重难点提示**
>
> 食源性疾病定义、基本要素及致病因子；食物中毒的定义及发病特点，调查处理一般流程

二、常见食物中毒及其防治

食物中毒的种类众多，可发生于“从农田到餐桌”的各个环节。按致病因子的不同，食物中毒主要包括细菌性食物中毒、有毒动植物食物中毒、化学性食物中毒及真菌及其毒素食物中毒四类。

（一）细菌性食物中毒

1. 概述

（1）定义与分类：细菌性食物中毒（bacterial food poisoning）指因摄入被致病菌或其毒素污染的食品而引起的中毒，是食物中毒中最常见的类型，按病因及发病机制的不同可分为感染型、毒素型和混合型。常见的致病菌有金黄色葡萄球菌、沙门菌、副溶血性弧菌、肉毒梭菌、大肠埃希菌、变形杆菌等。

（2）发病特点：①发病率较高而病死率一般较低。②全年均可发生，以夏秋季（5～10月）高发。③中毒食品以动物性食品为主，畜肉类食品引起细菌性食物中毒的情况突出。

（3）临床表现：主要表现为急性胃肠炎症状，如恶心、呕吐、腹痛、腹泻等。不同致病菌有其独特的特点。

（4）防治原则

1）预防原则：①加强卫生宣传教育，防止细菌污染食物、控制细菌繁殖和食用前彻底加热杀灭病原菌等。②加强食品卫生质量检查和监督管理。③建立快速可靠的病原菌检测技术，以便发生食物中毒时进行快速诊断和处理，防止更大范围内的传播和流行。

2）治疗原则：①现场处理。将患者按病情轻重分类治疗，及时进行流行病学调查及细菌学的检验工作，以明确病因。②排毒和对症治疗。③特殊治疗。通常无须应用抗菌药物，对肉毒毒素中毒应及早使用多价抗毒素血清。

2. 几种常见的细菌性食物中毒

（1）沙门菌食物中毒

1）沙门菌（*Salmonella*）：是寄生于人类和动物肠道内的革兰氏阴性杆菌，不耐热，既可感染动物也可感染人类，55℃1h、60℃15～30min或100℃数分钟即可杀死。在细菌性食物中毒中，以沙门菌引起的食物中毒多见。主要有鼠伤寒沙门菌、猪霍乱沙门菌、肠炎沙门菌等。中毒食物主要为动物性食品，特别是畜肉类及其制品，其次为禽肉、蛋类及乳类等。

2）临床特征：潜伏期一般4～48h。主要症状为头痛、恶心、呕吐、腹泻、腹痛。腹泻1d可达数次至十余次，水样便，少数带有黏液或血。体温可达38～40℃，预后良好，轻者3～4d症状消失。

3）防治原则：①预防原则。加强肉类、禽蛋类食品的卫生监督及家畜、家禽屠宰的卫生检验，防止污染食品流入市场；低温储存食物，尽量缩短储存时间，防止细菌繁殖；食物食用前烧熟煮透，彻底加热以杀灭病原菌。②治疗原则。以补充水分和电解质等对症治疗为主，重者辅以抗生素治疗。

（2）副溶血性弧菌食物中毒

1）副溶血性弧菌（*Vibrio parahemolyticus*）：又称嗜盐菌，不耐热，56℃加热5min，90℃加热1min，或用含醋酸1%的食醋处理5min，均可将其杀灭。其致病力可用神奈川试验来区分，神奈川试验阳性菌的感染能力强。中毒食物主要是海产品，其中以墨鱼、带鱼、黄花鱼、虾、蟹、贝、海蜇最为多见，其次为盐渍食品。

2）临床特征：潜伏期一般为14～20h。表现为脐周阵发性绞痛，水样便或黏液脓血便，体温多为37～39.5℃，伴恶心呕吐。重症患者可出现脱水及意识障碍、血压下降等。病程3～4d，预后良好。

3）防治原则：①预防原则。海产品带菌率高，是副溶血性弧菌的主要污染源，因此在食用海产品，如鱼、虾、蟹、贝类前应低温保藏，防止细菌繁殖；食用时需烧熟煮透，以有效杀灭病原菌；盛放及加工生、熟食品的器具、砧板要分开，并注意消毒，以防止交叉污染。②治疗原则。以补充水和纠正电解质紊乱等对症治疗为主。

（3）金黄色葡萄球菌食物中毒

1）金黄色葡萄球菌（*Staphylococcus aureus*）：是引起食物中毒的常见菌种，对热具有较强抵抗力，70℃下需1h方可灭活；多数能产生肠毒素，且肠毒素具有较强的耐热性，完全破坏食物中的肠毒素需要100℃加热2h。中毒食物主要是营养丰富且含水分较多的食品，如乳类及乳制品、肉类、剩饭等，其次为熟肉类。

2）临床特征：潜伏期短，2～5h，极少超过6h。主要表现为明显的胃肠道症状，如恶心、剧烈频繁的呕吐、腹痛、腹泻等，呕吐物常含胆汁或血黏液，体温大多正常或略高。病程较短，预后良好。

3）防治原则：①预防原则。预防金黄色葡萄球菌污染食物；防止肠毒素生成。②治疗原则。以补水和维持电解质平衡等对症治疗为主，一般不需要抗生素治疗。

（4）肉毒梭菌食物中毒

1）肉毒梭菌（*Clostridium botulinum*）：是一种革兰氏阳性厌氧杆菌，广泛分布于自然界，特别是土壤中；在20～50℃可形成芽孢，芽孢抵抗力强，在自然界可长期存活，当环境温度适宜时大量繁殖并产生肉毒毒素。肉毒毒素是一种强烈的神经毒素，在目前已知的化学和生物毒素中毒性最强，对消化酶、酸和低温稳定，对碱和热敏感。在我国，中毒食物多为家庭自制植物性发酵食品或越冬密封保存的肉制品，如腐乳、豆酱、面酱、腊肉等。

2）临床特征：以运动神经麻痹症状为主，胃肠道症状少见。潜伏期数小时至数日，临床特异性表现为对称性脑神经受损的症状，早期表现为头晕、头痛、乏力、走路不稳，随后出现视物模糊、眼睑下垂、瞳孔散大等症状，重症患者对光反射迟钝、语言不清、吞咽困难、声音嘶哑、呼吸困难等，常因呼吸衰竭而死亡。病死率为30%～70%，多发生在中毒后的4～8d。经治疗患者可于4～10d恢复，一般无后遗症。

其他常见细菌性食物中毒

3）防治原则：①预防原则。防止病原菌污染食物；防止毒素产生；破坏毒素。②治疗原则。尽早使用多价抗肉毒毒素血清治疗并辅以对症和支持治疗。

（二）有毒动植物中毒

有毒动植物中毒指一些动植物本身含有某种天然有毒成分或由于储存条件不当形成某种有毒物质，被人食用后所引起的中毒。通常发生在以下情形中：误食在外形上与食品相像的有毒动植物（如毒蕈）；将天然含有毒成分的动植物或制品当作食品（如桐油、河鲀）；储存过程中产生了大量有毒成分的可食用动植物食品（如发芽马铃薯、鲐鱼）；加工烹饪过程中未能破坏或除去有毒成分的植物性食物（如木薯、苦杏仁）。

1. 河鲀中毒 河鲀在淡水、海水中均能生活，我国沿海各地及长江下游均有出产，味道鲜美但含有剧毒成分河鲀毒素。

（1）中毒毒素：河鲀毒素（tetrodotoxin，TTX）是一种神经毒素，毒性强，0.5mg可致人死亡，对热稳定，盐腌、日晒、煮沸均不能将其破坏。河鲀毒素主要分布在河鲀的卵巢、肝脏和肠中，皮肤含量少，肌肉中大多不含或仅含少量毒素，个别品种除外，每年春季为河鲀卵巢发育期，毒素含量最高。一般人工养殖的河鲀的河鲀毒素含量相对较低。

（2）临床特点：潜伏期短，一般10min～3h，发病急速而剧烈，起初感觉手指、口唇和舌有刺痛，随后出现恶心、呕吐、腹泻等胃肠症状。同时伴有四肢无力、发冷、口唇、指尖和肢端知觉麻痹，并有眩晕。重者瞳孔及角膜反射消失，四肢肌肉麻痹，以致身体摇摆、共济失调，甚至全身麻痹、瘫痪，最后出现语言不清、血压和体温下降。一般预后较差，常因呼吸麻痹、循环衰竭而死亡。通常死亡发生在发病后4～6h以内，最快为1.5h。由于河鲀毒素在体内排泄较快，中毒后若超过8h未死亡者，一般可恢复。

（3）防治措施：①预防原则。开展宣传教育，避免误食；加强市场管理，防止鲜野生河鲀鱼进入市场；采用河鲀鱼去毒工艺，去除有毒成分后食用。②治疗原则。无特效解毒药，以对症和支持治疗为主。

2. 毒蕈中毒 蕈类（mushroom）又称蘑菇，属于真菌植物。我国食用蕈有 300 多种，毒蕈（poisonous mushroom）80 多种，其中含致死性剧毒的有 10 多种。毒蕈外形与食用蕈不易区别，在野外往往混生，常因误采误食而中毒。

（1）**毒素与中毒症状**：不同类型毒蕈含有不同毒素，同一毒蕈也可含有多种毒素。根据毒蕈毒素成分及中毒症状的不同分类：

1）胃肠型：毒性成分可能为类树脂物质、苯酚、类甲酚、胍啶或蘑菇酸等。潜伏期一般为 0.5～6h，主要表现为剧烈恶心、呕吐、上腹部阵发性腹痛等胃肠道症状，体温不高，经适当处理后可迅速恢复，一般病程 2～3d，很少死亡。

2）神经精神型。毒素主要有毒蝇碱、鹅膏蕈氨酸及其衍生物、光盖伞素及去磷酸化光盖伞素、致幻剂。潜伏期一般为 1～6h，临床症状除有轻度的胃肠反应外，主要为明显的副交感神经兴奋症状，如流涎、流泪、大量出汗、瞳孔缩小、脉缓等。少数病情严重者可有精神兴奋或抑制、精神错乱、谵妄、幻觉、呼吸抑制等表现。

3）溶血型：毒素为马鞍蕈酸等溶血毒素，有强烈的溶血作用。潜伏期多为 6～12h，红细胞大量破坏，引起急性溶血。主要表现为恶心、呕吐、腹泻、腹痛。发病 3～4d 后出现溶血性黄疸、肝脾大，少数患者出现血红蛋白尿。病程一般 2～6d，病死率低。

4）脏器损害型：中毒最严重、病死率高。毒素为毒肽类、毒伞肽类、鳞柄白毒肽类、非环状肽等，具有肝肾毒性。病情发展一般可分潜伏期、胃肠炎期、假愈期、内脏损害期、精神症状期和恢复期。

5）光过敏型：中毒毒素为胶陀螺（又称猪嘴蘑）中含有的光过敏毒素，误食后出现类似日光性皮炎的症状。表现为身体接触部位出现明显的肿胀、疼痛，特别是嘴唇肿胀外翻。另外还有指尖疼痛，指甲根部出血等。

（2）**防治措施**：①预防原则。加强宣传教育，提高对毒蕈的识别能力，不采集和食用不认识的蕈类。②治疗原则。及时催吐、洗胃、导泻、灌肠，迅速排出毒物。根据中毒症状和毒素情况采取不同治疗方案，胃肠型可按一般食物中毒处理；神经精神型可采用阿托品治疗；溶血型可用肾上腺皮质激素治疗，对一般状态差或出现黄疸者尽早使用较大量的氢化可的松，同时给予保肝治疗；肝肾型可用二巯基丙磺酸钠治疗，保护体内含巯基酶的活性。辅以对症治疗和支持治疗。

ER 5-7

其他常见有毒动植物中毒

（三）化学性食物中毒

化学性食物中毒指由于食用了被有毒有害化学物污染的食品、被误认为是食品及食品添加剂或营养强化剂的有毒有害物质、添加了非食品级的或伪造的或禁止食用的食品添加剂和营养强化剂的食品、超量使用了食品添加剂的食品或营养素而发生了化学变化的食品（如油脂酸败）等所引起的食物中毒。我国化学性食物中毒发生的次数和中毒人数相对微生物性食物中毒发生的次数和中毒人数较少，但病死率较高。常见的化学性食物中毒有亚硝酸盐中毒、有机磷农药中毒、砷中毒、锌中毒等。

1. 亚硝酸盐中毒

（1）常见的亚硝酸盐（nitrate）有亚硝酸钠和亚硝酸钾，呈白色至嫩黄色，呈颗粒状粉末，无臭，味咸涩，易潮解，易溶于水。亚硝酸盐具有很强的毒性，摄入 0.3～0.5g 就可以中毒，1～3g 可致人死亡。

（2）**中毒原因**：亚硝酸盐外观上与食盐相似，容易造成误用；肉类食品加工中过量或超范围使用亚硝酸盐；大量食用硝酸盐、亚硝酸盐含量高的蔬菜；个别地区的井水含硝酸盐较多（一般称“苦井”水），用这种水煮饭，如存放过久，硝酸盐在细菌的作用下可被还原成亚硝酸盐。

（3）**临床特点**：发病急速，潜伏期一般为 1～3h，短者 10min，但因大量食用不新鲜蔬菜而引起的中毒则可长达20h。主要临床症状为口唇、指甲以及全身皮肤出现发绀等组织缺氧表现。患者自觉症状有头晕、头痛、乏力、胸闷、心率快、嗜睡或烦躁不安、呼吸急促，并有恶心、呕吐、腹痛、腹泻，严重者昏迷、惊厥、大小便失禁，可因呼吸衰竭死亡。

（4）**防治措施**：①预防原则。加强对集体食堂的管理，禁止餐饮服务单位采购、储存、使用亚硝酸盐，避免误食；勿食用存放过久的变质蔬菜以及腌制不充分的蔬菜；肉制品及肉类罐头的亚硝酸盐使用量、残留量，应符合国家标准；加强水质监测，不饮用硝酸盐和亚硝酸盐含量超标的井水。②治疗原则。轻症一般不需治疗。重症患者及时催吐、洗胃、导泻，促使未吸收的毒物排出。及时应用特效解毒剂亚甲蓝并辅以对症治疗。

2. 有机磷农药中毒

（1）有机磷农药（organophosphorus pesticide）多为油状液体，有大蒜味，挥发性强，微溶于水，遇碱破坏，故绝大多数有机磷农药与碱性物质，如肥皂、苏打水接触时可被分解破坏。但敌百虫例外，敌百虫在碱性条件下会发生脱氯化氢反应，生成毒性更强的敌敌畏。

（2）**中毒原因**：误食有机磷农药或误食农药拌过的种子；盛放过农药的容器、用具污染了食物，导致误食；喷洒农药的瓜果、蔬菜，未经安全间隔期即采摘食用；误食被农药毒杀的家禽、家畜。

（3）**临床特点**：潜伏期一般在2h以内，误服农药纯品者可立即发病。根据中毒症状的轻重可将急性中毒分为三度：

1）急性轻度中毒：进食后短期内出现头晕、头痛、恶心、呕吐、多汗、胸闷无力、视物模糊等，瞳孔可能缩小。全血中胆碱酯酶活力一般在50%～70%。

2）急性中度中毒：除上述症状外，还出现肌束震颤、瞳孔缩小、轻度呼吸困难、流涎、腹痛、步履蹒跚、意识清楚或模糊。全血中胆碱酯酶活力一般在30%～50%。

3）急性重度中毒：除上述症状外，如出现下列情况之一，可诊断为重度中毒，肺水肿、昏迷、脑水肿、呼吸麻痹。全血中胆碱酯酶活性一般在30%以下。

马拉硫磷、敌百虫、对硫磷、乐果、甲基对硫磷等有机磷农药有迟发性神经毒性，即在急性中毒后的2～3周，有的病例出现感觉运动性周围神经病，主要表现为下肢软弱无力、运动失调及神经麻痹等。神经-肌电图检查显示神经源性损害。

（4）**防治措施**：①预防原则。农药使用严格遵守农药安全使用标准；农药由专人在固定场所保管，周围不得存放食品；使用专用喷药及拌种容器，配药及拌种地点远离畜圈、饮水源和瓜菜地；喷洒农药须穿工作服，戴手套、口罩，并在上风向喷洒，喷药后须洗净手、脸；禁止食用因有机磷农药致死的各种畜禽；禁止孕妇、乳母参加喷药工作。②治疗原则。及时催吐、洗胃；应用特效解毒药，轻度中毒者可单独给予阿托品，中度或重度中毒者需要阿托品和胆碱酯酶复能剂（如解磷定、氯解磷定）并用。中毒者临床表现消失后，应继续观察2～3d，以防病情突变。

砷中毒与锌中毒

（四）真菌及其毒素食物中毒

真菌及其毒素食物中毒指食用被真菌及其毒素污染的食物而引起的食物中毒。一般烹调方法，如加热处理，不能破坏食品中的真菌毒素。常见的有赤霉病麦、霉变甘蔗等引起的食物中毒。

1. 赤霉病麦中毒

（1）**中毒毒素**：麦类、玉米等谷物被镰刀菌污染引起赤霉病，可造成粮食的减产以及人兽中毒。从赤霉病麦中分离出的禾谷镰刀菌、串珠镰刀菌、燕麦镰刀菌等所产生的毒素，包括脱氧雪腐镰刀菌烯醇（又称呕吐毒素）、雪腐镰刀菌烯醇和玉米赤霉烯酮，这些毒素耐热，一般烹调方法无法将其破坏。赤霉病麦中毒多发生于多雨、气候潮湿地区，如淮河和长江中下游一带。

（2）**临床特点**：潜伏期短，最快10～30min发病。主要症状为恶心、呕吐、腹痛、腹泻、头晕、嗜睡、流涎、乏力，少数患者有发热、畏寒等。症状一般1d左右自行恢复，也可持续1周左右，预后良好。个别病例呼吸、脉搏、体温及血压波动，四肢酸软、步态不稳，形似“醉酒”，故又称“醉谷病”。

(3) **防治措施**：①预防原则。关键在于防止麦类、玉米等谷物受到真菌的污染和产毒；加强田间和储藏期间的防霉措施，如收获之后应及时晒干、烘干，储存期间应加强通风、翻晒。②治疗原则。一般无须治疗而自愈，严重呕吐者补液治疗。

2. 霉变甘蔗中毒

(1) **中毒毒素**：霉变甘蔗中分离出的甘蔗节菱孢霉所产生的3-硝基丙酸，是一种强烈的嗜神经毒素，主要损害中枢神经系统，对消化系统也有较大损害。新鲜甘蔗节菱孢霉污染率仅为0.7%～1.5%，经过3个月储藏的甘蔗，节菱孢霉污染率可达34%～56%。霉变甘蔗中毒主要发生在我国北方地区，2～3月为发病高峰期，多见于儿童和青少年，病情较重，甚至危及生命。

(2) **临床特点**：潜伏期短，最短仅十几分钟，重度中毒多在2h内发病。最初表现为一时性消化道功能紊乱，随后出现神经系统症状，如头晕、头痛、复视等。严重者可发生阵发性抽搐，继而进入昏迷状态。患者可死于呼吸衰竭，幸存者则会留下严重神经系统后遗症。

(3) **防治措施**：①预防原则。加强宣传教育，教育群众不买、不吃霉变甘蔗；甘蔗成熟后再收割；储存时间不能太长，注意防潮、防冻，定期进行感官检查；严禁出售霉变甘蔗。②治疗原则。中毒后尽快洗胃、灌肠，并对症治疗。

重难点提示

常见食物中毒的致病菌、特异性临床表现及防治原则

食物中毒调查处理

学·思·悟

某年8月13日11:00，家住某市城南区的某人出现发热、腹痛、腹泻、恶心、呕吐等症状，急诊入当地附近医院。入院查体：体温39.5℃，腹部有压痛，大便为水样便，带有黏液。随后，居住其周围的一些居民因同样的症状体征入院就诊。至8月16日0:00，同辖区内共有59户、117人因相似的症状体征急诊入院或去门诊观察治疗（与某人为同一家医院）。据医院医生对每位患者的询问，发现所有患者在8月13日都食用过居住在该区的某个体经营者出售的自制酱牛肉，故医院立即向辖区疾控部门报告，怀疑食物中毒。疾控部门开始调查。

请思考：

1. 医院医生接到第一例患者时，首先可能会作何诊断？当同日接到数例相同症状体征的患者时，应如何考虑？如何处理？

2. 如果怀疑是食物中毒，应如何处理？

3. 按食物中毒的调查处理原则，你认为食物中毒的调查必须包括哪些工作？

4. 要确诊为何种类型的食物中毒，最关键的工作是什么？

学·思·悟参考答案

（罗　莎）

思考题

1. 请结合所学各类营养素和平衡膳食的知识，思考我国目前的膳食营养状况与慢性病发病率上升之间的关系。

2. 某年夏天，某企业200余名职工午餐吃了炒米饭后1～3h，近100名陆续出现恶心、剧烈频

繁的呕吐、腹痛、腹泻等症状，呕吐物常含胆汁性或血黏液，体温大多正常或略高。

请思考：

(1) 首先应考虑的诊断和处理是什么？

(2) 如何预防类似中毒事件的发生？

3. 食物中毒的发病特点是什么？

4. 食物中毒调查的主要目的和一般流程是什么？

思考题参考答案

目标检测

第六章 | 医学统计学概述

教学课件

思维导图

学习目标

1. 掌握医学统计学中常见的基本概念、统计资料的类型。
2. 熟悉统计工作的基本步骤。
3. 了解医学统计学的定义。
4. 学会对医学研究资料进行正确分类。
5. 具有尊重客观规律、求真务实的科研意识。

医学现象大多表现为数量特征，如某病患者接受某药治疗后的有效人数、某年某县 8 岁健康男孩的身高测量值等，这些数量结果大小不等呈现不确定性即随机性，但重复观测后又有规律可循。如某病患者接受某药治疗前无法预知其治疗结果，但可通过观察大量同病患者的治疗结果估计该药的有效率大小。这种从不确定的数量现象中找出其内在的规律性，需要借助统计学。

统计学是一门处理数据中变异性的科学，内容包括收集、分析、解释和表达数据。医学统计学（medical statistics）是统计学的分支之一，是运用统计学原理，研究医学相关数据的收集、整理、分析和结果解释的一门应用学科，是认识医学现象数量特征的重要工具。

医学研究的对象主要是人。影响生命、健康的因素复杂，不仅有生物因素，还有心理、社会因素，所以生命特征或健康状态的变异在个体间普遍存在。因此可以在医学统计方法的帮助下，运用统计思维，以不同的计量尺度对一定数量的、存在变异的同类医学现象重复计量收集数据，并进行归纳、分析和解释，透过纷杂的偶然现象（不确定性），来揭示事物发展的内在规律性（必然性），阐明医学问题。如确定某种疾病的可疑病因、遴选有效率高的治疗方法、甄别健康有利因素等，达到提高医疗卫生服务质量，保障人民身体健康的目的。

案例导入

为探讨口腔护理方法对预防新生儿呼吸机相关性肺炎的效果，选择经口气管插管有创机械通气的新生儿 208 例，随机分成实验组（104 例）和对照组（104 例）。在常规护理基础上，实验组使用 1.5% 过氧化氢联合 2.5% 碳酸氢钠溶液进行口腔护理；对照组采用 2.5% 碳酸氢钠溶液进行口腔护理。对两组呼吸机相关性肺炎发生率、机械通气时间、住院时间进行观察和分析。结果表明，两组呼吸机相关性肺炎发生率、机械通气时间及住院时间差异有统计学意义（$P<0.05$），实验组数据均低于对照组。结论：联合使用过氧化氢和碳酸氢钠进行口腔护理可预防新生儿呼吸机相关性肺炎，缩短患儿机械通气时间及住院时间。

案例导入参考答案

请思考：

1. 本研究涉及的变量的资料类型分别是什么？
2. 科学是反映客观事实和规律的知识，请你谈谈如何培养“科学精神”？

第一节　医学统计学中常用的基本概念

一、同质与变异

1. 同质(homogeneity)　严格意义上讲，同质指观察单位间研究指标的影响因素完全相同。但在人群健康研究中有些影响因素是难以控制的（如遗传、营养、心理），甚至是未知的。因此，在实际工作中无法达到绝对的同质，只要影响研究指标的主要可控因素相同或基本相同即为同质。

例如，影响儿童身高的因素有年龄、性别、民族、地区、营养、遗传等，其中营养、遗传因素难以控制，因此在调查2023年某地8岁健康男孩身高时，同年龄、同性别、同民族和同调查年份的该地健康男童即为同质研究对象。

在医学科研工作中，研究对象要求同质是为了控制非研究因素对研究指标的影响，最大限度地减少偏倚，使研究结果或推论接近真实情况。

2. 变异(variation)　指同质观察单位（个体）的研究指标测量值或观察结果间存在差异。如在调查2023年某地8岁健康男孩身高时，规定了相同年龄、性别、民族和调查年份，但同质的健康男孩间的遗传、营养、生活行为等对身高有影响的因素差别较大，结果他们的身高存在明显差异。又如对年龄相同、病情相近的原发性高血压患者，用同种抗高血压药物治疗后其血压降低值大小不一，疗效存在差别。

变异是绝对的，是生物界随机现象产生的根本原因。测量前无法确定个体观察值（变异）的大小，故观察值是随机的。据随机变量的概率分布知识可知不同范围的观察值出现的概率不同，此即个体变异的分布规律。

如在某地随机抽取10 000名12岁健康男孩并测量其身高。结果：身高<148cm的有228人(2.28%)；148～<172cm的有9 545人(95.45%)；≥172cm的有227人(2.27%)。则该地12岁健康男孩的身高在上述取值范围内的概率依次是2.28%、95.45%、2.27%。其应用意义为随机抽取该地一名12岁健康男孩，其身高在148～<172cm范围外的概率约为4.55%，是一个小概率事件（在一次抽样中不可能发生），故推断其身高在148～<172cm范围内。因此大量重复观察个体变异可近似呈现其分布规律性，而没有变异就无须统计学。

重难点提示

同质与变异

二、总体与样本

1. 总体(population)　是根据研究目的确定的同质观察单位某项指标观察值（测量值）的集合。如在2023年某地8岁健康男孩身高的调查中，观察单位是该地每个8岁健康男孩，观察指标（变量）为身高，观察值是每个男孩的身高测量值，同质的条件是同时间、同地区、同年龄的健康男孩。因此2023年该地所有8岁健康男孩就是该研究目的确定的所有同质个体，而总体就是该地所有8岁健康男孩的身高测量值的集合。实际研究中，当对观察单位观察或测量多个指标时，常将总体简称为根据研究目的确定的同质观察单位的全体。了解总体情况是统计工作目的之一。

总体观察单位的数目常用N表示。当研究总体有明确的时间和空间范围时，其包含的观察单位数是有限的，这类总体称有限总体(finite population)。如在2023年某地8岁健康男孩身高的调查中，调查的总体有明确时空范围，即为有限总体。

有时总体是抽象的或不可知的。如研究某药治疗原发性高血压的疗效，这里总体的同质条件是原发性高血压患者、同时用某药治疗，则此时总体包含所有用该药治疗的原发性高血压患者，由于无时间和空间范围的限制，因而观察单位数是无限的或不易确定的，这类总体称无限总体（infinite population）。

2. 样本（sample） 是依照随机原则从总体中抽取有代表性的部分观察单位某变量值的集合。医学研究的总体大多为观察单位数目较大的有限总体或无限总体，受人力、物力的限制，实际无法或很难得到全部观察单位的测量值，常常从总体中随机抽取一部分观察单位组成样本，对样本的所有观察单位进行研究，然后用样本信息来推断总体特征。

从这个意义上讲，总体是研究所关心的目标群体，样本是了解总体的手段、方法。在2023年某地8岁健康男孩身高调查的例子中，该地所有8岁健康男孩身高测量值构成的总体是研究关心的目标群体，但观察单位数太多，可从总体中随机抽取一部分观察单位进行研究，这部分观察单位的身高测量值就构成一个样本。当对观察单位观察或测量多个指标时，样本简称为依照随机原则从总体中抽取的有代表性的一部分观察单位（个体）。

在总体中随机抽出一部分观察单位的过程称随机抽样（random sampling）。样本是总体的一个真子集。样本所包含的观察单位数目称样本含量（sample size）或样本例数，通常用 n 表示。抽样研究的目的是用样本信息推断总体特征，因此要求样本具有：

（1）**可靠性**：样本个体确属同质总体。

（2）**代表性**：样本能充分反映总体的实际情况。为保证样本有代表性，抽样时遵循随机化（即总体中的每一观察单位均有同等的机会被抽取）原则。

（3）**重复性**：可保证有足够的样本含量。

重难点提示

总体与样本的概念

学·思·悟

某县在2023年共有9 646名3岁正常男孩，为了解该县3岁正常男孩的身高情况，随机抽取100名，测量其身高，通过分析这100名男孩的身高，推断该县9 646名3岁正常男孩的身高情况。

请根据所需知识，说明本研究涉及的研究目的、研究对象、观察单位、观察指标、总体、样本。

学·思·悟
参考答案

三、参数与统计量

1. 参数（parameter） 是描述总体分布及特征的指标。如在2023年某地8岁健康男孩身高的调查中，该地所有8岁健康男孩身高测量值的均数，即是一个参数。总体参数是事物本身固有的、不变的，但实际工作中，总体参数往往是未知的。总体参数常用希腊字母表示，如 μ 表示总体均数、σ 表示总体标准差、π 表示总体概率等。

2. 统计量（statistic） 是描述样本分布及特征的指标。如在2023年某地8岁健康男孩身高的调查中，用随机的方法从该地抽取一部分8岁健康男孩测量其身高情况，根据这部分身高值计算的均数即为统计量。

统计量是可知的，其值的大小随抽样样本的不同而异，有一定的分布规律。习惯上用拉丁或英文字母表示。如 $\bar{X}$ 表示样本均数，S 表示样本标准差，P 表示样本概率等。抽样研究的目的之一是用样本统计量来估计总体参数。

重难点提示

参数与统计量的概念

四、误差

误差（error）泛指测量值与真实值之差。

1. 非随机误差　①系统误差（systematic error）：指在搜集资料的过程中，因仪器不准、标准试剂未校正、操作方法不规范等原因，使测量值呈倾向性偏大或偏小。系统误差不能完全消除，可通过周密的研究设计、质量控制措施控制在一定范围内。②过失误差（gross error）：是由人为的粗心大意造成的误差，如数字错误录入、小数点位置点错等。过失误差无规律性，但可通过严格培训和提高责任心来避免。

2. 随机误差（random error）　指在收集资料时，由多种无法控制的因素引起，使测量值围绕某一数值上下波动，无方向性。①随机测量误差（random measurement error）：指在控制系统误差的前提下，因非人为偶然因素的影响，相同条件下用同样方法对同一个体重复测量所出现的误差。其特点是大小不固定，无倾向性，是不可避免的，可通过提高操作者的熟练程度或多次测量计算其平均值，将其控制在一定范围内。②抽样误差（sampling error）：由于总体中的个体变异，加之所抽的样本仅是总体的一部分个体，因而样本统计量与总体参数不可能完全相同，即使从同总体中随机抽取的多个样本含量相同的样本，其样本统计量也不一定完全相等。这种由随机抽样所引起的样本统计量与总体参数之间的差异以及各样本统计量之间的差异称抽样误差。

因为生物个体变异的客观存在，抽样研究中抽样误差是不可避免的，但有一定的规律性，统计推断就是运用抽样误差的规律性对总体特征进行估计和推断。

重难点提示

随机误差的概念与分类

五、频率与概率

1. 频率（frequency）　对于随机事件 A，在相同的条件下进行 n 次试验，事件 A 发生的次数为 m，比值 m/n 为频率，记为 $f_n(A)$。如 50 次掷硬币试验中出现正面次数为 26，则出现正面的频率为 26/50。在医学中，发病率、患病率等均为频率。

2. 概率（probability）　是描述随机事件发生可能性大小的度量值，常用符号 P 表示。医学研究的事件或现象多是随机的，概率的取值范围在 0～1。事件发生的可能性越大，则概率 P 越接近 1；事件发生的可能性越小，则概率 P 越接近 0。肯定发生的事件称必然事件，概率 $P=1$。肯定不发生的事件称不可能事件，概率 $P=0$。

在实际研究中，随机事件的总体概率是确定值，是客观存在的，具有必然性，但往往是未知的。就样本而言，对于试验次数相同的同一试验，随机事件 A 发生的频率值不尽相同，具有偶然性。当试验次数足够多时，随机事件 A 发生的频率呈现统计规律性，即稳定的趋向概率 P 值，此时可将频率作为概率的估计值。由样本推断总体的理论基础是由频率认识概率，从而有了由偶然性认识必然性的统计学认识论方法。

习惯将 $P\leqslant0.05$ 或 $P\leqslant0.01$ 的事件称小概率事件，表示该事件发生的可能性很小。一般认为小概率事件在一次抽样或观察中不会发生，这就是小概率原理。若小概率事件在一次抽样或观察中发生，就有理由怀疑该事件的正确性，或为怀疑该小概率事件前提条件的正确性提供依据。

知识拓展

墨菲定律与小概率事件

如果做某项工作有多种方法，而其中有一种方法将导致事故，那么一定有人会按这种方法去做，此为墨菲定律。该定律适用范围广泛，揭示了一种独特的社会、自然现象。它的极端表述是如果坏事有可能发生，不管这种可能性有多小，它总会发生，并造成最大可能的破坏。定律中说的“可能性有多小”，就指“小概率事件”。大数定律表明，当实验次数足够多，纵观发展历程，小概率事件发生的概率趋向于1，成为必然事件。因此应该防微杜渐，未雨绸缪，以客观谨慎的态度做好预防工作。

重难点提示

概率的概念；小概率事件；小概率原理

第二节 统计资料的类型

统计分析需要先将资料整理成便于分析的数据形式，这里以一个调查结果的部分数据为例，其整理好的原始数据形式如表6-1所示。

表6-1 整理好的原始数据形式

编号	年龄	性别	民族	学历	家庭人口数/人	身高/cm	血脂	…
1	70	0	1	1	2	166.3	0	…
2	49	0	1	3	5	173.0	1	…
3	41	0	1	3	4	170.8	1	…
4	33	1	1	3	3	160.1	1	…
5	55	1	2	2	6	155.0	0	…
6	57	1	1	2	5	152.0	0	…
…	…	…	…	…	…	…	…	…

注：分类变量编码情况。①性别编码：0=女，1=男。②民族编码：1=汉族，2=回族，3=壮族，4=其他民族。③学历编码：小学=1，初中=2，高中=3，大专及以上=4。④血脂编码，正常=0，异常=1。

表6-1资料可以显示每个人的年龄、性别、民族、学历、家庭人口数、身高、血脂等内容。这些观察单位的某项特征或某种属性称变量（variable），变量的观察结果或测量值称变量值（value of variable）或观察值（observed value），由变量及变量值构成了资料（data）。按变量取值的特性，变量可分为数值变量和分类变量。变量的类型不同，其分布规律也不同，故不同类型变量构成的资料须用不同的统计方法进行描述和分析。

一、计量资料

计量资料（measurement data）又称定量数据或数值变量资料，是对每个观察单位用定量的方法测定某变量数值的大小。通常有度量衡单位，如年龄（岁）、家庭人口数（人）、身高（cm）等。数值变量一般为连续型变量，可以在一个区间中任意取值，如身高。有时数值变量的测量值只能取（正）整数为离散型变量，如家庭人口数（人），但在医学研究中可把它们视为连续型变量。

二、计数资料

计数资料（enumeration data）又称定性数据，是将观察单位按某属性或类别分组，分别清点各组观察单位个数，所得的频数资料称计数资料。其变量值是定性的，表现为互不相容的类别或属性，如表6-1中性别变量：男性3人，女性3人。计数资料可以分成二分类变量资料和多分类变量资料。

1. 二分类资料 指观察单位的类别或属性结果只有两类且相互对立的资料。如性别"男"与"女"，血脂"正常"与"异常"，化验结果"阳性"与"阴性"。

2. 多分类资料 指观察单位的类别或属性结果有多类且互不相容的资料。如血型分A型、B型、O型、AB型等，民族有汉族、壮族、回族、满族等。

三、等级资料

等级资料是将观察单位按属性等级分组，清点各组观察单位数所得的频数资料。其属性间不仅有程度的不同，且有顺序或量的差别，但这种差别又无法精确量化。如调查某人群的尿糖情况，以人为观察单位，结果可分－、±、＋、＋＋、＋＋＋五个等级；观察用某药治疗某病患者的治疗结果，以每个患者为观察单位，结果分为治愈、显效、好转、无效四个等级；在表6-1中，学历变量为小学、初中、高中、大专及以上四个等级。

在资料分析过程中，可在相关专业理论的指导下，进行各类资料间的相互转化，以满足不同的研究目的和统计分析方法的要求。

如某医师测得10名3岁儿童血红蛋白含量（g/L）结果如下：108、110、116、95、109、87、92、113、120、116，此为定量资料。若只关心贫血情况，可按参考值范围将资料整理为无贫血者（≥110g/L）5例，有贫血者（<110g/L）5例，即转化为定性资料。若分析发生贫血的严重程度，可将资料整理为无贫血者（>110g/L）5例，轻度贫血者（90～110g/L）4例，中度贫血者（<90g/L）1例，又转化为等级资料。这种转换通常具有方向性，即定量→等级→二分类，转换时将损失部分信息，且不能作反方向的转化。

另外，为对分类变量进行统计学处理，常对其进行编码。如性别的编码，男为1、女为0；学历的编码：小学＝1，初中＝2，高中＝3，大专及以上＝4，这些数字仅是代码，不能进行计算。需要指出的是，变量类型的区分与分析的基本单位有关。如患病与否，以人作为测量和分析单位，它是二分类变量；若以地区作为测量和分析单位，患病率则为定量变量。

重难点提示

资料的类型及其特点

第三节 医学统计工作的基本步骤

医学统计工作过程可分为以下四个步骤。

一、统计设计

统计设计（statistical design）是围绕专业研究目的，对数据收集、整理、分析全过程的设想与安排，是影响研究成败的关键环节。医学研究设计不仅要求符合专业要求，而且要满足统计学要求，避免系统误差，减少随机误差。主要涉及确定研究总体、观察对象，样本含量的估计与抽样方法或实验对象分配方法的选择，拟定观察指标与测量方法，控制误差的措施，资料整理汇总与分析指标、统计分析方法，预期分析结果，工作进度和人员、费用核算等。

以上问题均需认真考虑，科学安排，力争以较少的人力、物力和时间取得较好的效果。统计设计是关键的环节，是后续工作的依据。

二、搜集资料

搜集资料（collection of data）是根据设计的要求，采用科学的方法和技术及时获取准确、完整的原始资料。资料必须真实反映客观现实，如果资料虚假，则在此基础上进行的分析和得出的结论也将是不真实的，因此，在实事求是的前提下，收集的资料满足完整、准确、及时的要求，以保证统计分析结论的可靠性。完整指研究对象、研究内容（项目）无遗漏、无缺项。准确指研究内容（项目）的测量结果记录准确，界限明确，真实可靠。及时指调查、实验在规定时间内完成，不能拖延。

医学统计资料的主要来源：

1. 医疗卫生日常工作记录 如健康查体档案、住院病历、医学检查记录、卫生监测记录、基本公共卫生服务档案等。日常工作中要加强管理，统一格式，防止漏填、误填，确保原始记录正确、完整，使这些资料充分发挥其科研价值。由于医院资料不能反映一般人群患病情况、不能计算频率等，实际应用时注意其局限性。

2. 统计报表 是医疗卫生机构根据国家相关部门的规定，定期、逐级上报的有关居民健康状况和医疗卫生机构工作报表。如法定传染病报表、出生死亡报表、医院工作报表等。报表可为制订卫生工作计划、评价卫生工作效果、配置医疗卫生资源等提供客观依据。

3. 专题调查或实验研究 是医学科研资料的主要来源。工作记录或统计报表往往无法满足某一特定研究目的，故需进行一时性专题调查或实验才能获取符合要求的资料。

三、整理资料

整理资料（sorting data）指根据研究目的，对搜集的原始资料进行分类和汇总，使之系统化、条理化，从而反映总体特征或便于下一步统计分析的工作过程。具体过程如下：

1. 核查 检查核对原始数据有无错误、遗漏，研究项目内容是否完整、按要求填写，核准异常值，资料项目间是否存在逻辑矛盾，并根据情况给予补充、修正。除收集资料的调查员在现场核查外，还可采用调查员间互查、专业人员协查等方式，以提高数据质量。

2. 分组 将完整准确的原始资料分组整理，以揭示各类事物的规律性。常用分组方法有以下两种：

（1）**质量分组**：即按观察单位的类别或属性分组，适用于分类变量资料。如按性别可分为男性、女性两组；按 ABO 血型可分为 A、B、O、AB 型四组；按某病治疗结果可分为治愈、显效、好转、无效四组。

（2）**数量分组**：即将观察单位按其数值的大小分组，适用于计量资料。如按年龄的大小、药物剂量的大小等分组。数量分组即编制频数表，通常要求分组的组距相等，所需组数根据数据的多少和研究目的而定，详见第七章。

3. 汇总 分组后的资料要按照设计要求进行汇总，整理成统计表。随着计算机的普及，加之医学研究的复杂性，涉及的变量因素越来越多，以及大数据的产生，迫切需要科学研究中由专人负责建立数据库、整理资料。

四、分析资料

分析资料（analysis of data）是根据研究目的，对整理后的数据进行统计学分析，结合专业知识，科学合理地解释统计分析结果，阐明事物的内在联系和规律。统计分析包括以下两部分内容：

1. 统计描述（descriptive statistics） 根据资料类型，选用恰当的统计指标，结合统计表、统计图，对资料的数量特征及分布规律进行测定和描述。不涉及由样本推断总体的内容。

2. 统计推断（inferential statistics） 根据抽样原理，在考察和使用抽样误差的前提下，结合一定的置信度，用样本信息来推断总体特征。即通过样本统计量进行总体参数的估计和假设检验，以达到了解总体的数量特征及其分布规律的目的，包括总体参数的估计和假设检验。

重难点提示

统计工作的基本步骤

（杨 亮）

思考题

某校 2017 级护理 1 班、2 班各有学生 60 人，为研究其体重情况，从两班中各随机抽取 15 人测量其体重(kg)，分别计算 15 人的平均体重，结果 1 班的平均体重高于 2 班。某同学据此信息直接得出结论：1 班所有同学的平均体重高于 2 班。

请思考：

该研究的总体是什么？请判断此题中某同学的结论是否正确？

思考题参考答案

目标检测

第七章 | 计量资料的统计分析

教学课件

思维导图

学习目标

1. 掌握常用集中趋势和离散趋势指标的计算及应用条件；医学参考值范围及总体均数置信区间计算方法；均数 *t* 检验的方法及适用资料类型。

2. 熟悉假设检验的基本思想；正态分布与 *t* 分布曲线特征及面积分布规律。

3. 了解频数分布表编制的基本步骤；统计量的计算和 *t* 检验注意事项；假设检验的两类错误。

4. 学会进行计量资料数据的集中趋势和离散趋势描述；根据资料的条件计算总体均数的置信区间；辨别三种不同设计类型 *t* 检验并进行假设检验；正确的理解 *P* 值的含义；理解假设检验的两类错误。

5. 具有尊重原始数据真实性的原则，追求真理的科学精神和辩证思维，用统计分析技能服务人群健康的职业素养与科研意识。恪守学术道德和科研伦理。

统计分析的基本内容包括统计描述和统计推断。统计描述是对数据资料的特征及其分布规律进行描述的统计方法，通过统计描述可以使人们对所要分析的数据有一个初步的了解，也是进行后续统计推断的基础。统计推断包括参数估计和假设检验，参数估计是利用所抽样本信息及相关统计规律对所研究总体参数进行概率性的范围估计，假设检验是对不同研究总体间的差异是否具有统计学意义给出概率性的判断。

案例导入

某医院为探讨个体化营养管理策略联合延续护理模式对肝硬化患者营养状况的影响。选取 2022 年 4—10 月在该医院住院治疗的肝硬化患者 86 例作为研究对象，所有研究对象及家属均知情同意且签署知情同意书。研究对象意识清楚，有一定的理解和表达能力，均自愿参与本研究。作者采用随机数字表法将患者分为对照组（43 例）和干预组（43 例）。对照组采用常规营养管理方法进行干预，出院后定期予以电话随访。干预组在对照组基础上采用个体化营养管理策略联合延续护理模式进行干预。采用血红蛋白（Hb）、血清白蛋白（ALB）、凝血酶原时间（PT）、体重指数（BMI）、上臂肌围（MAMC）、握力（HG）等指标来评价不同干预措施对患者营养状况的作用，以上指标采用 $\bar{X}\pm S$ 进行统计描述。结果显示出院后 2 个月干预组患者 Hb 含量为 96.28±15.09（g/L），对照组 Hb 含量为 76.47±13.05（g/L），成组 *t* 检验 $t=6.277$，$P<0.001$，认为对肝硬化患者个体化营养管理策略联合延续护理模式有利于提高患者的血红蛋白含量。

案例导入参考答案

请思考：

1. 什么是 *t* 检验？*t* 检验有哪些设计类型？

2. 什么是 P 值？
3. 得到的结论是否合理？
4. 你认为在应用统计分析方法时应秉承哪些科研素养？

第一节　计量资料的统计描述

计量资料的统计描述的核心是合理选择集中或离散趋势指标。描述集中趋势常用的指标有算术平均数、几何平均数及中位数等，描述离散趋势常用的指标有极差、四分位间距和标准差等。常用两类指标结合起来对计量资料进行全面的统计描述。

一、频数分布表

当观察的数据较多时，首先利用频数分布表了解数据的分布类型，然后结合数据的分布类型合理选择统计描述指标。

将一组同质观察值先根据数量大小进行分组，然后按照一定的组距，划分为一定的组段，并同时列出每个组段所属观察值的频数，由此绘制而成的表格，称之为频数分布表，简称频数表。

（一）频数分布表的编制

计量资料有离散型变量和连续型变量。

若变量值较多时，离散型变量频数分布表的编制，可列出变量值及其频数如表 7-1。对于连续性计量资料亦可用组段表示如表 7-2。每个组段的起点称下限，终点称上限，上限与下限之差称组距。如表 7-2 第一组的下限是 0，上限是 1。第二组的下限是 2，上限是 3。这两组的组距都是 1。将观察值归组以后，该组的变量值可用组段的中间值来代表，称组中值，组中值 =（本组段下限 + 本组段上限）/2。如表 7-2 中第一组段的组中值为（0+1）/2=0.5。

表 7-1　某市居民 1 095 天中每日意外死亡人数（1980—1982 年）的频数表

死亡人数	日数
0	807
1	250
2	31
3	5
4	0
5	0
6	0
7	1
8	0
>15	1
合计	1 095

表 7-2　204 名轧钢工人白细胞中大单核所占百分比的频数表

大单核数（个 / 每百个白细胞）	人数
0～1	24
2～3	40
4～5	55
6～7	37
8～9	27
10～11	18
12～13	1
14～15	0
16～17	1
18～19	0
20～21	1
合计	204

若是连续型变量，组段的写法与离散型变量略有不同。结合例 7-1 说明其频数表的编制步骤。

例 7-1 随机抽取某校 140 名大学一年级男生并测量其身高值(cm)，测量结果如表 7-3 所示。

表 7-3 某校 140 名大学一年级男生身高测量资料

单位：cm

170	166	178	167	167	172	183	174	167	178
173	170	168	173	177	169	168	178	165	168
166	177	176	172	160	166	169	166	168	161
163	171	165	173	165	176	167	178	179	170
171	169	165	173	170	181	172	166	171	181
164	176	167	171	171	167	169	175	167	166
175	169	160	161	171	160	169	170	164	171
180	161	173	164	169	171	164	166	169	168
168	164	171	171	166	168	167	168	177	174
177	182	168	163	172	179	173	171	164	165
170	163	168	174	166	161	166	170	174	172
177	177	171	175	177	176	169	168	183	171
185	174	174	171	172	166	159	171	171	178
168	166	177	167	172	170	165	174	179	162

连续型变量频数表的编制步骤：

1. 计算极差 找出原始资料中的最小值和最大值，求极差(range)。极差用 R 表示。R=最大值-最小值。如表 7-3 数据中的最大值为 185，最小值为 159，可计算出极差为 26。

2. 确定组数 组数多少的选择应以能显示资料的分布规律为原则，通常情况下组数选择在 8～15 组之间，分组过少会导致信息损失较大；分组过多则可能使数据分布的规律性不能明显地表示出来。若事先不能确定合适的组数，可先分细些，需要时再将相邻两组合并。若分粗了，再要分细，则只能重划。我们以 k 表示组数，本例 $k=10$。

3. 计算组距 将极差除以组数可以得到组距的近似值。用 i 表示组距，则参考组距 $i=R/k$，最终组距的大小可结合实际情况作适当的调整。本例参考组距为 $i=26/10=2.6$。

通常我们习惯用 2.5cm 或 3.0cm 表示区间宽度。因此，可以在 2.5 和 3.0 两个组距中选择。考虑 2.5 较接近参考组距 2.6 的值，权衡后选择组距为 2.5。

一般情况下组距为等距，但有些资料因为数据中有特大或特小的数值时也可以采用不等组距，如某些食物中毒的潜伏期过长，或者某些微量元素在体内含量小于仪器最小检测限值等，可以将最后一个组段以“>…”或将第一个组段用“<…”表示，如表 7-4。

4. 划分组段 指将变量值依次划分若干个区间，这些区间称组段，相邻两组段的下限之差称组距。划分组段时应注意：

(1) 第一组段应包括全部观察值中的最小值。如可取等于或略小于最小值的整数为第一组的下限。

(2) 最末组段应包括全部观察值中的最大值，并且同时写出其下限与上限。

(3) 每一组段均包含下限，但不包含上限。如身高 168 的观察值应归组在“168.0～<170.5”这个组段。

5. 列表归组 将原始数据逐个归入相应的组段，可采用划记法如划“正”字计数，清点各组段内的变量值个数即得各组段频数，将各组段频数填入“频数”栏，可得频数表，见表 7-4。

表 7-4 某校 140 名大学一年级男生身高资料的频数表

单位：cm

组段 ①	划记 ②	频数 f_i ③	组中值(x_i)④	组中值×频数 ($x_i \times f_i$) ⑤	组中值^2×频数 ($x_i^2 \times f_i$) ⑥
158.0～<160.5	止	4	159.25	637.00	101 442.25
160.5～<163.0	正下	8	161.75	1 294.00	209 304.50
163.0～<165.5	正正丅	12	164.25	1 971.00	323 736.75
165.5～<168.0	正正正正一	21	166.75	3 501.75	583 916.81
168.0～<170.5	正正正正正止	29	169.25	4 908.25	830 721.31
170.5～<173.0	正正正正下	23	171.75	3 950.25	678 455.44
173.0～<175.5	正正正一	16	174.25	2 788.00	485 809.00
175.5～<178.0	正正丅	12	176.75	2 121.00	374 886.75
178.0～<180.5	正止	9	179.25	1 613.25	289 175.06
180.5～<183.0	下	3	181.75	545.25	99 099.19
183.0～185.5	下	3	184.25	552.75	101 844.19
合计	—	140	—	23 882.50	4 078 391.25

通过计量资料的频数表，可以看出数据的分布特点和规律。根据频数分布表，绘制成直方图可更直观地显示资料的分布规律。直方图的概念及绘制方法详见第九章第二节。例 7-1 绘制的直方图见图 7-1。

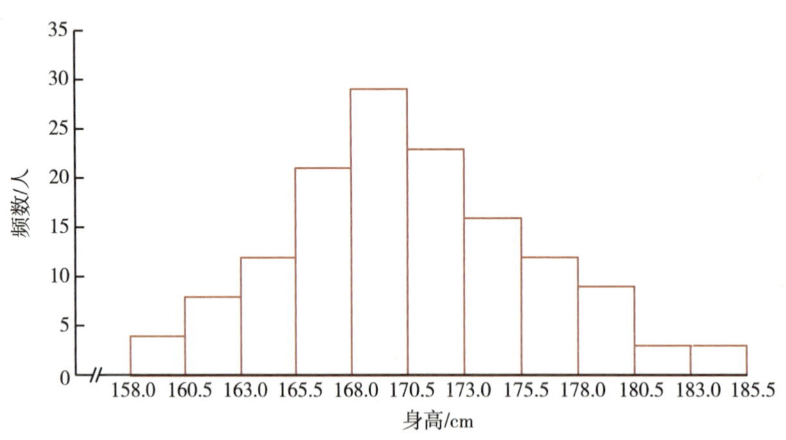

ER 7-4
例 7-1 的 SPSS 分析视频

图 7-1 某校 140 名大学一年级男生身高资料频数分布

（二）频数分布的特点

从频数分布表及直方图可看出频数分布的两个重要特征：集中趋势和离散趋势。从表 7-4 或图 7-1 可以看出该校大学男生身高有低有高，但多数男生身高集中在中间部分组段，以在 170cm 附近中等身高居多，此为集中趋势；由中等身高到较高或较低的频数分布渐次减少，最小值不低于 158cm，最大值不超过 185.5cm，此为离散趋势。

医学研究中常见的资料分布类型可分为对称分布和偏态分布两大类。在对称分布资料中，正态分布（normal distribution）是一种非常重要的分布类型，其特征是中间组段的频数最多，两侧的频数分布对称，并按一定的规律下降，表 7-4 的频数分布即近似呈正态分布，即图 7-1 所示。如果频数分布的高峰向左偏移，长尾向右侧延伸称正偏态分布（图 7-2）；如果频数分布的高峰向右偏移，长尾向左侧延伸称负偏态分布（图 7-3）。在计量资料统计分析时，需要根据资料的分布类型选择相应的统计指标和统计分析方法，因此对数据频数分布类型的判定非常重要。

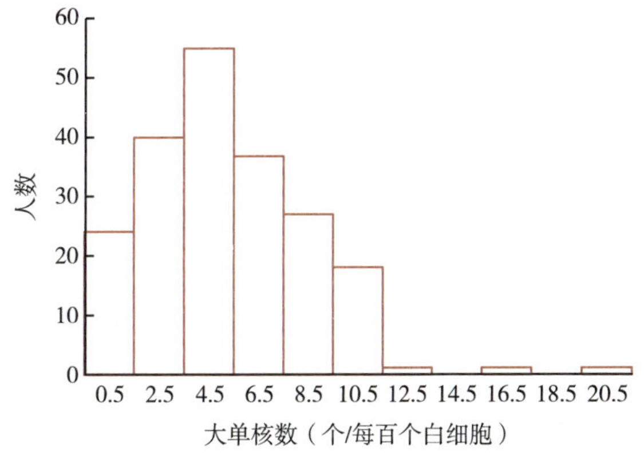

图 7-2　204 名轧钢工人白细胞中大单核所占百分比频数分布

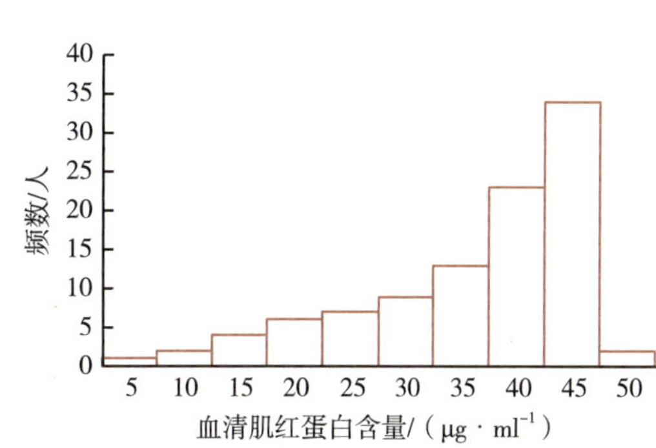

图 7-3　101 名正常人血清肌红蛋白含量频数分布

（三）频数分布表的用途

1. 频数分布表作为陈述资料的形式，可以代替繁杂的原始资料，便于计算指标和统计处理。

2. 频数分布表可以揭示资料分布类型和分布特征，以便选取适当的统计分析方法。

3. 利用频数分布表，可便于发现资料中某些远离群体的特大或特小值。如在频数表中连续出现 0 的频数后，又出现了一些频数就值得怀疑，应进行检查和核对，必要时可通过统计检验决定取舍。

4. 当样本含量较大时，可用各组段的频率作为概率的估计值。例如根据表 7-4 的资料，可推测该校大学一年级男生身高出现在各组段的概率分别为 0.03、0.06、0.09、0.15…0.02。

总之，通过频数分布表和直方图，可以大致看出观察资料的分布特征，为后续相关统计指标的选择和计算提供参考。

二、集中趋势指标

集中趋势指标又称平均数（average），是描述计量资料的常用指标，用以表示一组同质变量值的集中趋势或平均水平。常用的平均数有算术平均数、几何平均数和中位数。

（一）算术平均数

算术平均数（arithmetic mean）简称均数（mean），适用于变量值呈正态分布或对称分布的计量资料，表示一组数据的平均水平。总体均数用希腊字母 μ 表示，样本均数用 $\bar{X}$ 表示。其计算方法有直接法或加权法。

1. 直接法　即将所有观察值 $X_1, X_2, \cdots, X_n$ 直接相加除以观察值个数，计算公式为

$$\bar{X}=\frac{X_1+X_2+\cdots+X_n}{n}=\frac{\sum X}{n} \qquad \text{式 7-1}$$

例 7-2　6 名运动员经过科学训练后，右腿肌力（kg）分别为 22.8，20.4，25.7，24.5，28.8，25.7，试计算这六名运动员右腿肌力的均数。

$$\bar{X}=\frac{\sum X}{n}=\frac{22.8+20.4+25.7+24.5+28.8+25.7}{6}=24.65\text{(kg)}$$

例 7-2 的 SPSS 分析视频

2. 加权法　当观察例数较多时，可先把数据编制成频数表，用加权法计算均数，计算公式为

$$\bar{X}=\frac{f_1X_1+f_2X_2+\cdots+f_kX_k}{n}=\frac{\sum fX}{n}$$ 式 7-2

式中的 $f_1, f_2, \cdots, f_n$ 表示 1 至 i 组的频数，$X_1, X_2, \cdots, X_n$ 表示各组的组中值。如将表 7-4 的数据代入公式 7-2 计算均数，得

$$\bar{X}=\frac{159.25\times4+161.25\times8+\cdots+184.25\times3}{140}=170.6\text{（cm）}$$

即该校 140 名大学一年级男生的平均身高为 170.6cm。

知识拓展

关于频数表与统计指标计算

随着计算机技术的发展，可辅助进行统计计算的工具及应用软件也越来越普及，从最简单的具有统计运算功能的函数计算器，到日常的办公用 Excel 制表软件，以及专业统计分析软件如 SAS、SPSS 等，均可用来进行统计计算及分析。软件人机交互界面设计也越来越友好，易学易用，极大加快统计分析工作的数据处理速度；以往借助频数表进行统计计算这一功能则日趋弱化。目前，频数分布表的作用主要是进行统计描述，帮助研究者进行数据分布特征的观察，确定数据分布类型（正态或偏态分布），为后续统计分析工作选择合适的统计描述指标及正确的统计推断方法。

（二）几何平均数

几何平均数（geometric mean），简记为 G，常用于原始资料呈倍数关系（等比关系）或对数正态分布时，如抗体滴度、细菌计数、血清凝聚效价、某些物质浓度等平均水平的表达。

1. 直接法 可直接将 n 个观察值的乘积开 n 次方计算几何平均数，其计算公式为

$$G=\sqrt[n]{X_1X_2\cdots X_n}$$ 式 7-3

或为了计算方便，也可先将观察值取对数后，求均值，再取反对数，计算公式为

$$G=\lg^{-1}\left(\frac{\lg X_1+\lg X_2+\cdots+\lg X_n}{n}\right)=\lg^{-1}\left(\frac{\sum \lg X}{n}\right)$$ 式 7-4

例 7-3 得 10 个人的血清滴度倒数分别为 2，2，4，4，4，8，8，8，32，32。求其平均滴度。

此例如果计算均数，其值 $\bar{X}=10.8$，现计算其几何平均数得

$$G=\lg^{-1}(\frac{\lg2+\lg2+\lg4+\lg4+\lg4+\lg8+\lg8+\lg8+\lg32+\lg32}{10})=6.5$$

例 7-3 的 SPSS 分析视频

计算得到 10 个人血清抗体的平均滴度为 1∶6.5。

2. 加权法 当相同观察值较多时，如频数表资料，几何均数的计算公式为

$$G=\lg^{-1}\left(\frac{f_1\times\lg x_1+f_2\times\lg x_2+\cdots+f_k\times\lg x_k}{n}\right)=\lg^{-1}\left(\frac{\sum f\times\lg x}{n}\right)$$ 式 7-5

知识拓展

对数正态分布

原始数据呈明显偏态分布，经过对数转换后可以使资料呈正态分布，我们称原始数据服从对数正态分布。

例 7-4 表 7-5 为某地 69 名儿童接种麻疹减毒活疫苗 1 个月后麻疹血凝抑制效价倒数的频数表。

表 7-5 某地 69 名儿童麻疹血凝抑制效价倒数的频数表

血凝抑制效价倒数(X) ①	频数(f) ②	$\lg X$ ③	$f\times\lg X$ ④
4	3	0.602 1	1.860 3
8	4	0.903 1	3.612 4
16	7	1.204 1	8.428 7
32	11	1.505 1	16.552 6
64	9	1.806 2	16.255 8
128	15	2.107 2	31.608 0
256	13	2.408 2	31.306 6
512	7	2.709 3	18.965 1
合计	69		128.589 5

根据表 7-5，代入式 7-5，则

$$G=\lg^{-1}\left(\frac{\sum f\times\lg X}{n}\right)=\lg^{-1}\left(\frac{128.589\ 5}{69}\right)=10^{1.863\ 6}=73.0$$

例 7-4 的 SPSS 分析视频

故 69 名儿童的麻疹血凝抑制效价倒数的几何平均数是 73.0，平均效价为 1∶73.0。

(三) 中位数

中位数（median），简记为 M，指将一组观察值按从小到大的顺序排列，位置居中的观察值就是中位数。因此全部观察值中，大于和小于中位数的观察值个数相等。中位数适用于描述以下情形计量资料的平均水平：①分布呈明显偏态。②分布的一端或两端无确定数值。③分布类型不明确等。其计算分为直接法和频数表法。

学·思·悟

根据几何平均数的计算公式，请讨论应用几何平均数的注意事项有哪些？

学·思·悟参考答案

1. 直接法

(1) 当观察值的个数为奇数时，计算公式为

$$M=X_{\frac{n+1}{2}} \qquad \text{式 7-6}$$

式中的 $X_{\frac{n+1}{2}}$ 指顺序排列在第 $(n+1)/2$ 项的观察值。

(2) 当观察值的个数为偶数时，计算公式为

$$M=\frac{1}{2}\left(X_{\frac{n}{2}}+X_{\frac{n}{2}+1}\right) \qquad \text{式 7-7}$$

式中的 $X_{\frac{n}{2}}$ 指顺序排在第 $n/2$ 项的观察值；$X_{\frac{n}{2}+1}$ 指顺序排在第 $n/2+1$ 项的观察值。

例 7-5 某传染病患者 7 例，他们的潜伏期分别是 4，5，6，6，7，7，8d，求中位数。

本例 n 为奇数，用式 7-6 得

$$M = X_{\frac{7+1}{2}} = 6$$

例 7-6 现有 8 名新生儿的身长（cm）依次为 50，51，52，53，54，54，55，58。求该资料的中位数。本例观察个数为偶数，则中位数为排序在第 4 项和第 5 项的观察值的平均值，即

$$M = \frac{1}{2}(53 + 54) = 53.5$$

2. 频数表法 如果观察例数很多，或是只有频数表资料，可以用频数表法或百分位数法来计算中位数。计算公式为

$$M = L + \left(\frac{0.5n - f_L}{f_M}\right)i_M \qquad \text{式 7-8}$$

式中的 L 表示中位数所在组段的下限；i_M 表示该组段的组距；f_M 表示该组段的频数；n 表示总的观察例数；f_L 表示小于 L 的各组段累计频数。

中位数是第 50 百分位数，是一种特殊的百分位数，指在全部观察值中比 P_{50} 小的观察值数占 50%，比 P_{50} 大的观察值个数占 50%。

百分位数用 P_x 表示，读作第 X 百分位数，用于描述一组观察值在某百分位数上的水平；一个百分位数 P_X 将一组观察值分为两部分，理论上有 X% 的观察值比它小，有（100−X）% 的观察值比它大。如某一组观察资料的第 25 百分位数，指比 P_{25} 小的观察值个数占全部观察值的 25%，比 P_{25} 大的观察值个数占全部观察值的 75%。百分位数的计算公式为

$$P_X = L + \left(\frac{P_X \times n - f_L}{f_M}\right)i_M \qquad \text{式 7-9}$$

式中的 L 表示 P_X 所在组段的下限；i_M 表示该组段的组距；f_M 表示该组段的频数；n 表示总的观察例数；f_L 表示小于 L 的各组段累计频数。

例 7-7 某研究人员观察某地 132 例人感染猪链球菌病的潜伏期，数据见表 7-6，求中位数。

表 7-6 某地 132 例人感染猪链球菌病的潜伏期的频数分布表

潜伏期 /d ①	频数 ②	累计频数 ③	累计频率 /% ④
<1	20	20	15.15
1～<2	44	64	28.28
2～<3	30	94	71.21
3～<4	17	111	84.09
4～<5	9	120	90.90
5～<6	3	123	93.18
6～<7	4	127	96.21
7～<8	4	131	99.24
8～<9	0	131	99.24
9	1	132	100.00
合计	132	—	—

例 7-7 的 SPSS 分析视频

由表 7-6 可见，中位数在第三个组段，即“2～<3”，则可得 $L=2$，$i_M=1$，$f_M=30$，$f_L=64$ 代入公式 7-8 得

$$M = 2 + \left(\frac{0.5 \times 132 - 64}{30}\right) \times 1 \approx 2.07\text{（d）}$$

知识拓展

中位数、算术平均数、几何平均数的比较

中位数、算术平均数、几何平均数都可以用来描述数据的集中位置，但中位数的确定仅取决于它在数据序列中的位置，不受少数特大或特小数值的影响，而算术平均数和几何平均数是由全部观察值综合计算出来的，受少数特大或特小数值的影响较大。

在频数分布呈明显偏态（观察值相差较大）或频数分布的两端无确定数值时，使用中位数作为集中位置较为合理。当变量呈对称分布时，理论上中位数与均数相同。但对于样本资料由于计算均数利用了所有的观察值，所以较中位数稳定，另外，与均数相比，中位数不便于进行统计运算，如根据两组资料的不同中位数无法算出合并的中位数。因此，在统计分析中中位数的用途远不如均数那样广泛。

重难点提示

算术平均数、几何平均数和中位数的计算及其应用

三、离散趋势指标

描述计量资料分布的另一主要特征是离散趋势，该指标反映的是观察值之间的变异程度，常用的离散程度指标有极差、四分位间距、方差、标准差和变异系数。

（一）极差

极差（range），简记为 R，是一组观察值中最大值和最小值之差，又称全距。极差越大说明观察值的变异程度越大，极差越小说明变异程度越小。用极差说明数据分布的离散趋势，简单明了，计算方便。但也有局限性：①只考虑了最大值与最小值之间差异，因为没有利用观察值的全部信息，不能反映组内其他观察值的变异度，指标不够可靠和稳定，只能用于粗略说明变量的变动范围。②样本含量越大，抽到较大或较小观察值的可能性越大，则极差就越大，因此，样本含量相差悬殊时不宜用极差比较。

极差的计算过程参见本节“频数分布表编制的第一步”。

（二）四分位间距

四分位间距（quartile range），简记为 Q，是描述离散趋势的另一个指标。将所有的观察值按大小排序后，分别以 P_{25}，P_{50} 和 P_{75} 为切分点，分成 4 个数目相等的段落，每个段落的观察值数目各占 25%。在全部观察值中，有 25% 的观察值比 P_{25} 小，为下四分位数，记为 Q_L；有 25% 的观察值比 P_{75} 大，为上四分位数，记为 Q_U，四分位间距（简记为 Q）是 Q_L 和 Q_U 之间的距离，占全部观察值的 50%。即 $Q=Q_U-Q_L$。

如例 7-7 资料的 $P_{25}=1.30\text{d}$，$P_{75}=3.29\text{d}$，则四分位间距 $Q=Q_U-Q_L=3.29-1.30=1.99\text{d}$。

四分位间距越大，说明数据的变异越大；反之，四分位间距越小，说明数据的变异越小。四分位间距比极差稳定，适用于偏态分布资料，尤其是分布末端无确定数据的资料。但四分位间距仍未考虑到每个观察值的变异度。

（三）方差

方差（variance）适用于对称分布，尤其是正态分布或近似正态分布资料。总体方差和样本方差分别用 σ^2 和 S^2 表示，计算公式为

$$\sigma^2=\frac{\sum(X-\mu)^2}{N} \qquad \text{式 7-10}$$

$$S^2=\frac{\sum(X-\bar{X})^2}{n-1}=\frac{\sum X^2-\frac{(\sum X)^2}{n}}{n-1} \qquad \text{式 7-11}$$

方差越大，观察值变异度越大；方差越小，则观察值的变异度越小。在实际工作中往往采用抽样研究，得到的是样本资料，所以常常用样本方差 S^2 来代替总体方差 σ^2。

（四）标准差

方差的量纲（单位）是原测量量纲（单位）的平方，不利于进一步统计处理。为此常用方差的算术平方根来替代方差，即标准差（standard deviation）。标准差适用于描述正态分布或近似正态分布资料的变异程度。总体标准差和样本标准差分别用 σ 和 S 表示，计算公式为

$$\sigma=\sqrt{\frac{\sum(X-\mu)^2}{n}} \qquad \text{式 7-12}$$

$$S=\sqrt{\frac{\sum(X-\bar{X})^2}{n-1}}=\sqrt{\frac{\sum X^2-\frac{(\sum X)^2}{n}}{n-1}} \qquad \text{式 7-13}$$

如果是频数表资料，标准差的计算公式为

$$S=\sqrt{\frac{\sum fX^2-\frac{(\sum fX)^2}{n}}{n-1}} \qquad \text{式 7-14}$$

式中的 f 是各组段的频数；X^2 是组中值的平方；$\sum fX^2$ 是各组段的频数与组中值平方的乘积后求和；$\sum fX$ 是各组段的频数与组中值乘积后求和。

例 7-8 用酶联免疫吸附测定（ELISA）检测 Vero-E_6，细胞培养上清正常标本 10 份的结果（$100\times OD_{490}$ 值）为 2，3，3，4，4，5，5，5，6，8，求其标准差。

$$\sum X=2+3+3+\cdots+6+8=45$$

$$\sum X^2=2^2+3^2+3^2+\cdots 6^2+8^2=229$$

然后代入标准差的计算公式，得

$$S=\sqrt{\frac{229-\frac{45^2}{10}}{10-1}}=1.72(100\times OD_{490})$$

ER 7-10
例 7-8 的 SPSS 分析视频

例 7-9 如利用表 7-3 中第⑤⑥列数据可计算出某校 140 名大学一年级男生身高的标准差。

$$S=\sqrt{\frac{\sum fX^2-\frac{(\sum fX)^2}{n}}{n-1}}=\sqrt{\frac{4\ 078\ 391.25-\frac{(23\ 882.5)^2}{140}}{139}}=5.6(\text{cm})$$

知识拓展

标准差的应用

1. 衡量均数的代表性　在多组（含两组）资料计量单位相同，均数相近条件下，标准差大，表示变量值离均数较远，均数代表性差；标准差小，表示变量值密集于均数两侧，均数代表性好。

2. 结合样本均数描述频数分布特征　标准差与均数共同描述正态分布的特征，并对频数分布作出概率估计，可用于确定医学参考值范围。

3. 计算标准误和变异系数。

4. 标准差能够直接用于代数运算。如来自同一总体的几个样本标准差，可以直接求得合并样本的标准差，而不必根据合并样本重新计算。

（五）变异系数

变异系数（coefficient of variation），简记为 CV，是标准差与均数的比值，以百分数表示，用于正态分布或近似正态分布资料，计算公式为

$$CV = \frac{S}{\overline{X}} \times 100\% \qquad \text{式 7-15}$$

变异系数适用于两种情况：①度量单位不同的多组资料的离散程度的比较。②均数相差悬殊的多组资料离散程度的比较。

例 7-10 某地成年人舒张压的均数为 77.5mmHg，标准差为 10.7mmHg；收缩压的均数为 122.9mmHg，标准差为 17.1mmHg。试比较舒张压和收缩压的变异程度。

舒张压和收缩压是两个不同的指标，尽管单位相同，但均数相差较大，此时宜比较变异系数确定两指标变异的大小。现计算二者的变异系数，即

$$\text{舒张压} \quad CV = \frac{10.7}{77.5} \times 100\% = 13.8\%$$

$$\text{收缩压} \quad CV = \frac{17.1}{122.9} \times 100\% = 13.9\%$$

由此可见两种指标的变异程度差别不大。

例 7-11 某地 20 岁男子 100 名，其身高均数为 166.06（cm），标准差为 4.95（cm）；体重均数为 53.72（kg），标准差为 3.96（kg）。欲比较身高与体重的变异度何者为大，由于度量衡单位不同，不能直接比较标准差而应比较其变异系数，即

$$\text{身高} \quad CV = \frac{4.95}{166.06} \times 100\% = 2.98\%$$

$$\text{体重} \quad CV = \frac{3.96}{53.72} \times 100\% = 7.37\%$$

由此可见，该地 20 岁男子体重的变异度大于身高的变异度，若直接比较标准差则会得出错误结论。

知识拓展

不同类型资料统计描述方法

对于定量资料的统计描述，需同时使用两类统计指标（即集中趋势指标和离散趋势指标）。其中对于符合正态分布特征的数据资料在进行统计描述时往往使用均数和标准差指标，一般写成 $\overline{X} \pm S$ 的格式来表述；而偏态分布类型的资料则使用中位数和四分位数间距指标，表述格式为 $M(P_{25}, P_{75})$。

重难点提示

极差、四分位间距、方差、标准差和变异系数的计算及其应用

第二节 正态分布

一、正态分布的概念

正态分布是统计学中一个重要的概率分布。如例 7-1 中某校 140 名大学一年级男生身高资料的分布，在图 7-1 中可见均数 170cm 附近人数最多，比 170cm 高的与比 170cm 矮的人数基本接近，两边

基本对称，个子特别高与特别矮的人数均不多。

为估计各组段观察值出现的概率，我们以直方图各直条面积代表各组段的频率，直条的高度等于频率除以组距。如果观察例数逐渐增多，组段不断增加，直方图顶端中点的连线就会逐渐形成一条高峰位于中央（均数所在处），两侧逐渐降低且左右对称，不与横轴相交的光滑曲线，见图 7-4。这条两头低、中间高、左右对称、呈钟形的曲线，在统计学上称正态分布曲线。在医学卫生领域中有许多变量的频数分布属于正态分布。

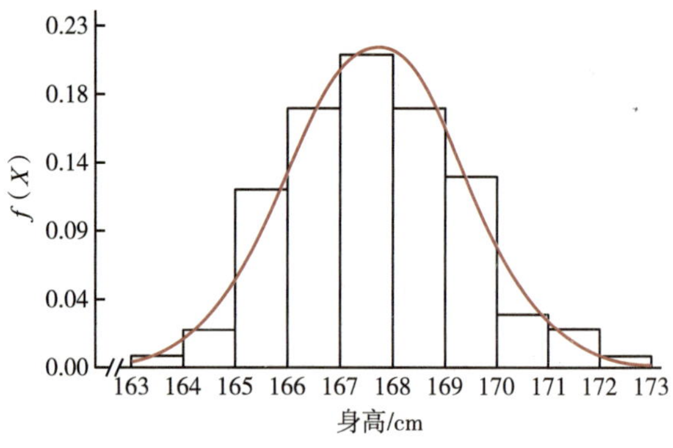

图 7-4　某校 140 名大学一年级男生身高的概率密度函数

二、正态分布曲线的特征

1. 正态分布曲线在横轴上方均数 μ 处最高。

2. 正态分布曲线以均数 μ 为中心，左右对称。

3. 正态分布有两个参数，即位置参数 μ 和形状参数 σ。若固定 σ，改变 μ 值，曲线沿着 X 轴平行移动，其形态不变（图 7-5）。若固定 μ，σ 越小，曲线越陡峭；反之曲线越低平，但中心在 X 轴的位置不变（图 7-6）。

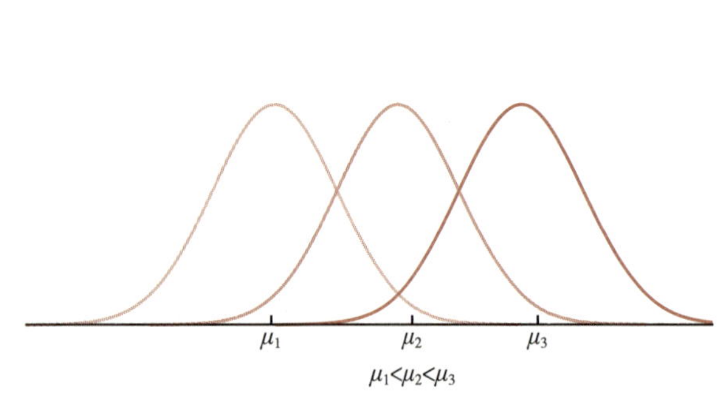

图 7-5　不同 μ 的正态分布示意图

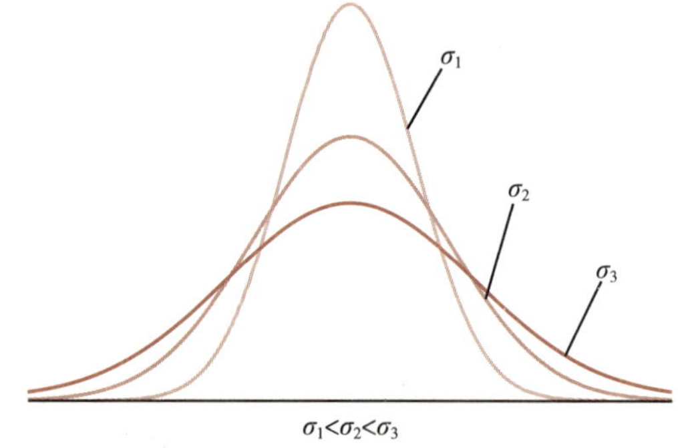

图 7-6　不同 σ 的正态分布示意图

不同的 μ、不同的 σ 对应于不同的正态分布曲线，通常用 $N(\mu, \sigma^2)$ 表示均数为 μ，标准差为 σ 的正态分布。例如某校 140 名大学一年级男生身高服从 μ 为 170.6cm，σ 为 5.6cm 的正态分布曲线，可记为 $X \sim N(170.6, 5.6^2)$。

4. 正态分布曲线下的面积分布是有规律的。

三、正态曲线下面积的分布规律

1. 由于频率的总和为 100% 或 1，故正态曲线与横轴间的面积等于 100% 或 1。

2. 以直线 $X=\mu$ 为对称轴，$X>\mu$ 与 $X<\mu$ 范围内曲线下的面积相等，各占 50%。

3. 正态分布曲线在均数 μ 左右相同标准差范围内面积相同；一些特殊情况，如曲线下 $\mu \pm 1\sigma$ 区间面积占总面积的 68.27%；曲线下 $\mu \pm 1.96\sigma$ 区间面积占总面积的 95.00%；曲线下 $\mu \pm 2.58\sigma$ 区间面积占总面积的 99.00%，如图 7-7 所示。

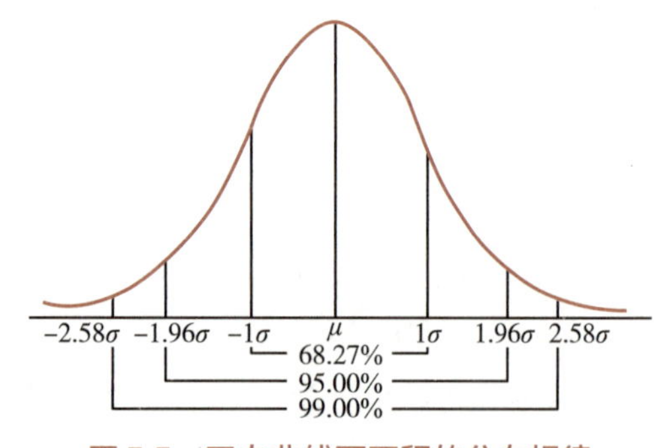

图 7-7　正态曲线下面积的分布规律

四、标准正态分布

在实际工作中，常需要了解正态曲线下横轴上某一区间的面积占总面积的百分数，以便估计该区间的例数占总例数的百分数（频数分布）或观察值落在该区间的概率。但正态曲线是一组曲线，即不同的 μ 或 σ 对应不同的曲线。为了方便应用，将原来在任何位置的正态分布变换为以原点为中心的正态分布，即标准正态分布，又称 u 分布或（0，1）分布，记做 $N(0, 1^2)$。

正态分布的变量（X）标准化变换公式为

$$u=\frac{X-\mu}{\sigma} \qquad \text{式 7-16}$$

如果总体均数（μ）和总体标准差（σ）未知，可以用样本均数（$\bar{X}$）和样本标准差（S）代替，计算公式为

$$u=\frac{X-\bar{X}}{S} \qquad \text{式 7-17}$$

标准正态分布曲线下面积的规律与正态分布相似。

查附表 1，可获得不同 u 值时标准正态分布曲线下面积（图 7-8）。对于正态或近似正态分布的资料，如果已知均数和标准差，就可对其频数分布情况作出概率估计。查附表 1 时，应注意：①表中曲线下面积为 $-\infty$ 到 u 的左侧累计面积。②当 μ 和 $\bar{X}$ 已知时，先按公式 7-16 求得 u 值，再查表；若 μ 未知且样本含量 n 足够大时，可用 $\bar{X}$ 和 S 分别代替 μ 和 σ，按公式 7-17 求得 u 值，再查表。③曲线下对称于 0 的区间面积相等，如区间（$-\infty$，-1.96）与区间（1.96，$+\infty$）的面积相等。

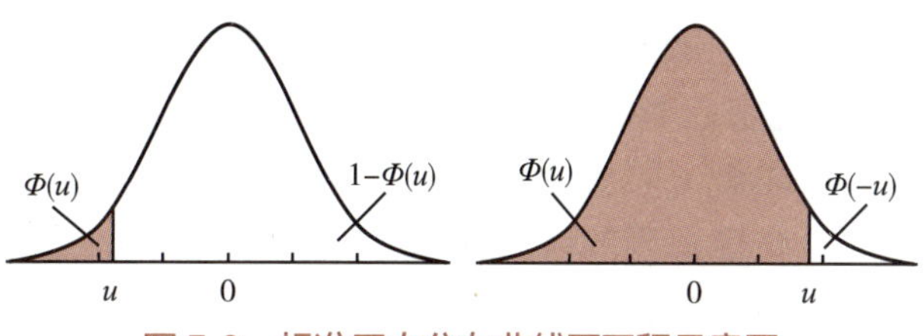

图 7-8　标准正态分布曲线下面积示意图

五、正态分布规律的应用

某些医学现象，如同质群体的身高、红细胞数、血红蛋白量、胆固醇等，以及实验中的随机误差，呈现为正态或近似正态分布；有些资料虽为偏态分布，但经数据变换后也可成为正态或近似正态分布，故都可按正态分布规律处理。

（一）确定医学观测数据在任意指定范围内的概率

例 7-12　根据例 7-1 资料，得到 $\bar{X}=170.6$cm，标准差 $S=5.6$cm。

1. 估计该校 18 岁男大学生身高在 168cm 以上者占该校 18 岁男大学生总数的百分数。

2. 估计该校 18 岁男大学生身高在 160～175cm 学生人数所占的比例。

3. 记 X 为当年该校学生身高，则 X 服从正态分布 $N(170.6, 5.6^2)$。

先对变量 X 进行标准化变换，得

$$u=\frac{168-170.6}{5.6}=-0.46$$

查附表 1 得 $\phi(-0.46)=0.322\,8$，即标准正态曲线下从 $-\infty$ 到 $u=-0.46$ 范围内的面积为 32.28%，即在正态分布 $N(170.6, 5.6^2)$ 曲线下，$X<168$ 的比例为 32.28%，故 $X>168$ 的比例为 100%－32.28%＝67.72%，所以估计该校 18 岁男生身高在 168cm 以上者所占比例为 67.72%。

4. 对变量 X 进行标准化变换，得

$$u_1=\frac{160-170.6}{5.6}=-1.89$$

$$u_1=\frac{175-170.6}{5.6}=0.79$$

再查附表1得，从$-\infty$到$u=-1.89$间的面积为2.94%，从$-\infty$到$u=-0.79$间的面积为21.48%，利用对称性原理可得∞到$u=0.79$的面积为21.48%，则$-\infty$到$u=0.79$为1－21.48%＝78.52%，估计$u=-1.89$到0.79的面积（即身高在160～175cm学生人数所在的比例）＝78.52%－2.94%＝75.58%。

（二）制订医学参考值范围

医学参考值范围（reference range）又称正常值范围（normal range）。它指绝大多数正常人的解剖、生理、生化等指标的波动范围，一般在临床上用作判定正常和异常的参考标准。

制订医学参考值范围的步骤和注意事项如下：

1. 正常人的规定和足够的样本量 制订正常值范围时，首先要确定一批样本含量足够大的正常人。正常人不指健康人，而指排除了影响所研究指标的疾病和有关因素的同质人群；由于医学参考值范围是根据样本分布来确定的，为减少抽样误差需抽取足够的样本含量。一般要求每组至少在100例。

2. 测定方法应统一、准确 采用公认的或权威机构推荐的标准方法。

3. 决定是否分组制订参考值范围 当观察值在年龄、性别、地区、民族、职业等之间的分布差别较明显，而这一差别具有实际意义时，应分组制订参考值范围。

4. 确定取双侧或单侧参考值范围 根据专业知识来确定，如白细胞计数过高或过低皆属不正常，需确定双侧界值；肝功能中转氨酶过高属不正常，需确定单侧上限界值；肺活量过低属不正常，需确定单侧下限界值。

5. 选定适当的百分界限 可选择95%或99%为参考值的界限。

6. 选择制订医学参考值范围的方法 医学参考值估计的方法有多种，其中最基本的有百分位数法、正态分布法和对数正态分布法。

表7-7和表7-8分别给出了两种方法的90%、95%和99%百分范围的参考值界限的计算方法。

表7-7 参考值范围对应的百分位数

百分范围/%	单侧		双侧	
	下限	上限	下限	上限
90	P_{10}	P_{90}	P_{5}	P_{95}
95	P_{5}	P_{95}	$P_{2.5}$	$P_{97.5}$
99	P_{1}	P_{99}	$P_{0.5}$	$P_{99.5}$

表7-8 参考值范围对应的正态分布区间

百分范围/%	单侧		双侧	
	下限	上限	下限	上限
90	$\overline{X}-1.28S$	$\overline{X}+1.28S$	$\overline{X}-1.65S$	$\overline{X}+1.65S$
95	$\overline{X}-1.65S$	$\overline{X}+1.65S$	$\overline{X}-1.96S$	$\overline{X}+1.96S$
99	$\overline{X}-2.33S$	$\overline{X}+2.33S$	$\overline{X}-2.58S$	$\overline{X}+2.58S$

例7-13 抽样调查某市正常成年男子144名的红细胞数，近似正态分布，得均数为5.38×10^{12}/L，标准差为0.44×10^{12}/L。试估计该市正常成年男子红细胞数95%参考值范围。

正常成年男子的红细胞数近似服从正态分布，可按正态分布原理处理。又因红细胞数过多或过少均属异常，所以计算双侧参考值范围。

学·思·悟

请思考如何计算对数正态分布资料的单侧、双侧医学参考值范围。

学·思·悟
参考答案

下限　$\bar{X}+1.96S=5.38+1.96\times0.44=6.24\,(\times10^{12}/\text{L})$

上限　$\bar{X}-1.96S=5.38-1.96\times0.44=4.52\,(\times10^{12}/\text{L})$

所以该市正常成年男子红细胞数95%参考值范围为4.52×10^{12}/L～6.24×10^{12}/L。

百分位数法适用于任何分布类型的资料，在实际中比较常用，但由于参考值范围所涉及的往往是两端波动较大的数据，为使结果稳定，使用百分位数法必须有较大的样本含量。正态分布法适用于正态或近似正态分布资料，或变量经过变换后呈近似正态分布的资料，它的结果比较稳定，亦可用于样本含量不是很大的情况；但是实际中应用的范围比较窄。

（三）质量控制

为了控制实验中的检测误差，常以作为上、下警戒值，以作为上、下控制值。这里的2S和3S可视为1.96S和2.58S的近似值。

（四）统计分析方法的基础

正态分布是许多统计方法的理论基础，如t分布、F分布、χ^2分布都是在正态分布基础上推导出来的，u检验也是以正态分布为基础的。

重难点提示

正态分布曲线和标准正态分布曲线的特征；正态分布曲线和标准正态分布曲线下面积的分布规律；标准正态转换及标准正态分布表的应用；医学参考值范围的概念及制订步骤

第三节　计量资料的统计推断

统计分析的另一个重要内容是统计推断，指用抽样研究的方法，通过收集样本信息来推论样本所属总体的特征，即用样本推论总体，包括参数估计（parameter estimation）和假设检验（hypothesis test）两个方面。

知识拓展

说总体，做样本，由样本反映总体

统计推断工作的任务是利用经过随机抽样所得到的对总体具有代表性的样本信息，对其所代表的总体参数或特征进行估计判断。即在统计工作中，人们往往说的是总体，但真正做时却只能对样本进行分析。待样本分析结束，利用从样本中得到的信息来对总体信息进行推断。主要原因是统计工作中所面对的总体往往很大，不太可能对总体全部观察对象进行分析，只能是通过抽样的办法做到分析样本。因此，统计分析工作可总结为“说总体，做样本，由样本反映总体”。

一、均数的抽样误差和标准误

在医学研究中，由于种种情况限制不可能或没有必要对总体中的每一个个体进行测量。如研究某药物治疗贫血病的效果，研究总体是所有的贫血病患者，属于无限总体，不可能对总体中的每一个个体进行研究；再如调查某年某市7～12岁儿童压岁钱情况，该研究总体是该年该市所有7～12岁儿童，虽然属于有限总体，但由于财力、人力、物力的限制，同时考虑到投入与产出的效益比较，则没有必要对总体中的每一个个体进行研究。因此，医学研究常常采用抽样研究的方法，即按照随机化的原则，从所研究的总体中随机抽取一个样本来进行研究（抽样研究），并根据该样本所提供的信息推断所来源总体的特征（统计推断）。但由于存在个体差异，抽得的样本均数未必恰好等于总体均数，因此由样本推断总体就会有误差。

（一）均数的抽样误差的概念

我们在总体中做随机抽样，因个体变异和抽样的原因所造成的样本统计量和总体参数之差称抽样误差。而且，来自同一总体的若干样本统计量间，也存在抽样误差。抽样误差的产生原因是个体变异和抽样，而个体变异是客观存在的，所以抽样误差同样是客观存在，不可避免的。

（二）均数的标准误的计算

从同一正态总体中随机抽取样本含量均为 n 的许多样本，由于抽样误差的存在，所得各个样本均数有大有小。数理中心极限定理证明：①从均数为 μ，标准差为 σ 的正态总体中随机抽取例数为 n 的样本，样本均数也服从正态分布。样本均数的总体均数为 μ，样本均数的标准差（标准误）为 $\sigma_{\bar{X}}$。②从偏态总体中抽样，理论上，样本均数的分布并不是正态分布；但当 n 足够大时（$n \geqslant 30$），样本均数也服从正态分布，样本均数的总体均数为 μ，样本均数的标准差（标准误）为 $\sigma_{\bar{X}}$。

如以样本均数作为新的变量值，则可获得描述样本均数变异程度的标准差，即样本均数的标准差称均数的标准误，简称标准误（standard error），用 $\sigma_{\bar{X}}$ 表示。$\sigma_{\bar{X}}$ 表示样本均数间的离散程度，反映均数抽样误差大小。

在抽样研究中，抽样误差是不可避免的，但可以估计其大小。标准误的大小与总体标准差成正比，与样本含量的平方根成反比，计算公式为

$$\sigma_{\bar{X}} = \frac{\sigma}{\sqrt{n}} \qquad \text{式 7-18}$$

式中的 σ 为总体标准差，n 为样本含量。

在实际的抽样研究中，σ 常属未知，通常用样本标准差 S 来估计，得出标准误的估计值 $S_{\bar{X}}$，其计算公式为

$$S_{\bar{X}} = \frac{S}{\sqrt{n}} \qquad \text{式 7-19}$$

例 7-14 表 7-3 的某大学一年级男生身高 $N(170.6, 5.6^2)$ 的身高均数为 170.9cm，标准差为 5.6cm，则标准误的估计值为

$$S_{\bar{X}} = \frac{5.6}{\sqrt{140}} = 0.47$$

从式 7-18、式 7-19 可以看出，标准误的大小与标准差成正比，与样本含量的平方根成反比。当 n 一定时，标准差愈大，均数标准误愈大，均数的抽样误差愈大。当标准差一定时，样本含量愈大，均数的抽样误差愈小。在实际工作中，可通过适当增加样本例数来减小抽样误差。

学·思·悟

请思考标准差与标准误的异同点。

ER 7-12

学·思·悟参考答案

二、t 值及 t 分布

如前面所述，对任意一个服从均数为 μ，标准差为 σ 的正态分布的随机变量 X，进行变换，可以转换为 u 分布。如果样本来自正态总体，或样本含量较大时样本均数服从均数为 μ，标准差为的正态分布，把样本均数视为一个变量也可以通过标准变换将其转换为 u 分布。

如果样本例数较小，或总体标准差 σ 未知而用样本标准差 S 代替，就不服从 u 分布了，而是服从 t 分布（t-distribution），其计算公式为

$$t=\frac{\bar{X}-\mu}{S/\sqrt{n}}$$ 式 7-20

此时所得到的统计量值即为 t 值。t 分布与 u 分布相比，二者相同之处是都以 0 为中心，左右对称。不同之处在于 t 分布的峰部较矮而尾部较高，且 t 分布曲线与自由度（$\nu=n-1$）有关。自由度不同，t 分布曲线也不同，自由度越小峰部越矮而尾部越高。当自由度 ν 趋向于无穷大时，t 分布就成为 u 分布，见图 7-9。

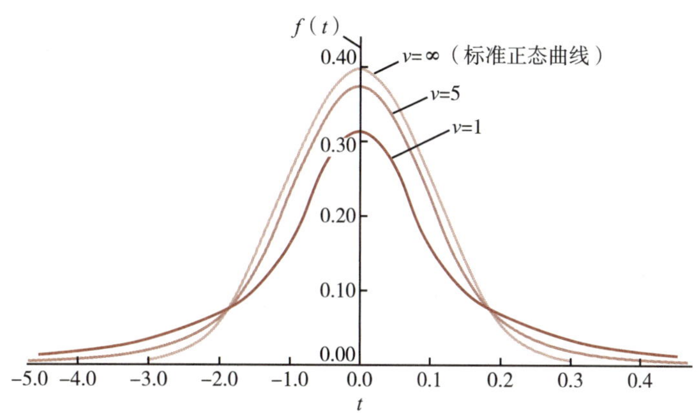

图 7-9 不同自由度的 t 分布图

t 分布曲线和横轴之间的面积为 1，表示 t 分布中 t 取值于（$-\infty$，$+\infty$）的概率 P 为 1，t 取值于某个区间的概率 P 相当于横轴上该区间与曲线所夹面积。附表 2 给出了 t 分布曲线下单侧或双侧尾部面积所对应的界值。表左侧横标目表示自由度 ν，表上方纵标目表示单侧或双侧 t 分布曲线下界值以外尾部面积，即概率 P。表内的数字为对应于不同概率 P 的 t 界值。我们把某自由度 ν 时单侧尾部面积为 α 的 t 界值记做 $t_{(\alpha,\nu)}$；把自由度 ν 时双侧尾部面积为 α 的 t 界值记做 $t_{(\alpha/2,\nu)}$。

如由附表 2 中查出 $t_{(\alpha/2,19)}=2.093$，表示从正态总体中随机抽取 19 例作为样本，其 t 值服从 $\nu=19-1=18$ 的 t 分布，理论上 t 取值于（$-\infty$，-2.093）和（2.093，$+\infty$）的概率之和为 0.05。当自由度 ν 接近于无穷大时，t 分布即为 u 分布，所以在附表 2 中当自由度为 $+\infty$ 时的界值也是 u 分布的界值。

学·思·悟

请思考 t 分布、正态分布曲线和标准正态分布曲线的区别与联系。

学·思·悟
参考答案

三、总体均数的估计

抽样研究获得样本均数后，最终目的是要用所获得样本均数来推断总体均数，即做参数估计（parameter estimation），包括点估计和区间估计。

（一）点估计

点估计（point estimation）指用研究获得的样本均数直接作为总体均数的估计值，其方法简单，但未考虑到抽样误差。如随机抽取获得 79 名 10 岁健康女孩的平均身高为 140.9cm，若用点值估计，则该地 10 岁健康女孩的平均身高即为 140.9cm。由于抽样误差的存在，不同的样本可得到不同的样本统计量（$\bar{X}$），从而对总体均数可能得到不同的点估计，因此点值估计的准确度很难评价。

（二）区间估计

区间估计（interval estimation）指按预先确定的概率（$1-\alpha$），估计未知总体均数所在的范围。该范围通常称参数的置信区间（confidence interval，又称可信区间）。C_L 和 C_U 是置信区间（CI）的置信限（confidence limit），其中 C_L 为下限（lower limit），C_U 为上限（upper limit），置信区间为开区间，不包括置信限。预先给定的概率 1-α 称置信度或可信度（confidence level），常取 95% 或 99%。若无特别说明，一般取双侧 95%。

总体均数的 95% 置信区间的含义是从正态分布总体中重复 100 次抽样，每次样本含量均为 n，每个样本均可计算 95% 置信区间，则在这 100 个置信区间中，理论上有 95 个置信区间包含了总体均数（估计正确），而有 5 个置信区间未包含总体均数（估计错误），即犯错误的概率是 5%。总体均数的 99% 置信区间的含义也是同样道理。在实际工作中，一般常采用 95% 置信区间。

总体均数置信区间的计算方法，根据总体标准差（σ）是否已知，以及样本含量（n）的大小而异。通常分为以下三种情形：

1. σ 未知，n 较小（n<50）时，计算公式为

双侧置信区间 $(\bar{X}-t_{(\alpha/2,\nu)}S_{\bar{X}}, \bar{X}+t_{(\alpha/2,\nu)}S_{\bar{X}})$ 式 7-21

单侧置信区间下限 $\bar{X}-t_{(\alpha,\nu)}S_{\bar{X}}$ 或 单侧置信区间上限 $\bar{X}+t_{(\alpha,\nu)}S_{\bar{X}}$ 式 7-22

例 7-15 对某人群随机抽取 20 人，用某批号的结核菌素作皮试，平均浸润直径为 10.9mm，标准差为 3.86mm。问这批结核菌素在该人群中使用时，皮试的平均浸润直径的 95% 置信区间是多少？

本例 n=20 为小样本且 σ 未知，采用式 7-21 计算 95% 置信区间。

根据本例，得到 ν=19，查附表 2，得 $t_{(\alpha/2.19)}=2.093$，则

$$(10.9-2.093\times3.86/\sqrt{20}, 10.9+2.093\times3.86/\sqrt{20})=(9.1, 12.7)$$

即估计该人群用此批号结核菌素，皮试的平均浸润直径的 95% 置信区间为 9.1～12.7mm。

2. σ 未知，但 n 足够大（>50）时，计算公式为

双侧置信区间 $(\bar{X}-u_{\alpha/2}S_{\bar{X}}, \bar{X}+u_{\alpha/2}S_{\bar{X}})$ 式 7-23

单侧置信区间下限 $\bar{X}-u_{\alpha}S_{\bar{X}}$ 或 单侧置信区间上限 $\bar{X}+u_{\alpha}S_{\bar{X}}$ 式 7-24

3. σ 已知时，计算公式为

双侧置信区间 $(\bar{X}-u_{\alpha/2}\sigma_{\bar{X}}, \bar{X}+u_{\alpha/2}\sigma_{\bar{X}})$ 式 7-25

单侧置信区间下限 $\bar{X}-u_{\alpha}\sigma_{\bar{X}}$ 或 单侧置信区间上限 $\bar{X}+u_{\alpha}\sigma_{\bar{X}}$ 式 7-26

例 7-16 某地区随机抽取 40～49 岁正常成年女性 166 人，采用骨密度仪对其腰椎骨密度进行了测量，平均标化骨密度为 1.061g/cm^2，标准差为 0.128g/cm^2。试估计该地区 40～49 岁正常成年女性腰椎标化骨密度均数的 95% 置信区间。

本例 σ 未知，但为 n=166 为大样本，故采用式 7-23。则所求的置信区间为

$$(1.061-1.96\times0.128/\sqrt{166}, 1.061+1.96\times0.128/\sqrt{166})=(1.042, 1.080)$$

得到该地区 40～49 岁正常成年女性腰椎平均标化骨密度 95% 置信区间为 1.042～1.080g/cm^2。

学·思·悟

请思考总体均数置信区间和医学参考值范围的区别。

ER 7-14

学·思·悟参考答案

四、假设检验

（一）假设检验的基本思想

假设检验（hypothesis test）是统计推断的重要内容，是根据一定假设条件由样本推断总体的一种方法。具体步骤：对总体的概率分布或分布参数作某种假设，记作 H_0，然后根据抽样得到的样本信息，选取合适的统计量（这个统计量的选取要在无效假设 H_0 成立时，且其分布为已知）；

由实测的样本，计算出统计量的值，并根据预先给定的显著性水平 α 进行检验。如果样本数据不能充分证明和支持假设，则在一定的概率条件下，应拒绝该假设；相反，如果样本数据不能够充分证明和支持假设是不成立的，则不能推翻假设成立的合理性和真实性。常用的假设检验方法有 u 检验、t 检验、χ^2 检验等。下面我们用例 7-17 为例言明假设检验的基本思想。

例 7-17 已知一般健康成年男子脉搏均数为 72 次 /min。某研究人员在某一山区随机测量了 25 名健康成年男子的脉搏数，测得平均数为 74.2 次 /min，标准差为 6.5 次 /min。能否认为该山区成年男子的脉搏均数与一般健康成年男子脉搏均数不同？

本例中涉及两个总体和一个样本。其中一个为已知总体：一般健康成年男子脉搏数，其总体均数已知 $\mu_0=72$ 次 /min，称总体 A；另一个为未知总体：山区成年男子的脉搏数，其总体均数 μ 未知，称总体 B；来自总体 B 的样本：$n=20$，$\bar{X}=74.2$ 次 /min，$S=6.5$ 次 /min。

本例实际上要回答这个问题，即：未知的总体 B 的均数 μ 是否等于已知的总体 A 的均数 μ_0？现在有来自总体 B 的一个样本，其样本均数为 74.2，与总体均数 72 不同，这可能是两种原因造成的：

1. 总体 B 与总体 A 的均数是相同的，即 $\mu=\mu_0$，但抽样误差造成了样本均数 74.2 与总体均数 72 的差别。

2. 总体 B 与总体 A 的均数本来就不同，即 $\mu\neq\mu_0$，样本均数 74.2 与总体均数 72 的差别是总体 B 和总体 A 不同造成的，并不能完全由抽样误差解释，即存在本质差异。

假设检验基于反证法思想和“小概率事件”的原理，预先设定差别是由抽样误差引起的，即假设第一种可能（如 H_0: $\mu=\mu_0$）是成立的。在此假设前提下，计算其检验统计量，来判断获得此假设的概率。若获得的概率较小，小于某设定的 α（如 0.05），则认为是小概率事件，根据小概率原理，统计学上有理由认为当前样本不是来自事先设定的总体。反之，获得的概率较大，则不拒绝预先的假设，统计学上认为当前样本来自事先设定的总体，数值的差别仅因抽样误差引起。我们把前者称之为有统计学意义，后者称之为没有统计学意义。

知识拓展

小概率原理

假设检验所依据的基本原理是小概率事件原理，即“小概率事件在一次试验（或观测）中几乎是不可能出现的”。至于什么是“概率很小”，在检验之前应事先指定，如 5%、1% 等，即在检验给定的一个假设中，所犯的第一类错误的概率。它被称为检验的显著性水平或检验水平，这个概率通常用 α 来表示，是事先指定的一个小的正数。

（二）假设检验的基本步骤

1. 建立假设和确定检验水准 检验假设有两个：一个是无效假设（null hypothesis），符号为 H_0，是假设指标间数量上的差别仅仅由抽样误差所致，即假定某两个（或多个）总体参数相等，是计算检验统计量和 P 值的依据。另一个是备择假设（alternative hypothesis），符号为 H_1。H_1 与 H_0 相对立，表示目前的差异不仅是因为抽样误差引起，而是有本质的区别。H_0 假设为主要假设，只有拒绝了 H_0，才能接受 H_1。

知识拓展

H_0 假设为何作为主要假设

假设检验时，统计量 t 值是基于假设 H_0（即检验双方总体无差异的假设）成立的基础之上计算出来的。如果事先就假设二者有差别，那么进行检验的两个样本均数就不能放到同一 t 值的计算公式中进行计算。

假设检验均是基于假定检验双方总体无差异的基础上来进行的，这样才能利用所得统计量值查附表 2 来计算其概率 P 值大小。

根据研究目的和专业知识确定做双侧检验（two-sided test）还是单侧检验（one-sided test）。

如例 7-17，若研究者不清楚该山区成年男子的脉搏均数是否高于或低于一般健康成年男子脉搏均数，假设检验的目的是判断其是否不同（可能高也可能低），则应选用双侧检验。若研究者已经确定该山区成年男子的脉搏均数不会低于正常男子，假设检验的目的是判断是否高于正常成年男子，则应选用单侧检验。本例的问题是"能否认为该山区成年男子的脉搏均数与一般健康成年男子脉搏均数不同"，即可能高也可能低，所以应选双侧检验。通常选用双侧检验较稳妥，在实际使用中较多的是双侧检验。本书中在未作说明的情况下选用的均是双侧检验。常用的两个总体均数比较时检验假设的表示方法见表 7-9 和表 7-10。

表 7-9　样本均数（其总体均数为 μ）与已知的总体均数 μ_0 作比较的单侧和双侧检验

分类	目的	H_0	H_1
双侧检验	是否 $\mu \neq \mu_0$	$\mu = \mu_0$	$\mu \neq \mu_0$
单侧检验	是否 $\mu > \mu_0$	$\mu = \mu_0$	$\mu > \mu_0$
	是否 $\mu < \mu_0$	$\mu = \mu_0$	$\mu < \mu_0$

表 7-10　两样本均数（其总体均数分别为 μ_1 与 μ_2）的比较的单侧和双侧检验

分类	目的	H_0	H_1
双侧检验	是否 $\mu_1 \neq \mu_2$	$\mu_1 = \mu_2$	$\mu_1 \neq \mu_2$
单侧检验	是否 $\mu_1 > \mu_2$	$\mu_1 = \mu_2$	$\mu_1 > \mu_2$
	是否 $\mu_1 < \mu_2$	$\mu_1 = \mu_2$	$\mu_1 < \mu_2$

检验水准（size of a test）又称显著性水平，符号为 α，是判断差异有无统计学意义的标准，也是肯定或否定 H_0 的概率标准，其大小应根据分析的要求确定。通常取 $\alpha=0.05$ 或 0.01，指 H_0 假设正确但却被错误地拒绝了的概率或风险，意味着不拒绝原假设正确的可能性（概率）为 95% 或 99%。其实质是判断小概率事件的概率尺度。

例 7-17 的检验假设和检验水准表述如下：

H_0：$\mu=\mu_0$ 或 $\mu=72$ 次 /min。

H_1：$\mu \neq \mu_0$ 或 $\mu \neq 72$ 次 /min。

$\alpha=0.05$。

2. 确定检验方法，计算统计量　根据资料类型、分析目的和研究设计方案等选择适当的检验方法并计算相应的统计量。所有检验统计量（test statistic）都是在 H_0 成立的前提下计算出来的。如成组设计两样本均数比较通常选用 t 检验。

3. 确定概率 P 值　P 值是在 H_0 成立时大于等于（或小于等于）用样本计算出的统计量值出现的概率，亦是确定样本指标与已知总体指标或样本指标与样本指标之间的差异由于抽样误差引起的概率。确定 P 值的方法是根据计算出的检验统计量，依据检验统计量的特定分布，查相应自由度下的界值表（如 t 检验查"附表 2"，χ^2 检验查"附表 3"），得到设定概率水准（如 $\alpha=0.05$ 或 0.01）下对应的统计量界值，对比检验统计量和统计量界值，即可得概率（P）。

4. 作出统计结论 假设检验的统计结论是通过比较 P 值和检验水准 α 的大小来进行的，其规则是：

当 P 值小于或等于检验水准 α 时，意味着在无效假设成立的前提下，获得“现有检验统计量的观察值及其更极端值”事件的概率，满足事先定义的小概率事件的标准，根据“小概率事件在一次抽样过程中不（大）可能发生”原理，怀疑无效假设 H_0 的真实性，从而作出拒绝 H_0 的决策。因为 H_0 和是 H_1 对立的，既然拒绝 H_0，就只能接受 H_1。

当 P 值大于检验水准 α 时，意味着在无效假设成立的前提下，“检验统计量的观察值及其更极端值”事件的概率，是一个非小概率事件，即一个可能发生的事件。此时，我们便没有充足的理由拒绝 H_0，于是作出不拒绝 H_0 的统计结论。

以下为 t 检验时，P 值判定及统计结论推断：

当 $|t|\geqslant t_{(0.05/2,\ \nu)}$，则 $P\leqslant 0.05$，差异有统计学意义。

当 $|t|<t_{(0.05/2,\ \nu)}$，则 $P>0.05$，差异无统计学意义。

最后再根据统计推断的结果并结合相应的专业知识，得出专业结论。

（三）假设检验中的两类错误

假设检验无论作出哪一种统计结论（不拒绝还是拒绝 H_0），都面临着发生判断错误的风险。这就是假设检验中的两类错误。现分述如下：

第一类错误：H_0 是正确的，但由于抽样的原因，拒绝了实际成立的 H_0，导致推断结论错误。第一类错误又称“弃真”错误、假阳性、误诊率，其概率用 α 表示。

第二类错误：H_0 是错误的，没有拒绝原本错误的 H_0，导致推断结论错误。第二类错误又称“存伪”错误、假阴性、漏诊率，其概率用 β 表示。

表 7-11 总结了假设检验中两种实际情况和不同的检验结论的关系。

表 7-11　统计推断结论和两类错误

客观实际	拒绝 H_0	不拒绝 H_0
H_0 成立	第一类错误（α）	推断正确（$1-\alpha$）
H_0 不成立	推断正确（$1-\beta$）	第二类错误（β）

从图 7-10 可以看出，对于某一具体的检验而言，当在样本数 n 确定时，α 愈小，β 愈大，相反地，α 愈大，β 愈小。在实际应用中，当不可能同时达到有较小的检验水准和较高的检验功效时，一般先确定检验水准 α，然后再决定检验功效。在样本量确定时，如果要减小 β，就把 α 取大一点。要同时减小第一类错误和第二类错误，只有增加样本含量。

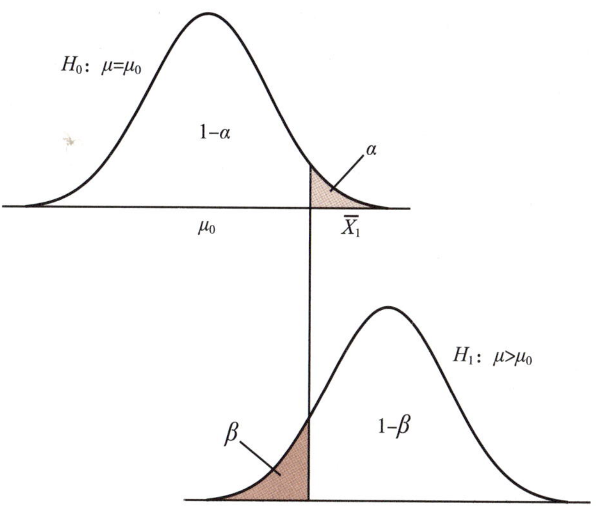

图 7-10　第一类错误与第二类错误关系示意图（以单侧 u 检验为例）

五、t 检验

t 检验（t-test）是计量资料中最常用的假设检验方法，主要用检验两组数据所代表的总体均数是否存在区别。当样本含量较大时，可使用 u 检验。理论上，t 检验要求样本来自正态分布总体（配对样本 t 检验要求差值 d 服从正态分布）。两独立样本均数比较的时候，还要求两总体方差相等，即方差齐性。

（一）单样本 t 检验

单样本 t 检验（one sample t test）适用于样本均数 $\bar{X}$ 与已知总体均数 μ_0 的比较，其比较目的是检验“样本均数 $\bar{X}$ 所来源的总体均数 μ”是否与“已知总体均数 μ_0”有差别。已知的某一总体均数 μ_0，常为理论值、标准值或者经大量观察所获得的稳定值。单个样本的 t 检验理论上要求样本所来源的总体服从正态分布。检验统计量 t 的计算公式为

$$t=\frac{\bar{X}-\mu_0}{S_{\bar{X}}}=\frac{\bar{X}-\mu_0}{S/\sqrt{n}} \qquad \nu=n-1 \qquad \text{式 7-27}$$

式中的 $\bar{X}$ 为样本均数，μ 为总体均数，S 为样本标准差，ν 为自由度。

知识拓展

为什么自由度是 $n-1$

在进行方差计算时，特别是在进行样本方差计算时，其分母用的是 $n-1$，这里的 $n-1$ 称自由度。可以理解为，在估计总体方差时，使用的是离差平方和，只要 $n-1$ 个数的离差平方和确定了，方差也就确定了；即在均值确定后，如果知道了其中 $n-1$ 个数的值，第 n 个数的值也就确定了。这时均值就相当于一个限制条件，由于加了这个限制条件，所以估计总体方差的自由度为 $n-1$。

如例 7-17，一般健康成年男子脉搏总体均数 $\mu_0=72$ 次 /min，从山区所抽样本含量 $n=25$，样本均数 $=74.2$ 次 /min，标准差 $S=6.5$ 次 /min。能否据此认为该山区成年男子的脉搏均数与一般健康成年男子脉搏均数不同？

1. 建立检验假设，确定检验水准

H_0：$\mu=\mu_0$，即山区健康成年男子脉搏均数与一般健康成年男子脉搏均数相同。

H_1：$\mu\neq\mu_0$，即山区健康成年男子脉搏均数与一般健康成年男子脉搏均数不相同。

$\alpha=0.05$。

2. 计算统计量　根据式 7-27，得

$$t=\frac{\bar{X}-\mu_0}{s/\sqrt{n}}=\frac{74.2-72}{6.0/\sqrt{25}}=1.833$$

3. 确定概率 P 值，作出统计推断　根据自由度 $\nu=24$ 查“附表 2　t 界值表”，得双侧 0.05 概率下界值：$t_{0.05/24}=2.064$，因 $t=1.692<2.064$，得 $P>0.05$。按 $\alpha=0.05$ 的检验水准，不拒绝 H_0，总体均数的差别无统计学意义，即尚不能认为山区健康成年男子脉搏均数与一般健康成年男子脉搏均数不相同。

（二）配对设计均数比较的 t 检验

配对设计均数比较的 t 检验又称配对 t 检验（paired t-test），适用于配对设计的定量资料。在医学研究中，配对设计主要有以下几种情形：①将试验对象按照一定的条件配成若干对，然后随机将每对中的两个观察单位分配到实验组和对照组中去，给以不同的处理，观察某种指标的变化，目的是观察实验组与对照组的处理结果有无不同。②同一份样品用两种方法（或仪器）检测，观察某种指标的数量变化，目的是推断这两种方法的结果有无不同，如把同一个受试对象的血清样本分成两份，分别使用不同的方法测定血铅值。③同一受试对象两个部位的测定数据，如观察化妆品对皮肤的刺激作用，分别在实验动物的不同部位涂上受试品和对照品。④自身配对比较，指同一组试验对象在处理前后观察某种指标的变化，目的是推断这种处理有无作用，如治疗前后患者血压的变化。

配对 t 检验的原理：假设两种处理的效应相同，即 $\mu_1=\mu_2$，则 $\mu_1-\mu_2=0$。所以配对 t 检验实际上

是差值的样本均数所代表的差值的总体均数 μ_d 与已知总体均数 $\mu_0=0$ 的比较。由此可见，配对 t 检验的实质同于单样本的 t 检验。检验统计量 t 的计算公式为

$$t=\frac{\bar{d}-0}{S_{\bar{d}}}=\frac{\bar{d}-0}{s_d/\sqrt{n}},\quad \upsilon=n-1 \qquad \text{式 7-28}$$

式中的 d 为每对数据的差值，为差值的样本均数，S_d 为差值的标准差，$S_{\bar{d}}$ 为差值的标准误，n 为对子数。

$$S_d=\sqrt{\frac{\sum d^2-(\sum d)^2/n}{n-1}} \qquad \text{式 7-29}$$

式中的 $\sum d^2$ 为差值的平方之和，$\sum d$ 为差值之和。

例 7-18 有 12 名接种卡介苗的儿童，8 周后用两批不同的结核菌素，一批是标准结核菌素，一批是新制结核菌素，分别接种在儿童的前臂，观察两种结核菌素的皮肤浸润反应平均直径（mm）如表 7-12 所示。问两种方法结核菌素的反应性有无差别？

表 7-12　12 名儿童分别用两种结核菌素的皮肤浸润反应平均直径

单位：mm

编号	标准品	新制品	差值 d	差值 d^2
1	12.0	10.0	2.0	4.00
2	14.5	10.0	4.5	20.25
3	15.5	12.5	3.0	9.00
4	12.0	13.0	−1.0	1.00
5	13.0	10.0	3.0	9.00
6	12.0	5.5	6.5	42.25
7	10.5	8.5	2.0	4.00
8	7.5	6.5	1.0	1.00
9	9.0	5.5	3.5	12.25
10	15.0	8.0	7.0	49.20
11	13.0	6.5	6.5	42.25
12	10.5	9.5	1.0	1.00
合计			39.0($\sum d$)	195.00($\sum d^2$)

1. 确立检验假设，确定检验水准

H_0：$\mu_d=0$，即两种结核菌素的皮肤浸润反应平均直径相同。

H_1：$\mu_d\neq 0$，即两种结核菌素的皮肤浸润反应平均直径不同。

$\alpha=0.05$。

2. 计算统计量 根据式 7-29 得

$$S_d=\sqrt{\frac{\sum d^2-(\sum d)^2/n}{n-1}}=\sqrt{\frac{195-(39)^2/12}{12-1}}=2.490$$

根据式 7-28 得

$$t=\frac{3.25}{2.490\ 9/\sqrt{12}}=4.520$$

3. 确定概率 P 值，作出统计推断 根据自由度 $\nu=12-1=11$ 查"附表 2 t 界值表"，得双侧 0.05 概率对应的 t 界值：$t_{0.05/2,11}=2.201$，$t_{0.01/2,11}=3.106$，因 $t=4.520>3.106$，得 $P<0.01$。则按 $\alpha=0.05$ 检验水准，拒绝 H_0，接受 H_1，两总体的差别统计学意义，即可认为两种方法结核菌素的反应结果的差别有统计学意义，标准品的结核菌素的皮肤浸润反应平均直径大于新制品。

例 7-18 的 SPSS 分析视频

（三）两独立样本的 t 检验

两独立样本 t 检验又称成组 t 检验（group t-test），适用于完全随机设计两样本均数的比较，目的是推断两样本各自代表的总体均数 μ_1 与 μ_2 是否相等。

当两个样本含量较小，即 $n_1+n_2<100$，t 统计量的计算公式为

$$t=\frac{(\bar{X}_1-\bar{X}_2)-(\mu_1-\mu_2)}{S_{\bar{X}_1-\bar{X}_2}} \qquad \nu=n_1+n_2-2$$ 式 7-30

式中的 $S_{\bar{X}_1-\bar{X}_2}$ 是两均数之差的标准误，其计算公式为

$$S_{\bar{X}_1-\bar{X}_2}=\sqrt{s_c^2(\frac{1}{n_1}+\frac{1}{n_2})}$$ 式 7-31

式中的 S_c^2 是两样本合并方差，计算公式为

$$S_c^2=\frac{\sum X_1^2-(\sum X_1)^2/n_1+\sum X_2^2-(\sum X_2)^2/n_2}{n_1+n_2-2}$$ 式 7-32

注意，当两个样本的样本含量均较大（$n_1>50$ 且 $n_2>50$）时，可采用 u 检验，检验统计量的计算公式为

$$u=\frac{\bar{X}_1-\bar{X}_2-(\mu_1-\mu_2)}{S_{\bar{X}-\bar{X}_2}}$$ 式 7-33

$$S_{\bar{x}_1-\bar{x}_2}=\sqrt{(S_{\bar{x}_1})^2+(S_{\bar{x}_2})^2}=\sqrt{\frac{S_1^2}{n_1}+\frac{S_2^2}{n_2}}$$ 式 7-34

例 7-19 某克山病区测得 11 例克山病患者与 13 名健康人的血磷值（mmol/L）见表 7-13 所示，问该地急性克山病患者与健康人的血磷值是否不同？

表 7-13 急性克山病患者与健康人的血磷值（mmol/L）

编号	1	2	3	4	5	6	7	8	9	10	11	12	13
患者（X_1）	0.84	1.05	1.20	1.20	1.39	1.53	1.67	1.80	1.87	2.07	2.11		
健康人（X_2）	0.54	0.64	0.64	0.75	0.76	0.81	1.16	1.20	1.34	1.35	1.48	1.56	1.87

1. 建立检验假设，确定检验水准

H_0：$\mu_1=\mu_2$，即急性克山病患者与健康人的血磷值相同。

H_1：$\mu_1\neq\mu_2$，即急性克山病患者与健康人的血磷值不同。

$\alpha=0.05$。

2. 计算统计量

今 $n_1=11$，$\sum X_1=16.73$，$\sum X_1^2=27.223\,9$；$n_2=13$，$\sum X_2=14.10$，$\sum X_2^2=17.431\,6$

$$t=\frac{1.521-1.085}{\sqrt{\frac{27.223\,9-(16.73)^2/11+17.431\,6-(14.10)^2/13}{11+13-2}\left(\frac{1}{11}+\frac{1}{13}\right)}}=2.522$$

3. 确定概率 P 值 本例 $\upsilon=11+13-2=22$，查附表2得 $t_{0.02/2,\ 22}=2.508$，$t_{0.01/2,\ 22}=2.819$，检验统计量 t 值在此二界值之间，则 $0.01<P<0.02$。

4. 作出统计推断 按 $\alpha=0.05$ 的检验水准，拒绝 H_0，接受 H_1，两总体均数的差别有统计学意义，即该地急性克山病患者与健康人的血磷值不同，患者较高。

例7-19的SPSS分析视频

例 7-20 某医院对348例正常足月新生儿出生时体重进行了收集，按性别分组进行统计，结果如表7-14所示。问该院出生的男、女足月新生儿体重有无差别？

表 7-14 某医院 348 例男、女新生儿出生体重的比较

分组	例数	出生体重均数 /g	出生体重标准差 /g
男足月新生儿组	182	3 327	387.5
女足月新生儿组	166	3 204	368.7

1. 建立检验假设，确定检验水准

H_0: $\mu_1=\mu_2$，即男、女足月新生儿出生体重相同。

H_1: $\mu_1\neq\mu_2$，即男、女足月新生儿出生体重不同。

$\alpha=0.05$。

2. 计算统计量 根据式7-33得 $u=3.304$。

3. 确定概率 P u 检验双侧0.05水平界值 $u_{0.05/2}=1.96$，本例 $u=3.034>1.96$，可得 $P<0.05$。

4. 作出统计推断 按 $\alpha=0.05$ 的检验水准，拒绝 H_0，接受 H_1，两总体均数的差别有统计学意义，即可以认为该医院出生的男、女足月新生儿体重有差别。

（四）t 检验应注意的问题

1. 要有严密的抽样设计 这是假设检验的前提。样本应从根据研究目的确定的同质总体中随机抽样获得，具有代表性。在不同组间进行比较时，应考虑组间均衡性和可比性。

2. 选用的检验方法应符合其适用条件 应根据分析目的、资料类型、样本含量大小等选用适当的检验方法，同时也要考虑检验方法的前提条件。样本均数 t 检验的前提条件是两样本要来自正态分布的总体而且方差齐。篇幅所限，关于正态性检验和方差齐性检验知识可参阅统计专业书籍。

3. 单侧检验和双侧检验 根据研究目的和专业知识确定进行单侧还是双侧检验。如分析比较新旧药物的疗效，事先不知哪种好、哪种差，分析目的在于确定二者有无差别，需要使用双侧检验；如果有充分理由认为新药不会比旧药差，分析的目的在于明确新药是否比旧药好，则用单侧检验。选择单侧或是双侧检验，应在统计分析工作开始前就确定。

4. 假设检验的结论不能绝对化 统计的结论是概率性的，不论是拒绝 H_0 还是不拒绝 H_0，都有可能推断错误，即第一类错误和第二类错误。所以下结论的时候，不能绝对化。当 P 和 α 大小接近的时候，下结论尤其要慎重。

5. 正确理解假设检验中概率 P 值的含义 P 值是在零假设成立的前提下，从所规定的总体中随机抽取样本，得到当前的检验统计量及比当前的检验统计量更大值（或更小值）的可能性。如果这个可能性小于 α，则认为是小概率事件发生，根据“小概率事件在一次试验中几乎是不可能发生的”概念而拒绝零假设，P 值越小，拒绝零假设的理由越充分、结论更可靠。

6. 统计结论和专业结论 差别的统计学意义是统计结论；而差别的实际意义是专业结论。统计结论只有和专业结论有机地结合，才能得出恰如其分、符合客观实际的最终结论。一般而言，当统计结论和专业结论一致时，则最终结论

重难点提示

均数抽样误差的概念，标准误的计算与应用；t 分布的特点；总体均数置信区间的概念与计算；假设检验的基本步骤、假设检验中的两类错误；三种不同设计类型的 t 检验的过程及应用

与这二者均一致；若统计结论和专业结论不一致，则需根据实际情况仔细分析。

（兰晓霞）

思考题

1. 试述极差、四分位间距、标准差及变异系数的适用范围。

2. 某中学对全体师生进行体检后，计算出身高的均数为 152.5cm，体重的均数为 47.2kg，都低于国人的标准值。你认为这是什么原因？

3. 正常成年男子红细胞计数近似正态分布，95% 参考值范围为 3.60×10^{12}/L～5.84×10^{12}/L。若一名成年男子测得红细胞计数为 3.10×10^{12}/L，则医生判断该男子红细胞计数一定不正常。请问判断是否正确，为什么？

4. 简述医学参考值范围的含义及制订参考值范围的一般步骤。

5. 假设检验的基本步骤是什么？在假设检验时，有哪些问题需要注意？

6. 试述常见的配对设计类型。

7. 假设检验的统计“显著”与专业意义上“显著”有何联系和区别？

8. 假设检验的两类错误之间的区别与联系是什么？

第八章 | 计数资料的统计分析

教学课件

思维导图

学习目标

1. 掌握常用相对数的概念和计算方法、计数资料统计推断方法，χ^2 检验计算方法，即完全随机设计四格表资料的 χ^2 检验、配对设计四格表资料的 χ^2 检验、行×列表资料的 χ^2 检验计算方法。

2. 熟悉应用相对数应注意的问题，率的抽样误差和总体率的区间估计，χ^2 检验应用条件和注意事项。

3. 了解率的标准化方法及注意事项。

4. 能够对计数资料进行统计描述和统计推断。

5. 具有基本的科研意识、科研素养，以及实事求是、追求真理的科学精神。

计数资料的统计分析包括统计描述和统计推断。统计描述主要使用相对数，统计推断包括参数估计和假设检验。计数资料的参数估计即总体率的估计，包括点估计和区间估计。假设检验方法的选择应根据资料类型、研究设计的类型，结合研究目的而定，常用的有 z 检验和 χ^2 检验等。

案例导入

某年某地一次流感暴发，甲村 1 500 人，发病 75 人；乙村 1 000 人，发病 50 人。

请思考：

1. 如何正确比较两村流感发病的严重程度？
2. 如何得出正确的、实事求是的医学结论？

案例导入参考答案

第一节 计数资料的统计描述

计数资料数据的基本形式是绝对数，如某病的发病人数、治疗人数、治愈人数、死亡人数等，用以说明客观事物或现象发生的实际水平。但绝对数受到基数的影响不具有可比性，不便于分析和比较，若分析和比较往往需要在绝对数的基础上计算相对数。

例 8-1 若比较上述案例中两村流感流行的严重性，需要在绝对数基础上计算相对数（如发病率等），说明流感发生的相对水平。

$$甲村发病率=\frac{75}{1\ 500}\times100\%=5\%$$

$$乙村发病率=\frac{50}{1\ 000}\times100\%=5\%$$

由此可见，甲、乙两村的流感流行的程度相同，如果直接比较绝对数，会得出错误的结论。因此，计数资料作比较时需把欲比较的样本或总体的基数化为一致，即为相对数指标。

本节主要介绍常用相对数、率的标准化。

学·思·悟

如上述案例给出的发病人数就是绝对数，它告诉我们甲村比乙村多了 25 位患者。能否据此就认为本次流感流行甲村严重？为什么？

一、常用相对数

相对数是两个有关联的指标之比。相对数是计数资料常用的统计指标，可说明计数资料的相对水平并便于互相比较。医学上常用的相对数有率、构成比、相对比等。

1. 率 又称频率指标或强度指标，表示在一定条件下某种现象实际发生例数与可能发生该现象的总数之比，用以说明某现象发生的频率或强度。常以百分率（%）、千分率（‰）、万分率（1/万）、十万分率（1/10 万）等表示。总体率用 π 表示，样本率用 p 表示。其计算公式为

$$率=\frac{某时期实际发生某现象的例数}{同时期可能发生该现象的总例数}\times K \qquad 式 8\text{-}1$$

式中的 K 为比例基数，可以是 100%、1 000‰、10 万 /10 万等。

选择比例基数的原则：①根据实际工作中的习惯用法。②使计算结果至少保留 1～2 位整数。③根据研究现象的发生强度选择比例基数，如流感常用千分率，恶性肿瘤常用万分率或者十万分率。需要指出，许多情况下率的时间范围界定，如发病率、死亡率、病死率等，通常指 1 年时间内发生的频率。

知识拓展

百分率、千分率、十万分率

在医学资料的分析中，一般情况下，描述生存率、病死率、治愈率、感染率、阳性率等常用百分率（%）；描述出生率、死亡率、人口自然增长率等常用千分率（‰）；描述某些疾病（如恶性肿瘤）的发病率和死亡率等常用十万分率（1/10 万）。

例 8-2 某年某地三所小学学生的腮腺炎发病情况见表 8-1。试计算各学校的腮腺炎发病率及三所学校平均发病率。

根据式 8-1 计算得

$$甲学校腮腺炎发病率=\frac{24}{1\ 650}\times 100\%=1.45\%$$

其余两组发病率类推，结果见表 8-1 第（4）栏。三所学校腮腺炎的合计发病率即平均发病率的计算，应以总发病人数除以总人数，即

表 8-1 某年某地三所小学学生的腮腺炎发病情况

学校（1）	学生数（2）	发病例数（3）	发病率 /%（4）
甲	1 650	24	1.45
乙	1 876	26	1.39
丙	1 724	30	1.74
合计	5 250	80	1.52

$$平均发病率=\frac{80}{5\ 250}\times 100\%=1.52\%$$

2. 构成比（proportion） 又称构成指标，表示事物内部各个组成部分在整体中所占的比重或分布，可以用来表示疾病或死亡的顺位、位次或所占比重。通常以百分数表示，故又称百分比。其计算公式为

$$构成比=\frac{某事物内部某一组成部分的观察单位数}{同一事物内部各组成部分的观察单位总数}\times100\% \qquad 式8\text{-}2$$

例 8-3 某地某年传染病的患病情况见表 8-2，试计算 5 类传染病的构成比。

根据式 8-2，计算肝炎所占构成为

$$\frac{2\,111}{7\,579}\times100\%=27.85\%$$

其余类推，结果见表 8-2。

构成比有两个特点：

(1) 各组成部分的构成比之和为 100% 或 1。若由于四舍五入造成合计不等于 100% 时，可适当调整尾数，使其等于 100%。

(2) 事物内部某一部分的构成比发生变化，其他部分的构成比也相应地发生变化。

本例可以看出该地传染病患病情况的构成比从上到下依次降低，可以应用构成比表示这些疾病的位次或顺位，同时也可以看出其构成比之和为 100%。

表 8-2 某地某年传染病的患病情况

传染病	病例数	构成比 /%
痢疾	3 685	48.62
肝炎	2 111	27.85
流行性脑脊髓膜炎	850	11.22
麻疹	522	6.89
其他传染病	411	5.42
合计	7 579	100.00

3. 相对比 又称对比指标，表示两个相关指标之比，常以百分数和倍数表示，可用于描述两指标的对比水平，说明甲指标是乙指标的多少倍或百分之几。其计算公式为

$$相对比=\frac{甲指标}{乙指标}（或\times100\%） \qquad 式8\text{-}3$$

式 8-3 的甲、乙两个指标性质可以相同也可以不同，可以是绝对数、相对数或平均数。应注意，两个指标的比值必须有实际意义，不能是任意两个数值的比值。习惯上，甲指标大于乙指标时结果用倍数表示，甲指标小于乙指标时结果用百分数表示。

例 8-4 某市肺结核的死亡率 1949 年为 194.7/10 万，2005 年为 25.4/10 万，计算两个年份肺结核死亡率的相对比。

1949 年 : 2005 年　　194.7/25.4 = 7.67 倍

2005 年 : 1949 年　　25.4/194.7 × 100% = 13.05%

表示该市肺结核的死亡率 1949 年为 2005 年的 7.67 倍，或该市 2005 年肺结核的死亡率是 1949 年的 13.05%。

重难点提示

常用相对数的概念、计算方法，率选择比例基数的原则，构成比的特点

知识拓展

相对比的形式

相对比根据其分子与分母的关系，常见有以下形式：

1. 对比指标　指两个同类指标之比，如男女性别比、某病死亡率相对比等。
2. 关系指标　指两个有关的非同类指标之比，如某医院的床护比。
3. 计划完成指标　说明计划完成的程度，常用实际数达到计划数的百分之几或几倍表示。

二、应用相对数的注意事项

1. 构成比不等于率，不能混淆 率与构成比是性质、意义完全不同的两类统计指标。构成比说明事物内部各组分所占比重，属于结构指标；而率则是说明某种现象发生的频率或强度，属于强度指标。

例 8-5 调研某年某市 15 岁以上居民原发性高血压情况见表 8-3。第（2）（3）栏为绝对数，第（4）栏为各年龄组患病人数占总患病人数的构成比，可见 60～<75 岁年龄组患病人数所占比例较高。如果据此栏结果认为该年龄段人群原发性高血压患病程度高，即犯了以构成比代替率的错误。表中第（5）栏数据为各年龄组原发性高血压的患病率，反映各年龄段原发性高血压患病程度，其中 >75 岁年龄组患病率最高。

表 8-3 某年某市 15 岁以上居民受检人数与原发性高血压人数统计

年龄/岁 （1）	受检人数 （2）	原发性高血压人数 （3）	构成比/% （4）	患病率/% （5）
15～<30	712	25	1.99	3.51
30～<45	717	75	5.98	10.46
45～<60	1 468	448	35.73	30.52
60～<75	935	519	41.39	55.51
>75	297	187	14.91	62.96
合计	4 129	1 254	100.00	30.37

值得注意的是，在医学研究中，经常有人利用医院就诊患者的资料来分析某特定疾病或特定指标与性别、年龄、职业、吸烟、饮酒等暴露因素的关联，此时所计算的相对数大多是构成比，不能代替率进行统计分析。

重难点提示

率与构成比是性质、意义不同的统计指标，不能互相代替

2. 计算相对数时分母不宜过小 计算相对数时，观察单位应有足够多的数量（即分母应足够大），分母越大计算得相对数越稳定，越能正确反映实际情况。如果例数较小，应该直接用绝对数表示，例如治疗 4 例患者，其中治愈 2 例，不能说治愈率为 50%。

3. 正确计算平均率 平均率又称总率或合计率。计算观察单位数不等的几个率的平均率，不能将各个率直接相加求平均数，而应将各个率的分子、分母分别相加后，然后按率的公式计算平均率。

按表 8-3 所示资料，可计算得

$$\text{平均患病率} = \frac{\text{合计检出高血压病人数}}{\text{受检总人数}} \times 100\% = \frac{1\ 254}{4\ 129} \times 100\% = 30.37\%$$

4. 注意资料的可比性 资料的可比性（即各组之间除对比因素外，其他影响观察指标的所有因素应尽可能相同或相近）是相对数进行比较的前提。一般应注意：

（1）研究对象要同质，研究方法、观察时间、判定标准、居住地区、民族、种族、风俗习惯和经济条件等客观环境或条件要一致或相近。

（2）混杂因素在各组的内部构成要相同。如比较两个地区的某病总死亡率时，如果两组研究对象的年龄、性别等因素构成不同，只能分别比较各年龄组各性别死亡率，若要对总死亡率比较，则应先标准化再作比较，具体见本章“率的标准化”。

重难点提示

总率或合计率即平均率，注意正确计算

知识拓展

混杂因素

混杂因素又称混杂因子或外来因素。它指与研究因素和研究疾病均有关，若在比较的人

群组中分布不匀，可以歪曲（掩盖或夸大）因素与疾病之间真正联系的因素。

混杂因素具有以下三个特征：①必须是所研究疾病的独立危险因素。②必须与所研究的暴露因素存在统计学联系。③一定不是暴露因素与疾病因果链的中间环节。

具有这几个条件的因素，如果在比较的人群组中分布不均，即可导致混杂作用产生。如在关于吸烟与肺癌关系的病例对照研究中，年龄即具有这样的条件，为混杂因素，如果病例组与对照组年龄分布不均衡，即可导致对吸烟与肺癌关系的错误估计。

（3）在比较同一地区不同时间的资料时，应注意客观条件的有无变化。例如在不同时间比较同种疾病的发病率时，应注意就诊机会、诊断技术、疾病的登记报告制度完善程度等变化。

5. 样本率或构成比进行比较时应作假设检验。对样本率或构成比进行比较时，在随机抽样的情况下，由于抽样误差的存在，不能仅凭样本指标大小得出结论，应进行参数估计和假设检验（见本章第二节）。

6. 相对数和绝对数应该结合起来运用。

知识拓展

常用的相对数指标

1. 反映疾病发生水平的指标　常用的有发病率、罹患率、患病率等。

2. 反映疾病死亡的统计指标　常用的有死亡率、病死率、死因构成等。

3. 人口统计指标　常用的有出生率、人口自然增长率等。

4. 医疗效果统计指标　如急性病的近期治疗效果可用治愈率、有效率、病死率等来反映，慢性病的远期疗效指标用生存率来评价。

5. 医学检验工作中常用的统计指标　如阳性率、感染率、抗体阳转率等。

三、率的标准化

（一）率的标准化法的意义和基本思想

率的标准化是在进行两个或多个总率比较时，先采用一个共同的内部构成标准，对两个或多个总率的内部构成作调整，以消除因混杂因素内部构成不同对总率产生的影响，然后再进行比较的方法。

采用标准化方法计算得到的率称标准化率（standardized rate），简称标化率，又称调整率。标准化率具有可比性，即两个或多个标准化率可以直接进行比较。

例 8-6　某地某年甲、乙两所医院某传染病治愈率比较的资料见表 8-4，试比较两医院该病治愈率的高低。

表 8-4　某地某年甲、乙两所医院某传染病治愈率比较

病型	甲院			乙院		
	患者数	治愈数	治愈率 /%	患者数	治愈数	治愈率 /%
普通型	300	180	60.0	100	65	65.0
重型	100	40	40.0	300	135	45.0
暴发型	100	20	20.0	100	25	25.0
合计	500	240	48.0	500	225	45.0

从表 8-4 可见，甲、乙两医院无论哪一种病型，均是乙医院的治愈率高，而两院总治愈率反而是甲医院高。分析出现这一矛盾的原因：两所医院患者的病型构成比不同，甲医院普通型患者是乙医院的 3 倍，乙医院重型患者是甲医院的 3 倍。两医院普通型的治愈率均远高于重型，说明比较治愈率时病型是混杂因素。虽然乙医院各型治愈率均高于甲医院，但因其重型患者数远多于甲医院，因此治愈总人数却低于乙医院，导致出现总治愈率甲医院高于乙医院的结论。假如两医院收治各型患者人数相同，也就是混杂因素具有可比性，就不会出现这样的矛盾。

综上，由于存在“病型”这个混杂因素，且其在两组不可比，若将两医院总治愈率直接进行比较，显然是不合理的。为了正确比较两医院总治愈率，必须先将两组研究对象的构成按统一标准进行校正，计算校正后的标准化率，然后再作比较。

率的标准化基本思想：当两组或多组资料的总率进行比较时，为了消除其内部混杂因素构成不同对总率的影响，采用统一的标准计算标准化率，再对标准化率进行组间比较，这样可以使组间的标准化率具有可比性。

重难点提示

率的标准化的基本思想

（二）标准化率的计算方法

常用的率的标准化法有直接标化法和间接标化法。

1. 直接标化法 已知要比较的两组人群各层（如年龄层、病情严重程度等）率，且各层率之间无明显交叉时，用直接法计算标化率。如表 8-4 的资料中，各病型传染病治愈率，均为乙医院高于甲医院。

(1) 选择比较标准：标准化计算的关键是比较的各组要选择统一的比较标准，即“共同的标准”。选择方法有：

1）选择具有代表性的、稳定的、数量较大的人群作为“标准”。

2）从互相比较资料中任选一组数据（通常选择例数较大的一组）作为“标准”，最好用两组合并数据作为“标准”。

(2) 计算公式

1）选择标准例数作比较标准时，计算标准化率的公式为

$$p' = \frac{\Sigma N_i p_i}{N} \qquad \text{式 8-4}$$

2）选择标准构成作比较标准时，计算标准化率的公式为

$$p' = \Sigma\left(\frac{N_i}{N}\right)p_i \qquad \text{式 8-5}$$

式 8-4 和式 8-5 的 p' 为标准化率；N_i 为“共同标准”某一影响因素（如年龄、病型等）每层例数，p_i 为原始数据中各层的实际率，N 为“共同标准”总例数。式 8-4 的分子 $\sum N_i p_i$ 为预期治愈（或发病）数，除以标准人口总数（N）就是标准化治愈率（或发病率）。式 8-5 的 $\frac{N_i}{N}$ 为“共同标准”某混杂因素的构成比，乘以实际年龄别治愈率（或发病率）（p_i），称分配治愈率（或发病率）。两组各层分配治愈率（或发病率）之和是每组的标准化死亡率（或发病率）。

例 8-7 根据表 8-4 资料，计算甲、乙医院的传染病标准化治愈率。

(1) 以标准人口为共同标准

1）选择比较标准：选用两医院各型患者合并例数作为共同标准，即标准人口数进行标化。

2）计算预期治愈数：结果见表 8-5。

表 8-5　某地某年甲、乙两所医院某传染病标化治愈率计算表（以标准人口为共同标准）

病型 (1)	标准人口数 N_i (2)	甲医院 实际治愈率 /% p_{i1} (3)	甲医院 预期治愈数 /% $N_i p_{i1}$ (4)	乙医院 实际治愈率 /% p_{i2} (5)	乙医院 预期治愈数 $N_i p_{i2}$ (6)
普通型	400	60.0	240	65.0	260
重型	400	40.0	160	45.0	180
暴发型	200	20.0	40	25.0	50
合计	1 000 (N)	—	440 $\Sigma N_i p_{i1}$	—	490 $\Sigma N_i p_{i2}$

3）计算标化后的治愈率

$$甲医院标化后的治愈率：p_1' = \frac{\Sigma N_i p_{i1}}{N} = \frac{440}{1\ 000} \times 100\% = 44.0\%$$

$$乙医院标化后的治愈率：p_2' = \frac{\Sigma N_i p_{i2}}{N} = \frac{490}{1\ 000} \times 100\% = 49.0\%$$

（2）以标准人口构成为共同标准

1）选择比较标准：选定的标准人口构成作为共同标准。

2）计算分配治愈率：即各组标准人口构成乘以各组实际治愈率，结果见表 8-6。

表 8-6　某地某年甲、乙两所医院某传染病标化治愈率计算表（以标准人口构成为共同标准）

单位：%

病型 (1)	标准人口构成 N_i/N (2)	甲医院 实际治愈率 p_{i1} (3)	甲医院 分配治愈率 $(N_i/N)p_{i1}$ (4)	乙医院 实际治愈率 p_{i2} (5)	乙医院 分配治愈率 $(N_i/N)p_{i2}$ (6)
普通型	0.4	60.0	24.0	65.0	26.0
重型	0.4	40.0	16.0	45.0	18.0
暴发型	0.2	20.0	4.0	25.0	5.0
合计	1.0	48.0	44.0	49.0	49.0

3）计算标化治愈率：即各组分配治愈率之和。

$$甲医院标化后的治愈率：p_1' = 24.0\% + 16.0\% + 4.0\% = 44.0\%$$

$$乙医院标化后的治愈率：p_2' = 26.0\% + 18.0\% + 5.0\% = 49.0\%$$

经标化后，甲医院治愈率低于乙医院，这与各病型治愈率分别比较的结论一致，消除了两医院患者病型构成不同对总率的影响。

2. 间接标化法　仅已知被标化组各小组的人数及总率的资料，但缺乏各小组的率，可用间接法计算标化率。本节以死亡率标准化法为例进行叙述。

（1）选择比较标准：步骤同直接标化法。

（2）计算公式

$$p' = p\frac{r}{\Sigma n_i p_i} = p \times SMR \qquad 式 8\text{-}6$$

式 8-6 的 p' 为标准化率，p 为标准组的总死亡率，r 为被标化组的实际总死亡人数，n_i 为被标化组的实际年龄别人口数，p_i 为标准组的年龄别死亡率，Σn_ip_i 为被标化组的预期总死亡人数。$r/\Sigma n_ip_i$（*SMR*）为标准化死亡比，是被标化组的实际死亡数与预期死亡数之比。

例 8-8 已知某省某城市人群中总肿瘤死亡人数 447 人，该省农村人群中总肿瘤死亡人数 448 人，该省城市和农村人口资料见表 8-7。比较该省城市和农村总肿瘤死亡率的高低。

表 8-7 某省某城市和农村人群不同年龄组调查人口数情况

年龄组 / 岁	城市	农村
	调查人口数	调查人口数
0～<30	206 338	263 309
30～<40	67 187	55 028
40～<50	45 883	38 724
50～<60	28 114	31 890
60～<70	23 621	21 204
>70	16 929	12 513
合计	388 072	422 668

根据选定的标准肿瘤死亡率作为共同标准，计算结果见表 8-8。

表 8-8 某省某城市和农村人群总肿瘤死亡率的计算比较（间接标化法）

年龄组 / 岁 (1)	标准肿瘤死亡率（1/10 万）p_i (2)	城市		农村	
		人口数 n_1 (3)	预期死亡人数 n_1p_i (4)	人口数 n_2 (5)	预期死亡人数 n_2p_i (6)
0～<30	6.39	206 338	13	263 309	17
30～<40	41.73	67 187	28	55 028	23
40～<50	94.55	45 883	43	38 724	37
50～<60	301.65	28 114	85	31 890	96
60～<70	649.19	23 621	153	21 204	138
>70	889.89	16 929	151	12 513	111
合计	110.39	388 072	473	422 668	422

总肿瘤标化死亡比（*SMR*）为

$$\text{城市}=\frac{\text{实际死亡人数}}{\text{预期死亡人数}}=\frac{447}{473}=0.95$$

$$\text{农村}=\frac{\text{实际死亡人数}}{\text{预期死亡人数}}=\frac{448}{422}=1.06$$

总肿瘤标化死亡率（p'）为

$$\text{城市}=p\times SMR=110.39/10\text{万}\times 0.95=104.87/10\text{万}$$

$$\text{农村}=p\times SMR=110.39/10\text{万}\times 1.06=117.01/10\text{万}$$

经标化后，农村总肿瘤死亡率高于城市总肿瘤死亡率，消除了城乡患者年龄构成不同对总率的影响。

（三）应用标准化率的注意事项

1. 标准化法可以消除内部构成不同造成的混杂因素的影响，使对比组资料之间更具可比性。但应注意的是标准化只能解决不同人群内部混杂因素构成不同对总率的影响，并不能解决所有可比性问题。

2. 计算的标准化率仅供比较使用，只代表相互比较的率的相对水平，并不能反映当时当地的实际水平。

3. 选用不同的标准，所算得的标准化率也不同，但比较资料间的相对水平不变，即不论选用何种标准，谁高谁低的关系不变。标化率仅限于选用同一标准进行标化的组间比较。

4. 若各层率的大小交叉出现时，不宜采用标准化处理。如低年龄别死亡率，甲人群高于乙人群，而高年龄组死亡率，则为乙人群高于甲人群，此时可以比较年龄别死亡率，即应用分层分析等方法平衡混杂因素年龄的影响，而不宜用标准化法。

5. 两样本标化率的比较应作假设检验。样本标准化率是样本统计指标，存在抽样误差。

学·思·悟

通过学习，率的标准化基本思想是当两组或多组资料的总率进行比较时，为了消除其内部构成不同对总率的影响，采用统一的标准计算标准化率，再对标准化率进行组间比较，这样可以使组间的标准化率具有可比性。

请思考：

1. 为什么要进行率的标准化？其目的是什么？
2. 标准化率能否反映实际水平？
3. 选用不同的标准，所算得的标准化率是否也不同？还能否用于比较？

学·思·悟
参考答案

第二节　计数资料的统计推断

一、率的抽样误差和标准误

在同一个总体中随机抽取观察单位数相等的多个样本，所计算的样本率 p 与总体率 π 及各个样本率之间，不可避免地存在误差，这种误差称率的抽样误差。率的抽样误差用率的标准误来表示，记为 σ_p，其计算公式为

$$\sigma_p = \sqrt{\frac{\pi(1-\pi)}{n}} \qquad \text{式 8-7}$$

式中的 σ_p 为率的标准误，π 为总体率，n 为样本含量。因为实际工作中很难知道总体率 π，故一般用样本率 p 来代替 π 进行计算，而上式就变为

$$S_p = \sqrt{\frac{p(1-p)}{n}} \qquad \text{式 8-8}$$

率的标准误越小，表示率的抽样误差越小，用样本率估计总体率的可靠性就越大；反之，率的标准误越大，用样本率估计总体率的可靠性就越小。

例 8-9　检查某地居民 500 人，粪便检查蛔虫卵阳性者 120 人，检出率为 24%。率的标准误为

$$S_p = \sqrt{\frac{p(1-p)}{n}} = \sqrt{\frac{0.24\times(1-0.24)}{500}} = 0.019\,1 = 1.91\%$$

率的标准误的用途：①衡量样本率的抽样误差的大小。②估计总体率的置信区间。③进行样本率间差异的假设检验。

重难点提示

率的标准误的意义与用途

二、总体率的估计

总体率的估计与总体均数的估计一样，也包括点估计和区间估计。点估计即直接用样本率作为总体率的点估计值。区间估计就是根据样本提供的信息，按照一定的概率$(1-\alpha)$估计总体率π可能存在的范围。

可根据样本含量n和样本率p的大小选用正态近似法或查表法估计其总体率π的$(1-\alpha)$置信区间。

1. 正态近似法 当样本含量n足够大，且样本率P和$1-P$均不太小(即np或$n(1-P)$均$\geqslant 5$)时，样本率的分布近似正态分布，可用正态分布的原理计算总体率的置信区间。计算公式为

总体率95%的置信区间 $p\pm1.96S_P$ 式8-9

总体率99%的置信区间 $p\pm2.58S_P$ 式8-10

例8-9中某地居民粪便检查蛔虫卵阳性的总体率(即该地区所有居民蛔虫卵阳性率)的区间估计：

95%的置信区间 $(24\%-1.96\times1.91\%, 24\%+1.96\times1.91\%)=(20.26\%, 27.74\%)$

99%的置信区间 $(24\%-2.58\times1.91\%, 24\%+2.58\times1.91\%)=(19.07\%, 28.93\%)$

2. 查表法 当n较小，如$n\leqslant50$，特别是p接近于0或1时，按二项分布的原理估计总体率的置信区间。因其计算相当复杂，统计学家已经编制了总体率置信区间估计用表，同学们可根据样本含量(n)和阳性数(X)查阅统计学专著中的附表。

三、χ^2检验

χ^2检验(chi-square test)又称卡方检验，是英国统计学家卡尔•皮尔逊提出的应用范围较广的一种计数资料的显著性检验方法。在实际工作中，χ^2检验常用于检验两个或多个样本率或构成比之间的差异有无统计学意义，两种属性或特征之间是否有关系，以及拟合优度检验(test of goodness of fit)等。

χ^2检验统计量为χ^2，χ^2界值见附表3。统计量χ^2的基本公式为

$$\chi^2=\sum\frac{(A-T)^2}{T} \quad \text{式8-11}$$

式中的A为实际频数，T为理论频数，T是根据假设推算的一组数。T的计算公式为

$$T_{RC}=n_R n_C/n \quad \text{式8-12}$$

式中的T_{RC}表示第R行第C列格子的理论数，n_R、n_C分别为与理论数T_{RC}同行、同列的合计数，n为总例数。

由χ^2检验的基本公式可以看出，χ^2值的大小，反映了实际频数与理论频数的吻合程度。吻合程度高，χ^2值就小；反之，χ^2值就大。

χ^2检验的基本思想：如果检验假设H_0: $\pi_1=\pi_2$成立，则两个率的差异仅是抽样误差引起的，相差不会太大，可以用两样本合计率π作为总体有效率的点估计，即H_0: $\pi_1=\pi_2=\pi$。在此假设成立的基础上，可以推断每个格子的期望频数，即理论频数(T)。

样本观察到的频数称实际频数(A)。若H_0成立，由此而计算出来的理论频数(T)与实际频数(A)的差异反映抽样误差的大小，那么实际频数与理论频数的差异一般情况下不会很大，χ^2值较大的机会应该很小。

如果出现了比较大的χ^2值，且$\chi^2\geqslant\chi^2_{\alpha,\nu}$，则$P\leqslant\alpha$，根据小概率原理，拒绝假设$H_0$，从而作出接受$H_1$的统计推断；如果$\chi^2<\chi^2_{\alpha,\nu}$，则$P>\alpha$，则没有理由拒绝$H_0$。

重难点提示

χ^2检验的基本思想与用途

χ^2值的大小除和实际数与理论数差异的大小有关外，还与实际

值或理论值个数的多少(表中的格子数)有关,所以,查附表 3 时需要考虑自由度。χ^2 检验自由度的计算公式为

$$v=(\text{行数}-1)\times(\text{列数}-1) \qquad \text{式 8-13}$$

常用的 χ^2 检验方法有四格表资料的 χ^2 检验、配对设计四格表资料的 χ^2 检验、行×列表资料的 χ^2 检验。

(一) 四格表资料的 χ^2 检验

1. 四格表资料的 χ^2 检验的基本概念 四格表资料是最简单的计数资料,其基本格式见表 8-9,横标目只分为 2 组,纵标目只有 2 种分析结果,其基本数据为 a、b、c、d,只有 2 行 2 列,表内其他数据都是由这 4 个基本数据计算而来,称这种数据形式为普通四格表资料,简称四格表资料,基本格式见表 8-9。

表 8-9 四格表的基本格式

组别	+	-	合计
甲组	a	b	$a+b$
乙组	c	d	$c+d$
合计	$a+c$	$b+d$	$a+b+c+d=n$

四格表资料 χ^2 检验主要用于两个样本率(或构成比)的假设检验,属于随机分组设计,而且是随机分为 2 组的设计,即两个独立成组设计。

2. 四格表资料的 χ^2 检验的计算公式应用

(1) 当 $n\geq 40$ 而且所有 $T\geq 5$ 时,四格表资料的 χ^2 值的计算可以应用 χ^2 检验的基本公式(式 8-11),或四格表资料的 χ^2 检验的专用公式,即

$$\chi^2=\frac{(ad-bc)^2 n}{(a+b)(a+c)(c+d)(b+d)} \qquad \text{式 8-14}$$

式中的 a、b、c、d 代表四格表中 4 个实际频数,n 代表总例数。

(2) 当 $n\geq 40$ 时,出现 $1\leq T<5$ 时,四格表资料的 χ^2 值的计算需要校正。

1) 基本公式的校正公式为

$$\chi^2=\sum\frac{(|A-T|-0.5)^2}{T} \qquad \text{式 8-15}$$

2) 专用公式的校正公式为

$$\chi^2=\frac{\left(|ad-bc|-\frac{n}{2}\right)^2 n}{(a+b)(a+c)(c+d)(b+d)} \qquad \text{式 8-16}$$

(3) 如果四格表资料的 $n<40$ 或出现 $T<1$ 时,应直接计算概率进行判断,即精确概率法。

3. 四格表资料的 χ^2 检验的步骤

例 8-10 某医生用病例对照研究方法研究吸烟与某种疾病的关系,结果整理见表 8-10。问病例组与对照组吸烟暴露率是否不同?

表 8-10 两组人群中吸烟暴露率

组别	吸烟者	不吸烟者	合计	吸烟暴露率 /%
病例组	90(65)	10(35)	100($a+b$)	90
对照组	40(65)	60(35)	100($c+d$)	40
合计	130($a+c$)	70(b+d)	200(n)	65

本例为四格表资料,其 χ^2 检验步骤如下:

(1) 建立检验假设,确定检验水准。

H_0: $\pi_1=\pi_2$,即两组吸烟暴露率相同,都等于总率。

H_1: $\pi_1\neq\pi_2$,即两组吸烟暴露率不同。

$\alpha=0.05$。

(2) 计算 χ^2 值：本例 $n=65>40$，按式 8-12 计算 T_{RC}。

如第 1 行第 1 列，$T_{11}=100\times130/200=65$，余类推，表中括号内的数字即为理论数，均大于 5。按式 8-11 计算 χ^2 值，可选用基本公式计算 χ^2 值，即

$$\chi^2=\sum\frac{(A-T)^2}{T}=\frac{(90-65)^2}{65}+\frac{(10-35)^2}{35}+\frac{(40-65)^2}{65}+\frac{(60-35)^2}{35}=54.95$$

(3) 确定 P 值：χ^2 检验的自由度 ν=(行数－1)(列数－1)=(2－1)(2－1)=1。查 χ^2 界值表(附表 3)，找到 $\chi^2_{0.05(1)}=3.84$，$\chi^2_{0.01(1)}=6.63$，本例 $\chi^2=54.95$，即 $\chi^2>\chi^2_{0.01(1)}$，则 $P<0.01$。

(4) 判断结果：因为 $P<0.01$，按 $\alpha=0.05$ 水准，拒绝 H_0，接受 H_1，可以认为两组人群中吸烟暴露率差异有统计学意义，病例组较高。

例 8-10 的 SPSS 分析视频

用四格表资料的专用式 8-14，以简化计算。现仍以上例为例，计算 χ^2 值，即

$$\chi^2=\frac{(ad-bc)^2n}{(a+b)(a+c)(c+d)(b+d)}=\frac{(90\times60-10\times40)^2\times200}{100\times100\times130\times70}=54.95$$

计算结果与前述基本公式一致。

例 8-11 表 8-11 为两种疗法对小儿麻疹治愈率比较。问两种疗法有无差别？

表 8-11 两种疗法对小儿麻疹治愈率比较

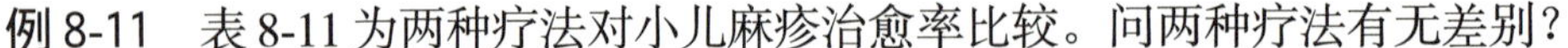

疗法	痊愈人数	未愈人数	合计	治愈率/%
甲	26(28.82)	7(4.18)	33	78.78
乙	36(33.18)	2(4.82)	38	94.74
合计	62	9	71	87.32

从表 8-11 可见，T_{12} 和 T_{22} 都小于 5，且总例数大于 40，故宜用校正式 8-16 计算 χ^2 值进行假设检验。步骤如下：

(1) 建立检验假设，确定检验水准。

H_0：$\pi_1=\pi_2$，即甲、乙两种疗法的总体治愈率相等。

H_1：$\pi_1\neq\pi_2$，即甲、乙两种疗法的总体治愈率不等。

$\alpha=0.05$。

(2) 计算 χ^2 值：本例有两个格子的 $1<T<5$，且 $n>40$，故对 χ^2 值作校正，按式 8-16 计算得

$$\chi^2=\frac{\left(|ad-bc|-\frac{n}{2}\right)^2n}{(a+b)(a+c)(c+d)(b+d)}=\frac{(|26\times2-7\times36|-71/2)^2\times71}{33\times38\times62\times9}=2.75$$

(3) 确定 P 值，作出推断结论：本例 $\nu=(2-1)(2-1)=1$，查 χ^2 界值表(附表 3)，$\chi^2_{0.05(1)}=3.84$，故 $\chi^2<\chi^2_{0.05(1)}$，$P>0.05$。

(4) 判断结果：因为 $P>0.05$，按 $\alpha=0.05$ 水准，没有理由拒绝 H_0，即尚不能认为两种疗法对小儿麻疹治疗效果有差别，就目前的资料可以认为两种疗法治疗效果差别无统计学意义。

本例若对 χ^2 值不校正，$\chi^2=4.06$，得 $P<0.05$，结论正好相反。

例 8-11 的 SPSS 分析视频

重难点提示

四格表资料的 χ^2 检验计算公式的应用条件

(二) 配对设计四格表资料的 χ^2 检验

计数资料的配对设计原则，与计量资料的配对设计一样。如每一对试验对象分别给予不同的处理，或同一试验对象，先后给予不同的处理。只是计量资料的配对试验结果是数值变量，而计数资料的配对试验结果是分类变量。配对计数资料差异性的假设检验，采用配对设计四格表的 χ^2 检验。

其 χ^2 检验的基本步骤与普通的 χ^2 检验相同。配对设计四格表资料的 χ^2 值的计算公式为

$$\chi^2=\frac{(b-c)^2}{b+c} \quad \text{式 8-17}$$

$$\chi^2=\frac{(|b-c|-1)^2}{b+c} \quad \text{式 8-18}$$

式中的 b、c 表示有差异的对子数；$b+c \geqslant 40$ 时，用式 8-17；$b+c<40$ 时，用式 8-18 校正公式；该检验的自由度为 1。

例 8-12 现有 28 份白喉患者的咽喉涂抹标本，每份分成 2 份，在相同的条件下分别接种在甲、乙 2 种白喉杆菌培养基上；培养一段时间，观察白喉杆菌的生长情况。观察结果整理见表 8-12。问白喉杆菌在 2 种培养基上的生长情况是否相同？

表 8-12 白喉杆菌在 2 种培养基上的生长情况

甲培养基	乙培养基		合计
	阳性	阴性	
阳性	11(*a*)	9(*b*)	20
阴性	1(*c*)	7(*d*)	8
合计	12	16	28(*n*)

表 8-12 中结果有四种情况：两种培养基均生长的对子数为(a)，两种培养基均不生长的对子数为(d)，这是结果的相同部分；甲培养基生长而乙培养基不生长的对子数为(b)，乙培养基生长而甲培养基不生长的对子数为(c)，这是结果不同的部分。

分析两种培养基的阳性率有无差别，只考虑结果不同部分的差异。若两种培养基阳性率无差别，则总体的 $B=C$，但是由于抽样误差的影响，可能样本的 $b \neq c$，为此须进行假设检验。表 8-12 和表 8-10 的区别仅在于设计上，表 8-10 是两个独立样本，行合计是事先固定的；而表 8-12 的两份样本"互不独立"，行合计是事先不确定的。

观察结果甲培养基的阳性培养率为 $\frac{20}{28}=71.4\%$，乙培养基的阳性培养率为 $\frac{12}{28}=42.9\%$，比较总体阳性培养率是否相同不能用前面所述四格表资料的 χ^2 检验方法，原因是前面的方法要求"两组样本相互独立"，而现在我们所遇到的实质上是一组样本，即使分成了两份，也是"两份互不独立的样本"，需要用配对四格表资料的 χ^2 检验方法进行检验。若 H_0 成立，白喉杆菌生长状况不一致的两个各自理论频数都应该是 $\frac{b+c}{2}$。

其假设检验的基本步骤如下：

1. 建立检验假设，确定检验水准。

H_0：$B=C=\frac{b+c}{2}$，即白喉杆菌在两种培养基上的生长情况相同。

H_1：$B \neq C$，即白喉杆菌在两种培养基上的生长情况不同。

$\alpha=0.05$。

例 8-12 的 SPSS 分析视频

2. 计算统计量 χ^2 值 本例 $b+c<40$，用公式 8-17 计算。

$$\chi^2=\frac{(|b-c|-1)^2}{b+c}=\frac{(|9-1|-1)^2}{9+1}=4.90$$

3. 确定 P 值 本例 $\chi^2>\chi^2_{0.05(1)}=3.84$，所以概率 $P<0.05$。

4. 判断结果 因为 $P<0.05$，按 $\alpha=0.05$ 的检验水准，拒绝 H_0，接受 H_1，即在甲、乙 2 种培养基上

白喉杆菌生长的阳性率差异有统计学意义，可以认为甲培养基阳性率较高，即甲培养基培养效果优于乙培养基。

重难点提示

配对设计四格表资料的 χ^2 检验的应用及其计算公式的应用条件

（三）行×列表资料的 χ^2 检验

四格表资料只有 2 行 2 列，习惯上把行数>2 或列数>2 的表称行×列表，记作 $R\times C$ 表。行×列表资料的 χ^2 检验主要用于解决多个样本率或多个样本构成比的比较以及有序分类资料的关联性检验。其原理、基本公式与四格表基本相同。其统计量 χ^2 值除可用基本式 8-11 计算外，还可用下面专用公式，它省去了计算理论数的麻烦。

行×列表资料的 χ^2 检验的专用公式为

$$\chi^2 = n\left(\sum \frac{A^2}{n_R n_C} - 1\right) \quad \text{式 8-19}$$

式中的 n 为总例数，A 为各实际数；n_R 和 n_C 为与 A 相对应的行、列合计数。

1. 多个样本率比较的行 × 列资料 χ^2 检验

例 8-13 某医院用三种方案治疗急性无黄疸型病毒性肝炎 254 例，观察结果见表 8-13。问三种疗法的有效率是否不同？

表 8-13 三种方案治疗急性无黄疸型病毒性肝炎的疗效比较

组别	有效	无效	合计	有效率 /%
西药组	51	49	100	51.00
中药组	35	45	80	43.75
中西药结合组	59	15	74	79.73
合计	145	109	254	57.09

该资料是三个独立样本率的比较，行数 $R=3$，列数 $C=2$，称 3×2 列联表。

χ^2 检验步骤如下：

（1）建立检验假设，确定检验水准。

H_0：$\pi_1=\pi_2=\pi_3$，即三种治疗方案疗效相同。

H_1：π_1、π_2、π_3 不同或不完全相同。

$\alpha=0.05$。

（2）**计算检验统计量 χ^2 值**：根据式 8-19 得

$$\chi^2 = 245\left(\frac{51^2}{100\times145}+\frac{49^2}{100\times109}+\frac{35^2}{80\times145}+\frac{45^2}{80\times109}+\frac{59^2}{74\times145}+\frac{15^2}{74\times109}-1\right)$$
$$=22.00$$

（3）**确定 P 值**：按 $\nu=(3-1)(2-1)=2$，查 χ^2 界值表（附表 3），得 $\chi^2_{0.005,2}=10.60$，现 $\chi^2>\chi^2_{0.005,2}$，故 $P<0.005$。

（4）**推断结论**：因为 $P<0.005$，按 $\alpha=0.05$ 水准，拒绝 H_0，接受 H_1，差异有统计学意义。可以认为该医院用三种方案治疗急性无黄疸型病毒性肝炎总体有效率不同或不全相同。

例 8-13 的 SPSS 分析视频

2. 多个构成比的行 × 列表资料的 χ^2 检验

例 8-14 某医生调查了急性白血病与慢性白血病患者血型构成情况，所得资料见表 8-14。问二者的血型构成情况有无差别？

表 8-14 急性白血病与慢性白血病患者血型构成情况比较

分类	A 型	B 型	O 型	AB 型	合计
急性白血病	58	49	59	18	184
慢性白血病	43	27	33	8	111
合计	101	76	92	26	295

该资料是独立两组四分类资料，统计分析的目的是分析急性白血病与慢性白血病患者血型构成有无差别。应采用行×列表资料的 χ^2 检验，其假设检验步骤如下：

（1）建立检验假设，确定检验水准。

H_0：二者的血型构成情况无差别。

H_1：二者的血型构成情况不同或不全相同。

$\alpha=0.05$。

（2）**计算 χ^2 值**：代入公式 8-33 得

$$\chi^2=n(\sum\frac{A^2}{n_R n_C}-1)=295\times(\frac{58^2}{184\times101}+\frac{49^2}{184\times76}+\frac{59^2}{184\times92}+\frac{18^2}{184\times26}+\cdots+\frac{8^2}{111\times26}-1)=1.84$$

（3）**确定 P 值**：本例自由度 $\nu=(4-1)(2-1)=3$，查 χ^2 界值表（附表 3），$\chi^2_{0.05(3)}=7.81$，$\chi^2<\chi^2_{0.05(3)}$，$P>0.05$。

（4）**判断结果**：因为 $P>0.05$，按 $\alpha=0.05$ 的检验水准，不拒绝 H_0，差异无统计学意义，即尚不能认为二者的血型构成情况有差别。

例 8-14 的 SPSS 分析视频

3. 行 × 列表资料的 χ^2 检验的注意事项

（1）χ^2 检验要求理论频数不宜太小，否则将导致分析的偏性。一般认为行×列表 χ^2 检验时，不宜有 1/5 以上格子的理论数小于 5，或有一个理论数小于 1。理论数太小，可影响检验结果。

对不满足要求的资料常用下列方法处理：①最好适当增加样本含量以增大理论频数。②将理论频数太小的行或列与性质相近的邻行或列合并，使重新计算的理论数增大。注意：不能把不同性质的实际数合并，如研究血型时，不能把不同血型资料合并。③删除理论频数太小的格子所对应的行或列。但后两法可能会损失信息，实际应用较少，一般不推荐使用。当出现后两种情况时可考虑使用确切概率法，在统计软件中都有确切概率法的计算结果。

学·思·悟

行×列表资料的 χ^2 检验用于多个样本率（或构成比）比较，若结论为拒绝检验假设 H_0，能否说明它们彼此之间、两两之间都有差别，或某二者间有差别？

学·思·悟参考答案

（2）当多个样本率（或构成比）比较时，若结论为拒绝检验假设，只能认为各总体率或总体构成比之间总的而言有差别，但不能说明它们彼此之间、两两之间都有差别，或任二者间均有差别。若要进一步解决此问题，需进一步做多个样本率的多重比较。

（3）对于行×列表单向有序资料组间的比较，宜用秩和检验，如作 χ^2 检验只说明各处理组的效应在构成比上有无差异，而不能说明组间整体效应的差异。

重难点提示

行×列表资料的 χ^2 检验的应用及注意事项、计算公式的应用条件

（朱秀敏）

思考题

1. 计数资料的统计描述的常用指标有哪些？

2. χ^2 检验的基本思想和用途分别是什么？

3. 某年随机调查某市 15 岁以上部分居民的原发性高血压患病率，结果见表 8-15，其中女性患病人数为 637 人、男性 617 人。

请思考：

表 8-15　某年某市 15 岁以上部分居民的原发性高血压患病情况

组别	原发性高血压人数	未患原发性高血压人数	合计	患病率 /%
男性	617	1 228	1 845	33.44
女性	637	1 647	2 284	27.89
合计	1 254	2 875	4 129	30.37

(1) 对于调查的居民，原发性高血压的严重程度是否为女性高于男性？

(2) 怎样表示该年该市 15 岁以上居民的原发性高血压患病强度？

(3) 如何比较该年该市 15 岁以上居民的原发性高血压的男性与女性患病强度？能否据此认为该年该市 15 岁以上居民的原发性高血压患病率为男性高于女性，为什么？

思考题
参考答案

目标检测

第九章 | 统计表和统计图

教学课件

思维导图

学习目标

1. 掌握统计表的基本结构、种类和制表要求。
2. 熟悉统计图绘制的基本要求。
3. 了解统计图的制作方法。
4. 学会根据不同的资料选择合适的统计图。
5. 具有分析问题的严谨素质。

案例导入

某护士欲比较甲乙护理方案在脑梗死恢复期偏瘫患者中的应用效果。研究结果：用甲方案护理302人，有效人数为199人，其有效率65.89%；用乙方案护理304人，有效人数为219人，其有效率72.04%。

请思考：

1. 该研究结果的描述是否简洁、直观？
2. 请用适当的方法描述研究结果。

案例导入参考答案

统计表（statistical table）和统计图（statistical chart）是统计描述的重要工具，也是统计结果表述的重要形式之一。统计表是将数据资料的结果用表格形式展示，合理的统计表可浓缩大量信息，代替冗长的文字，便于进一步分析对比。统计图是将数据资料的结果以图形方式表达出来，具有鲜明、形象、直观和易理解等优点。

第一节 统计表

广义的统计表包括调查资料所用的调查表、整理资料所用的整理汇总表、计算资料所用的计算工具表以及分析资料所用的统计分析表等；狭义的统计表仅指统计分析表。本节仅介绍统计分析表。

统计分析表简称统计表，将分析事物及其指标用表格的形式列出，用以表达被研究对象的特征、内部构成及研究项目之间的数量关系。

一、统计表的结构和制表要求

（一）统计表的结构

统计表一般由标题、标目、线条和数字等组成，必要时可加备注。其基本结构见表9-1。

（二）制表要求

编制统计表的总原则包括结构简单、重点突出、层次分明、数据准确，且一张表一般只表达一个中心内容。具体要求：

表 9-1　统计表基本结构

横标目的总标目	纵标目	纵标目
横标目	×××	×××
横标目	×××	×××
…	…	…
合计	×××	×××

1. 标题　位于表格上方中央，要求简明扼要地说明表的中心内容，常包括资料的时间和地点。若有多个统计表，应在标题前面标明表序，以方便查找。如果表中所有数据的度量衡单位一致，可以将其统一写在标题后面，用括号加以标注。

2. 标目　包括横标目和纵标目，用以说明表内数字的含义。横标目位于表的左侧，相当于表的主语，用以说明表中被研究的事物或对象，表明同一行数字的含义，一般是被研究事物的分组。纵标目位于表的上方，相当于表的谓语，用以说明横标目的统计指标，表明同一列数字的含义，有单位时应在纵标目后用括号加以标注。横标目与纵标目连起来是一完整通顺的句子，二者的位置通常不能颠倒。标目内容应按时间先后或由小到大的顺序排列，以更好地说明事物的规律性。

3. 线条　一般用三线表，即顶线、底线和标目线。表中如有合计，用一条横线将合计项与数字区隔开，即合计线。如有总标目，在总标目与纵标目之间常用短横线隔开。统计表中只有横线，无竖线和斜线。

4. 数字　表内数字必须准确，一律用阿拉伯数字表示，同一指标的小数位数要保持一致，位次应对齐，如果表内出现“±”或“～”等符号，则以其为中心对齐。表内不得留有空格，资料暂缺或未记录用“…”表示，数字无意义或无数字用“－”表示，数字若为零则写“0”。

5. 备注　统计表内如有指标或数字需要说明，可选用“*”号在该指标或数字右上角标出，再在统计表下方用文字说明。备注不是表的必备部分。

重难点提示

统计表制表要求

二、统计表的种类

根据统计表标目的层次复杂程度，可以分为简单表和复合表。

1. 简单表　指只按一种特征或标志分组，即由一组横标目和一组纵标目组成的统计表。如表 9-2 只按照年龄分组。

表 9-2　某地 2010 年 10 岁儿童与 20 岁青年两周患病情况的比较

分组	人数	患病人数	患病率 /%
10 岁儿童	200	25	12.50
20 岁青年	200	11	5.50

2. 复合表　指将研究对象按两种或两种以上特征或标志分组所得到的统计表。如表 9-3，研究对象既按照病情严重程度分组，又按照医院分组。

表 9-3　甲、乙两所医院治疗某病的疗效

病情	甲院			乙院		
	治疗人数	治愈人数	治愈率 /%	治疗人数	治愈人数	治愈率 /%
轻度	100	65	65.00	1 000	550	55.00
中度	400	200	50.00	200	80	40.00
重度	800	300	37.50	100	30	30.00
合计	1 300	565	43.50	1 300	660	50.80

三、统计表的常见问题

统计表要从资料表达的目的、标题、纵横标目、线条、数字等方面来评价，力求做到简明、直观，便于比较。

例 9-1 某年某村居民生活饮用水源与肠道传染病的患病情况，整理见表 9-4。该表绘制时存在哪些问题？如何修改？

表 9-4 水源与肠道传染病情况（原表）

患病	塘水		井水		合计	
	患病人数	患病率	患病人数	患病率	患病人数	患病率
结果	50	20%	15	5%	65	11.8%
调查人数	250		300		550	

表 9-4 的问题包括：①标题太简单，不能说明统计表的内容，不知是何时何地的情况。②主、谓语位置颠倒，符号“%”应写在“患病率”的后面。③线条太多，不应有竖线和不必要的横线。④同一指标内数字的小数位数要一致，上下要对齐。修正表见表 9-5。

表 9-5 某年某村居民生活饮用水源与肠道传染病的患病率（修正表）

水源	调查人数	患病人数	患病率 /%
塘水	250	50	20.0
井水	300	15	5.0
合计	550	65	11.8

学·思·悟

为比较匹伐他汀与普伐他汀治疗高胆固醇血症的疗效，某护士将结果整理见表 9-6。

表 9-6 两组疗效比较

疗效 组别	有效	无效	合计	有效率
匹伐他汀	178	22	200	89.0%
普伐他汀	156	44	200	78.0%
合计	334	66	400	83.5%
备注	Pearson $\chi^2=8.782$, $P=0.003$			

学·思·悟
参考答案

请思考：

该表绘制时存在哪些问题？如何修改？

第二节 统 计 图

统计图是将数据资料的统计分析结果用点的位置、线段的升降、面积的大小及不同颜色等图形表示，反映事物及其指标间的数量关系。与统计表相比，统计图只能给出概括的印象，不能非常准确地表达数据，一般需要结合文字进行描述，或将统计表一起列出，以便作进一步的统计分析。常用的统计图有直条图、百分条图、圆图、线图、直方图和散点图等。

一、统计图的结构和制图要求

（一）统计图的结构

统计图通常由标题、图域、标目、刻度和图例五个部分组成。

1. 标题 简明扼要地说明图的中心内容，通常应注明时间、地点。有多个图时在图前标图号，图号一般用“图”加阿拉伯数字表示，图号及标题一般写在图的下方正中央。

2. 图域 即制图空间，除圆图外，一般用直角坐标系第一象限的位置表示图域，或者用长方形的框架表示。

3. 标目 包括横标目和纵标目，分别表示横轴和纵轴数字刻度的意义，有度量衡单位时需注明。从美观角度出发，横轴和纵轴的比例以 7∶5 或 5∶7 为宜，但为了说明问题也可灵活掌握。

4. 刻度 指横轴和纵轴上的坐标尺度。刻度数值按由小到大的顺序排列，横轴自左向右，纵轴自下而上，分别标在横轴下方或上方、纵轴外侧或内侧。绘图时需根据资料特征，选择适当的坐标原点和刻度间隔。

5. 图例 图中用不同线条、图案或颜色区别不同事物时，需要附图例说明，图例一般放在右上角空隙处或下方中间位置。

> **重难点提示**
>
> 统计图的结构

（二）制图要求

1. 根据不同的资料类型和分析目的，选择合适的统计图。

2. 简明扼要，通俗易懂。一个图通常只表达一个中心内容或主题，即一个统计指标。

二、计量资料的常用统计图及其绘制方法

（一）直方图

直方图（histogram）用于表示连续型变量的频数分布。绘制方法：

1. 坐标轴的横轴表示连续变量，刻度按实际范围制订，以相等的距离表示相等的数量；纵轴表示被观察对象的频数，尺度应从“0”开始，以各矩形的面积表示各组段频数的大小，当表示频率时，纵轴为频率密度（频率/组距），故频率直方图的总面积为100%。

2. 各矩形间紧密相连、不留空隙。

3. 组距相等的资料可以直接作图；组距不等的资料先进行换算，转化为等组距再作图。

如根据表 9-7 的资料绘制成图 9-1。

表 9-7 某地某年 100 名健康成年男子血清总胆固醇分布

单位：mmol/L

组段	频数	组段	频数
2.50～<3.00	1	5.50～<6.00	9
3.00～<3.50	7	6.00～<6.50	7
3.50～<4.00	9	6.50～<7.00	2
4.00～<4.50	20	7.00～7.50	1
4.50～<5.00	25	合计	100
5.00～<5.50	19		

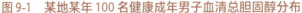

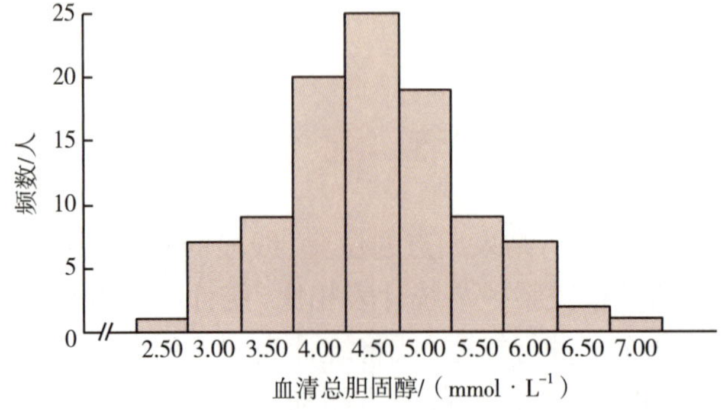

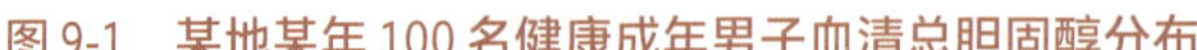
图 9-1 某地某年 100 名健康成年男子血清总胆固醇分布

直方图绘制

（二）线图

线图（line chart）适用于连续性资料，以线段的上升或下降来表示事物在时间上的发展变化，或一事物随另一事物变动的情况。线图分普通线图和半对数线图两种。普通线图表示某事物在时间上的发展变化，半对数线图表示某事物的发展速度。绘制方法如下：

1. 坐标轴中的纵轴代表统计指标，横轴代表分组指标。普通线图的纵、横轴都是算术尺度，纵轴须从“0”开始，横轴根据需要而定，一般表示连续变量，如时间或年龄等。半对数线图的纵轴是对数尺度，横轴是算术尺度。

2. 纵、横轴长度的比例适当，尽量反映实际情况，避免过分夸大或缩小。纵横比例一般为 5:7。

3. 数据点画在组段中间，相邻点用短线连接，图线一般应按实际数字绘制成折线，不能改为平滑曲线，中间组段无资料，则用虚线表示。

4. 图内线条不宜太多，一般在 5 条之内。图中只有一条折线，称单式线图；若有两条及以上的折线，称复式线图。同一图内的不同折线表示不同事物，须用不同颜色或线型区别，并附图例说明。如根据表 9-8 的资料绘制成图 9-2 和图 9-3。

表 9-8　某地 1950—1966 年伤寒、结核病的死亡率（1/10 万）

年份	伤寒死亡率	结核病死亡率	年份	伤寒死亡率	结核病死亡率
1950	31.3	174.5	1960	3.8	71.3
1952	22.4	157.1	1962	1.6	59.2
1954	18.0	142.0	1964	0.8	46.0
1956	9.2	127.2	1966	0.3	37.5
1958	5.0	97.7			

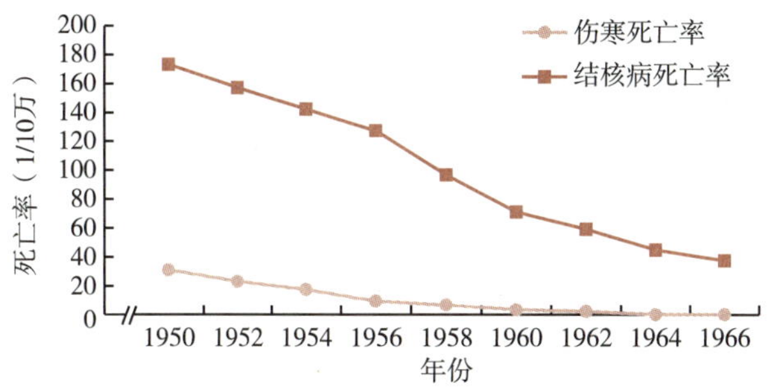

图 9-2　某地 1950—1966 年伤寒、结核病的死亡率线图

图 9-3　某地 1950—1966 年伤寒、结核病的死亡率半对数线图

（三）散点图

散点图（scatter diagram）主要用于双变量资料的相关分析，以判断两变量间是否存在相关关系以及相关的方向和密切程度。绘制方法如下：

1. 坐标轴中的纵、横轴各代表一个变量，一般都是算术尺度，不一定从“0”开始。

2. 纵、横轴比例适当，一般为 5:7。

3. 以直角坐标系中的点表示各研究对象，每个点的横坐标和纵坐标分别对应两个变量数值的大小。

4. 同一图内一般只表达一组数据之间的相关关系。如根据表 9-9 的资料绘制成图 9-4。

表 9-9 10 名 3 岁男孩体重与体表面积关系

编号	体重 /kg	体表面积($\times10^3$)/cm^2
1	11.0	5.283
2	11.8	5.299
3	12.0	5.358
4	12.3	5.292
5	13.1	5.602
6	13.7	6.014
7	14.4	5.830
8	14.9	6.102
9	15.2	6.075
10	16.0	6.411
合计	134.4	57.266

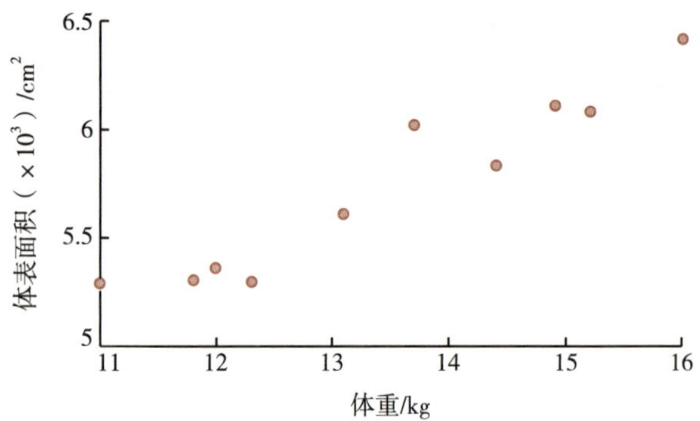

图 9-4 10 名 3 岁男孩体重与体表面积关系的散点图

重难点提示

描述计量资料的常用统计图

三、计数资料的常用统计图及其绘制方法

（一）直条图

直条图（bar chart）又称条图，用于反映相互独立的事物之间的数量对比关系，主要用于分类变量，也适用于离散型数值变量。直条图是用等宽直条的长短表示相互独立的若干事物某项指标数值的大小。指标可以是绝对数，也可以是相对数。如不同地区、不同病种、不同科室、不同疾病等事物之间的研究指标比较。一般分为单式和复式两种。绘制方法如下：

1. 坐标轴一般以横轴为基线，表示各个类别的事物；纵轴为指标的对应数值，必须从“0”开始，在同一图内尺度单位代表同一数量时，必须相等。

2. 各直条之间的间隔，一般与直条等宽或为其一半。

3. 排列顺序，可以根据数值从大到小，从小到大，或按时间顺序排列。

4. 单式条图只有一个统计指标和一个分组因素，复式条图具有一个统计指标和多个分组因素。复式条图绘制时以组为单位，一组包括 2 个或以上直条，直条所表示的类别应以图例说明，同一组的直条间不留空隙。图 9-5、图 9-6 分别为单式条图、复式条图。

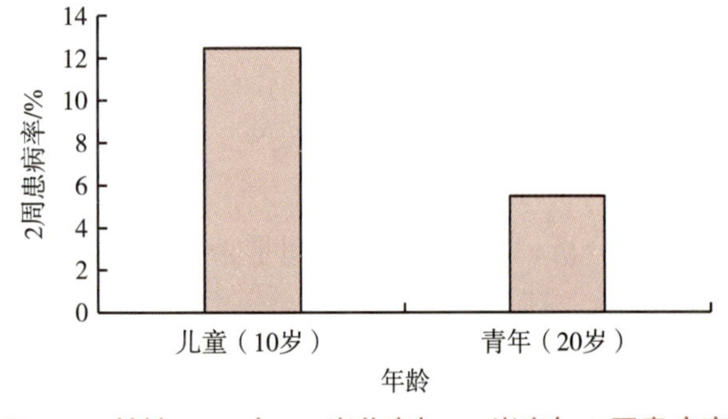

图 9-5 某地 2010 年 10 岁儿童与 20 岁青年 2 周患病率

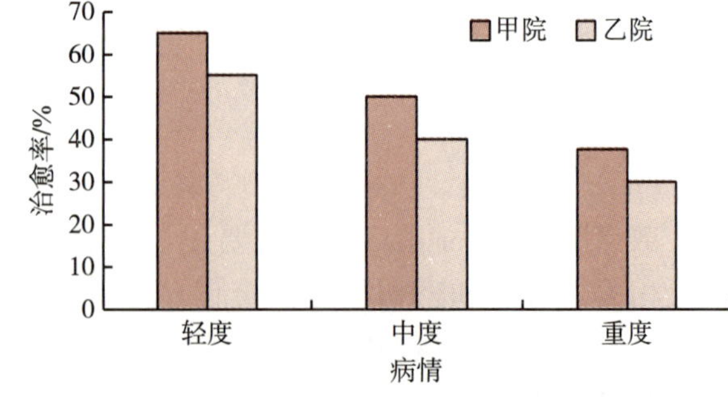

图 9-6 某年甲、乙两所医院治疗某病的疗效

（二）构成图

构成图常用于描述分类变量的各类别所占构成比。常用的构成图有圆图和百分条图。

1. **圆图**（pie chart） 又称饼图，以圆的面积代表 100%，将面积按比例分成若干部分，以扇形的面积大小表示各构成部分所占的比重。绘图方法如下：

(1) 绘制大小适当的圆形，由于圆心角为 360°，即每 1% 相当于 3.6° 的圆周角，将各部分百分比的分子乘 3.6° 即为该构成部分所占的度数。

(2) 图中各部分按事物的习惯顺序或百分比的大小排列，一般从相当于 12 点或 9 点的位置开始，顺时针方向排列。

(3) 各部分用线分开，并简要注明文字或百分比，也可用不同颜色或花纹区别，需附以图例说明。

(4) 比较性质相同的多组资料的内部构成，应绘制直径相同的圆，并使各圆中各部分的排列顺序一致，以便于比较。如根据表 9-10 的资料绘制成图 9-7。

表 9-10　某年某地已婚育龄妇女宫颈糜烂构成情况

宫颈糜烂程度	病例数	百分比 /%
Ⅰ度	569	71.39
Ⅱ度	149	18.70
Ⅲ度	79	9.91
合计	797	100.00

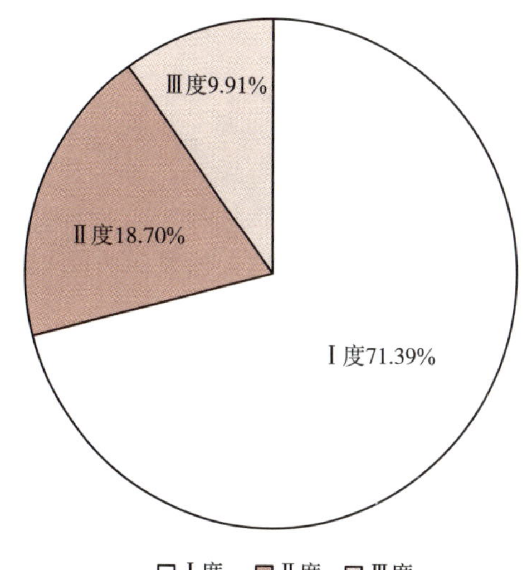

图 9-7　某年某地已婚育龄妇女宫颈糜烂构成情况

2. 百分条图（percent bar chart）　以直条总长度作为 100%，直条中各段表示事物各组成部分构成情况。绘制方法：

(1) 标尺：画在百分条图的上方或下方，总长度为 0～100%，尺度分成 5 格或 10 格，每格代表 20% 或 10%。标尺的起始位置、总长度应与百分条图一致，并与百分条图平行。

(2) 分段：绘制直条，并按事物内部各部分所占百分比大小分段，一般由大到小、从左至右依次排列，在图上用数字标出。

(3) 图例：附图例对各部分进行说明。

(4) 多组比较：若要比较多个性质相同事物百分比时，可在同一标尺上画几个平行的百分条图。各条图内部组成部分的排列顺序相同，图例相同。如根据表 9-11 的资料绘制成图 9-8。

表 9-11　第 5 次和第 6 次全国人口普查人口年龄构成情况

全国人口普查	0～14 岁		15～64 岁		65 岁及以上	
	人数 / 亿	构成比 /%	人数 / 亿	构成比 /%	人数 / 亿	构成比 /%
第 5 次	2.90	22.89	8.88	70.15	0.88	6.96
第 6 次	2.22	16.60	9.99	74.53	1.19	8.87

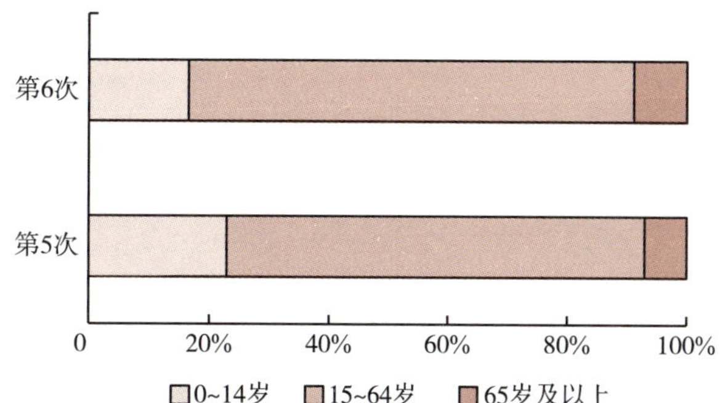

图 9-8　第 5 次和第 6 次全国人口普查人口年龄构成情况

知识拓展

热　图

热图（heat map）表示的是一个数值矩阵，按预设好的色彩变化尺给每个数值分配颜色，直观地将数据值的大小以定义的颜色深浅表示出来。可以通过 SPSS、Excel、R 语言等软件实现。常用来表示疾病的时间与空间分布模式，也可以用于表示不同变量间的相关性及聚类分析结果。

重难点提示

直条图和构成图的绘制及注意事项

（杨　亮）

思考题

1. 某年某医院用急支糖浆治疗上呼吸道感染咳嗽患者 161 例，疗效资料见表 9-12。此表有何问题？请提出改进方案。

表 9-12　急支糖浆治疗上呼吸道感染咳嗽患者疗效观察（原表）

<table>
<tr><td rowspan="3">项目
总例数</td><td colspan="6">有效</td><td colspan="2" rowspan="2">无效</td></tr>
<tr><td colspan="2">小计</td><td colspan="2">近期痊愈</td><td colspan="2">好转</td></tr>
<tr><td>例</td><td>%</td><td>例</td><td>%</td><td>例</td><td>%</td><td>例</td><td>%</td></tr>
<tr><td></td><td>108</td><td>67.1</td><td>70</td><td>43.5</td><td>38</td><td>23.6</td><td>53</td><td>32.9</td></tr>
</table>

2. 研究者收集了某地两年三种疾病的死亡率（1/10 万），你认为描述该资料应当选用哪种统计图？

思考题参考答案

目标检测

第十章 | 人群健康状况研究的流行病学方法

教学课件

思维导图

学习目标

1. 掌握流行病学的定义，疾病分布常用测量指标与流行强度的概念，主要研究方法的原理和特点。
2. 熟悉疾病三间分布的综合描述，各类研究方法的分类与优缺点。
3. 了解各类研究方法的设计和实施内容。
4. 学会各类研究方法的应用范畴。
5. 具有预防为主的意识与理念，提高疾病防治中的主观能动性和责任感。

流行病学是从宏观角度，以人群为对象研究疾病与健康问题的科学。为了适应医学发展的需要，流行病学的研究内容不断丰富，研究方法不断完善与发展，已成为现代医学领域的基础学科。流行病学以群体研究为特点，从疾病和健康状况的分布及影响因素的研究入手，在传染病、慢性病、病因不明疾病等的病因研究、疾病预防控制、临床护理决策等方面发挥着越来越重要的作用。

案例导入

1959—1961 年，西欧国家的短肢畸形病例显著增加，呈现一种先天畸形的流行现象。1962 年 W.Lenz 和 K.Knapp 利用描述性研究提示这种短肢畸形可能与药物沙利度胺（“反应停”）有关。1963 年 H.Weicker 的回顾性病例对照研究初步验证这一观点，他们调查了 200 个病例的母亲和 300 个健康婴儿的母亲，排除了放射线、某些药物、去污剂等因素，发现沙利度胺与短肢畸形有统计学关联，进一步显示其可能是引起此类畸形的原因。1963 年 W.G.McBridge 开展了一项队列研究，对某妇产科使用该药物尚未生产的孕妇进行了前瞻性观察，结果显示服用该药发生短肢畸形的危险性是未服用者的 175 倍，证实沙利度胺是这次短肢畸形流行的原因。1961 年 12 月沙利度胺在部分国家市场停止出售，1962 年下半年以后出生的儿童便很少发生这种畸形，这也进一步证明，沙利度胺是短肢畸形的原因。

案例导入参考答案

请思考：

1. 案例中针对短肢畸形的病因探讨涉及了几种流行病学研究方法？
2. 作为一名护士，如何提升实际工作中发现问题的能力？

第一节　流行病学的概念与用途

一、流行病学的概念

流行病学（epidemiology）是研究疾病和健康状态在人群中的分布及其影响因素，借以制定预防、控制和消灭疾病及促进健康的策略与措施，并对其效果加以评价的科学。

流行病学的定义蕴含了四个基本内涵：①研究的对象是人群，并且关注的是具有某种特征的人群。②研究内容包括疾病、伤害、健康状态以及其他卫生事件。③研究思路为从疾病和健康状况及其影响因素的分布入手，揭示现象、探寻原因、提供措施、评价效果。④最终目标是为制订疾病防治策略和措施、促进健康提供科学的依据。

二、流行病学的用途

1. 描述疾病与健康状况的分布特点　描述疾病与健康状况的分布是确定某地区或人群主要公共卫生问题、发现高危人群的重要依据，也可为病因探讨、卫生决策制定提供重要线索。如我国1959年、1982年、2002年、2012年和2020年的中国居民营养与慢性病状况的调查，对慢性病的分布及其特点提供了大量数据，为相应疾病的防控及其深入研究提供了重要依据。

2. 探讨疾病与健康状况的相关影响因素　流行病学研究方法和理念不仅能够提供疾病与健康状态的病因线索，而且能够验证病因假设。明确病因是制订针对性防治对策，控制并消灭疾病最为行之有效的途径，对于疾病防控和健康促进具有重要意义。如吸烟与肺癌、人乳头瘤病毒感染与宫颈癌、幽门螺杆菌与胃癌等都是流行病学病因研究的经典范例。

3. 揭示疾病自然史　疾病在个体和人群中自然发生、发展和消长的规律称疾病自然史。应用流行病学方法阐明疾病的自然史，不仅可以在个体角度达到早发现、早诊断和早治疗的目的，从群体角度而言，了解疾病在人群中的变化特点和发展规律，通过宏观追溯疾病的流行史和人类对疾病的斗争史，寻找消灭或控制疾病的突破点，可为早期制订预防措施、采取有效干预措施、促进健康提供可靠依据。

4. 评价疾病诊治和防治措施的效果　将流行病学及卫生统计学的原理和方法与临床医学有机地结合，用于研究患者及其群体的诊断、治疗以及预后的决策和评价是流行病学研究的重要内容之一。可为临床正确选用诊断方法，科学解释各项结果提供科学依据；通过科学地评价药物或治疗方案的疗效，已成为目前临床流行病学的重要内容；疾病防治效果评价则是流行病学研究的另一重要内容。

5. 制定健康促进的卫生决策　近年来，健康促进的实践在越来越多的国家发展起来，卫生决策的科学制定与有效实施是实现促进健康的关键。任何决策都需要建立在充分证据的基础之上，流行病学提供了收集这些证据的基本方法。同时，卫生决策是否正确、效益如何，亦需要应用流行病学的原理和方法进行评价。

6. 用于疾病监测和风险预测　利用疾病监测可以获取的大量数据。从概率论的角度，对疾病风险预测模型的研究日益兴起。如心脑血管疾病的Framingham预测模型，不仅为预测个人冠心病发病风险以及有针对性地采取干预措施提供了依据，而且提高了对心脑血管疾病危险因素的认识以及对卫生资源的合理分配。

重难点提示

流行病学的概念与用途

第二节 疾病分布

一、疾病分布常用测量指标

疾病分布常用一系列指标来反映和表示，指标可以分为发病指标、患病指标、死亡指标以及残疾失能指标等。

（一）发病指标

1. 发病率（incidence rate） 指在一定时间内（一般为 1 年），特定范围人群中新发病例的出现频率，是描述疾病流行强度的指标，可反映疾病的发生概率大小，用于描述疾病流行现状，进行病因研究，评价防治措施的效果等。其计算公式为

$$\text{发病率} = \frac{\text{一定时期内某人群中某病新发病例数}}{\text{同期该人群暴露人口数}} \times K \qquad \text{式 10-1}$$

K=100%，1 000‰，10 000/ 万……

注意事项：发病率的分子是一定期间内的新发病例数。若在观察期间内一个人多次患同一个疾病时，则应计为多个新发病例，如流感、腹泻等。对发病时间难以确定的一些慢性病，可将首次确诊时间作为发病时间以判断是否为新发病例，如恶性肿瘤、精神类疾病等。

发病率的分母为同期暴露人口，理论上只包括那些有可能患某种疾病的人群。因此，那些在研究开始前就已经患有所研究疾病或不可能患有所研究疾病的人（如传染病的免疫人口），均不应计入分母。如计算 2023 年某人群麻疹发病率时，2023 年以前已感染麻疹、接种了麻疹疫苗者均不计入分母。在实际工作中难以明确区分暴露与非暴露人口，因此在描述某地区、某单位某病发病率时，多用该单位该时期内的平均人口作为分母。

2. 罹患率（attack rate） 与发病率一样，也是测量人群新病例发生频率的指标，指某一局部地区短时间内的某病，多用于描述疾病的暴发，如食物中毒、职业中毒及传染病暴发等。观察时间以日、周、月为单位。其计算公式为

$$\text{罹患率} = \frac{\text{观察期间某病新发病例数}}{\text{同期暴露人口数}} \times K \qquad \text{式 10-2}$$

K=100%，1 000‰，10 000/ 万……

3. 续发率（secondary attack rate） 又称二代发病率，指在某传染病的最短潜伏期和最长潜伏期之间，易感染接触者中发病人数占易感接触者总数的比例，常用于判断和比较不同传染病传染力强弱的重要指标。其计算公式为

$$\text{续发率} = \frac{\text{续发病例}}{\text{易感接触者总人数}} \times 100\% \qquad \text{式 10-3}$$

在一个家庭、病房、集体宿舍、幼儿园和托儿所内发生首例传染病后，在该病最短潜伏期与最长潜伏期之间受其感染出现的病例称续发病例，也叫二代病例。注意，在进行续发率的计算时，须将原发病例从分子及分母中去除。

（二）患病指标

1. 患病率（prevalence rate） 又称现患率，指某人群在某特定时间内某病现患（新、旧）病例所占比例，通常用来反映病程较长的慢性病的现患和流行情况。

患病率按观察时间分为时点患病率和期间患病率。时点在理论上是某一时点或较短的一个时期，通常不超过 1 个月。而期间患病率的时间范围指的是特定的一段时间，多超过一个月。其计算公式为

$$\text{时点患病率}=\frac{\text{某一时点某人群中某病新旧病例数}}{\text{该时点人口数}}\times K \qquad \text{式 10-4}$$

$$\text{期间患病率}=\frac{\text{某观察期内某人群中某病新旧病例数}}{\text{同期平均人口数}}\times K \qquad \text{式 10-5}$$

K=100%，1 000‰，10 000/万……

某病的患病率受该病的发病率和病程影响，在相对稳定的情况下，患病率、发病率和病程三者的关系：患病率=发病率×病程。

影响患病率升高的因素：①病程延长。②未治愈者的寿命延长。③新病例增加（即发病率增高）。④病例迁入。⑤健康者迁出。⑥易感者迁入。⑦诊断水平提高。⑧报告率提高。

影响患病率降低的因素：①病程缩短。②病死率增高。③新病例减少（发病率下降）。④健康者迁入。⑤病例迁出。⑥治愈率提高。

2. 感染率（prevalence of infection） 指在某时间内受检人群中，某病原体现有感染者所占的比例。某些传染病感染后呈隐性感染或病原携带者状态，需通过微生物学、血清学或分子生物学技术等方法检测其是否感染。其性质与患病率相似，常用于研究某些传染病或寄生虫病的感染现状。其计算公式为

$$\text{感染率}=\frac{\text{受检者中感染人数}}{\text{受检人数}}\times 100\% \qquad \text{式 10-6}$$

（三）死亡指标

1. 死亡率（mortality rate） 又称死亡粗率，指某人群在一定时间内死于所有原因的总死亡人数在该人群同期平均人口数中所占比例，是最常用的反映人群死亡风险的指标，常以年为单位，其分子为死亡人数，分母为发生死亡事件所属人群的总人口数（通常为年平均人口数）。其计算公式为

$$\text{死亡率}=\frac{\text{某人群某观察期间死亡人数}}{\text{该人群同期平均人口数}}\times K \qquad \text{式 10-7}$$

K=100%，1 000‰或10 000/万……

死亡率可按不同特征分别计算死亡专率，可提供某病在不同人群、时间、地区的死亡信息，计算时应注意分母必须是与分子相应的人口。

2. 病死率（fatality rate） 指一定时间内（通常为一年）患某种疾病的人群中因该病而死亡的频率。主要用于反映疾病的严重程度，也可反映医疗机构的诊疗水平。其计算公式为

$$\text{病死率}=\frac{\text{某时期内因某病死亡患者数}}{\text{同期该病患者总数}}\times 100\% \qquad \text{式 10-8}$$

3. 生存率（survival rate） 又称存活率，指在接受某种治疗的患者或患某病的人中，经若干（n）年随访，尚存活的患者数所占的比例，常用于评价某些慢性病（如恶性肿瘤、心血管病等）远期疗效，也可以反映不同医疗机构对某病的诊疗水平。其计算公式为

$$n\text{年生存率}=\frac{\text{随访满}n\text{年尚存活的患者数}}{\text{随访满}n\text{年的患者数}}\times 100\% \qquad \text{式 10-9}$$

（四）残疾失能指标

1. 残疾率（prevalence of disability） 指某一人群中，在一定期间内实际存在的残疾人数所占比例，主要描述残疾在人群中发生的频率，反映人群整体残疾失能状况。

2. 潜在减寿年数（potential years of life lost，PYLL） 指某病各年龄组人群死亡者的期望寿命与实际死亡年龄之差的总和，即死亡所造成的寿命损失。主要用于评价人群总体健康水平，反映早死对人群健康造成的寿命损害。

3. 伤残调整寿命年（disability adjusted life year，DALY） 指从发病到死亡所损失的全部健康寿命年，包括因早死所致的寿命损失年和疾病所致伤残引起的健康寿命损失年两部分。

二、三间分布

疾病三间分布指疾病在不同人群、不同时间和不同地区中的频率及其分布规律，即人间、时间和空间的分布。

（一）疾病的人群分布

人群的先天固有特性（如年龄、性别、种族等）和后天获得性特性（如职业、婚姻与家庭状况、行为生活习惯、社会经济状况等）均可构成疾病或健康状态的人群特征，研究疾病的人群分布有助于确定高危人群、探索病因与影响因素。

1. 年龄 几乎所有疾病的发生、发展均与年龄有关。造成年龄分布差异的原因主要是不同年龄人群有不同的免疫水平、不同的行为和生活方式，以及对致病因子的不同暴露机会。如在青壮年人群中姬鼠型出血热和疟疾的发病率高，主要是由于暴露于病原体的机会较多所致；6 个月以内的婴儿从母体获得抗体，使其对麻疹、白喉、猩红热等传染病的易感性降低。年龄不仅与疾病发病频率有关，而且与疾病的严重程度也有关。

疾病年龄分布的分析方法主要有两种：

（1）横断面分析：分析同一时期不同年龄组或不同年代各年龄组的发病率、患病率或死亡率的变化，多用于某时期传染病或潜伏期较短疾病的年龄分析。

（2）出生队列分析：同一时期出生的一组人群称出生队列，对其随访若干年，以观察其处于各年龄组时的发病情况，可呈现致病因子与年龄的关系。

2. 性别 男性和女性在遗传特征、内分泌系统、生理解剖特征以及社会行为特征的差异，导致对某些疾病的易感性存在差异。如男性肺癌死亡率显著高于女性，与吸烟率男性显著高于女性有关；系统性红斑狼疮、胆囊炎、胆结石多见于女性，可能与多种因素有关，如与男性、女性在解剖、生理结构及内分泌等方面存在明显差异有关。

3. 职业 职业性暴露于不同物理因素、化学因素、生物因素以及职业性压力等均可导致疾病分布的不同。

4. 种族和民族 不同种族和民族的人群之间疾病发病频率和死亡频率存在明显差异，主要原因有：①遗传背景、群体基因表型的分布差异，是影响疾病分布出现差异的主要原因。②民族风俗习惯、生活习惯和饮食习惯。③地理环境、自然条件及社会经济状况。④医疗卫生质量和医疗水平。

5. 婚姻状况与家庭 婚姻状况不同对人体健康有明显的影响，国内外研究显示，离婚者全死因死亡率最高，丧偶及独身者次之，已婚者最低，可能与离婚、丧偶对精神、心理有很大影响有关。家庭可以通过遗传、环境、感情、支持、社会化等途径来影响个人的健康。

6. 行为、生活方式 许多不良行为及不健康的生活方式与疾病有关。不良健康行为、生活方式导致的疾病具有潜伏期长、特异性差、广泛存在等特点。大多数慢性病都是各种不良健康行为、生活方式的累积效应，达到一定的程度后即导致疾病的发生。

7. 社会阶层 不同的社会阶层通常导致受教育水平、社会经济状况、健康意识、卫生习惯和条件等方面的差异，进而影响疾病的分布。

（二）疾病的时间分布

疾病的时间分布形式包括短期波动、季节性、周期性和长期趋势四种类型。

1. 短期波动 在短时间内某一较大数量人群暴露于同一致病因素后，某病的发病例数明显增多的现象。短期波动的含义与暴发相似，暴发常用于较小范围，而短期波动常用于较大范围。容易呈现短期波动的疾病主要是急性传染病或急性中毒性疾病。

2. 季节性 疾病每年在一定的季节内出现发病率升高的现象。疾病季节性变化的原因复杂，受到气候条件、媒介昆虫、风俗习惯、生产及生活方式、营养状况等因素的影响。季节性有两种形式。①严格的季节性：发病多集中在少数几个月内，如虫媒传播的传染病。②季节性升高：一年四季均有发病，但发病率仅在一定月份升高。如肠道传染病、呼吸道传染病，全年均有发生，但肠道传染病多见于夏秋季，呼吸道传染病多见于冬春季。

一些非传染病也有季节性升高的现象。如一些营养缺乏病，过敏性疾病有季节多发的现象，一些慢性病的急性发作（冠心病、脑血管意外等）也与季节变化有一定关系。

3. 周期性 疾病发生频率按一定规律的时间间隔，呈现规律性变动的现象。通常每隔 1～2 年或几年出现一次流行高峰。在无有效疫苗应用之前，多数呼吸道传染病呈现周期性。疾病呈周期性的原因主要有疾病传播机制容易实现、易感者数量积累、免疫力降低、病原体变异等。

4. 长期趋势 又称长期变异或长期变动，指经过一个相当长的时期（通常为几年或几十年），疾病的分布状态、感染类型、临床特征、发病率、死亡率等流行强度逐渐呈现显著的趋势性变化。疾病呈现长期趋势的可能原因：致病因素的变化；抗原型别、病原体毒力、致病力的变异和机体免疫状况的改变；疾病防制对策的完善；医疗和防治水平的提高；人口学特征的变化；生产生活习惯的改变及环境污染等因素。

（三）疾病的地区分布

疾病的发生往往受人们居住地区的自然环境和社会生活环境的影响，而具有不同的地区分布特点。自然环境因素包括地形、地貌、气温、降水、日照、土壤微量元素、生物多样性等。社会环境包括政治、经济、文化、人口密度、生活习惯等。

1. 疾病在不同国家间与同一国家内的分布 有些疾病虽然遍布全世界，但在不同国家之间分布不均衡。如霍乱多见于印度，全球恶性肿瘤分布具有地理差异，这可能是人口构成、地区发展程度、生活方式等多因素共同作用的结果。

有些疾病局限在一定的国家和地区发生，如黄热病主要流行于中南美洲和非洲的热带地区，其分布与埃及伊蚊的分布一致。

疾病在一个国家内的分布也有差异。我国血吸虫病流行区分布于长江流域及以南的 12 个省、自治区、直辖市；鼻咽癌在我国以广东、广西、福建等南方地区高发，这可能与遗传易感性、饮食习惯、EB 病毒感染等多种因素有关，北方地区原发性高血压患者比南方多，这可能与环境、饮食习惯等因素有关。

2. 疾病的城乡分布 城市人口密度高、流动性大、交通拥挤等因素，导致呼吸道传染病在城市易于传播和流行。城市人群生活节奏快、精神压力较大，一些慢性病（如原发性高血压和肿瘤）的发病率和死亡率明显高于农村。城市的供水、排水设施完善，管理健全，生活饮用水的卫生水平较高，因此较少有经水传播的肠道传染病的流行。城市医疗保健较有力，因此自然疫源性疾病少见，虫媒传染病较农村少。

随着我国经济发展，城乡一体化建设进程推进，农村与城市人口流动日益频繁，农村常见的一些传染病不断传入城市，同时也把城市常见的传染病带回农村，因此疾病的城乡分布差异有减少的趋势。

3. 疾病的地区聚集性 指疾病在某地区患病率或死亡率明显高于周围地区的现象。研究疾病的地区聚集性的意义在于：①地区聚集性可提示特定致病因子的存在，对探讨病因或采取及时有效的预防措施十分重要。②地区聚集性可提示局部地区存在使病因得以入侵人体的条件，如环境污染等。

4. 疾病的地方性 由于自然因素或社会因素的影响，一些疾病在某一地区的发病率经常较高或只在某一地区发生，不需自外地输入传染源，这种状况称疾病的地方性。地方性疾病又称地方病，指局限于某些特定地区内相对稳定并经常发生的疾病。

5. 输入性疾病 又称外来性疾病。凡本国或本地区不存在或已消灭的传染病，从国外或其他地区传入时，称输入性传染病，如2016年我国发现输入性寨卡病毒感染病例、2023年发现猴痘输入病例等。

（四）三间分布的综合描述

在实际工作中，疾病的描述往往是利用三间分布综合进行的，以便于全面获取有关病因线索和流行因素的信息，有利于提出病因线索。

移民流行病学是进行疾病三间分布综合描述的一个典范模式，这一方法通过观察某种疾病在移民人群、移居地当地人群及移民原居住地人群三者中发病率或死亡率的差别，判断遗传因素与环境因素在疾病发生中的作用大小。其判断主要根据两点：①若移民中某病的发病率或死亡率与原居地人群不同，而与移居地当地居民人群的频率接近，则环境因素是引起发病率或死亡率差别的主要原因。②若是遗传因素对发病率或死亡率起主要作用，则移民的发病率或死亡率不同于移居地，而应与原居地人群的频率相近。如对日本胃癌进行移民流行病学调查研究发现，胃癌在日本发病高，在美国发病低，在美国出生的第二代日本移民胃癌的死亡率高于美国人，但低于日本国内的日本人，提示环境因素与胃癌的发生有密切关系。

重难点提示

疾病三间分布的概念与意义

三、疾病流行强度的描述

疾病流行强度指某种疾病在一定时期内、某地区人群中发病数量的变化及各病例间的联系程度，包括散发、暴发、流行及大流行。

1. 散发（sporadic） 指某病在某地区人群中发病率呈历年的一般水平，且各病例之间在发病时间和地点方面无明显联系，表现为散在发生。

2. 暴发（outbreak） 指在一个局部地区或集体单位的人群中，短时间内突然发生许多症状相同的患者，多有相同的传染源或传播途径，如食物中毒等。

3. 流行（epidemic） 指某病在某地区的发病率显著超过该病历年的散发水平，各病例之间呈现明显的时间和空间联系。

4. 大流行（pandemic） 指疾病迅速蔓延，涉及地域广，短时间内可跨越省界、国界或洲界，发病率超过该地一定历史条件下的流行水平，称大流行。一次大流行可以始发于一次暴发，进而发展为流行、大流行，如流行性感冒曾多次形成世界性大流行。

第三节　常用流行病学研究方法

流行病学的核心任务是进行病因探讨。基本思路：首先提出暴露因素与结局事件（如疾病）之间的可能关联假设，进而对建立的假设予以检验，进一步以干预的方式，观察所引起的结局事件频率是否发生改变，以提供一系列的可靠证据。流行病学研究方法依据是否施加人为干预，可以分为观察流行病学（observational epidemiology）和实验流行病学（experimental epidemiology）；根据研究设计时是否设置观察对照，又可将观察性研究分为描述性研究和分析性研究。

一、描述性研究

描述性研究（descriptive study）又称描述性流行病学（descriptive epidemiology），指在研究对象处于目前客观状况下，利用已有的资料或通过专题调查获得的资料（包括实验室检查结果），描述疾病或健康状况及其影响因素分布，以提供病因线索的研究方法。常见类型有现况研究、病例报告、病例系列分析、个案调查和生态学研究等。

（一）现况研究

1. 概念 现况研究（prevalence study）指应用普查或抽样调查的方法，收集特定时间，特定范围内人群的某种疾病或健康状况及有关变量的现状资料，以描述三间分布特征，研究人群有关因素与疾病或健康状况的关系，又称现况调查。现况研究能客观反映某一时间断面上的疾病或健康状况的现状，故又称横断面研究（cross-sectional study）。

2. 基本用途

（1）描述疾病或健康状态的分布特征，了解人群健康水平，找出该地区危害人群健康和生命最严重的病种和健康问题。

（2）通过描述疾病的分布特征及其与某因素的关系，可发现高危人群，提出疾病的危险因素。

（3）通过长期监测疾病或健康状况的分布特征，分析疾病在人群中的发生发展规律。

3. 特点

（1）**属于观察性研究**：研究者只是客观地记录研究对象的现状，不设立对照，没有人为干预。

（2）**"果""因"并存**：观察对象患某病或未患某病的同时，又探寻可能与疾病有关的因素。

（3）**所用的指标一般为患病率**：主要适用于慢性病的调查。

（4）**仅能提供病因线索**：收集的资料受很多因素的影响，分析所得出的结论往往只能提供病因线索。

4. 现况研究的种类 根据调查人群范围不同，现况研究分为普查和抽样调查两种。

（1）**普查**（census）：指在特定时间内对特定范围人群中每一位成员进行的调查。特定时间应尽可能短，一般为1～2d或1～2周，大规模调查亦应在数周或2～3个月内完成。特定范围人群可指某地区或具有某特征的人群。

普查的优点：①能发现全部病例，并能及时治疗。②能较全面地描述疾病的分布特征。③能普及医学知识。④确定调查对象较简单，不存在抽样误差。普查的缺点：①组织工作难度大，所获资料准确性较差，调查质量不易控制。②工作量大，难以做得细致，难免漏诊和误诊。③不适用于患病率很低，无简易而准确的诊断方法的疾病。④人力物力消耗大，成本高。⑤只能获得阳性率或现患率而得不到发病率资料。

（2）**抽样调查**（sampling survey）：指从特定时点、特定范围内的同质总体中随机抽取具有代表性的样本进行调查，用样本的信息推断总体特征。为保证样本的代表性，应注意随机化抽样和适当的样本量。随机抽样方法有单纯随机抽样、系统抽样、分层抽样、整群抽样等。

与普查相比，抽样调查的优点：①省时、省力、省经费。②调查易做到细致、准确，获结果快，应答率较高。抽样调查的缺点：①不适用于患病率低的疾病及变异过大的人群调查。②设计、组织实施以及资料分析等方面比较复杂。③重复和遗漏不易发现。④不能满足普查普治的工作要求。

ER 10-4
随机抽样的方法

（二）病例报告、病例系列分析、个案调查

1. 病例报告（case report） 指对某种罕见病的单个病例或极少数病例的病情、诊断与治疗过程以及经验教训等方面进行详细描述。病例报告主要用于发现新发疾病或罕见病的临床表现，提供病因线索，以及探讨其致病机制和治疗方法。

2. 病例系列分析（case series analysis） 指对一系列相同疾病患者的临床资料进行收集、整理、描述、分析报告。病例系列分析不需要对每一位患者进行详细描述，而是针对所有病例组成的总体的特征进行集合描述与分析。病例系列分析主要用于总结归纳某种疾病的临床表现特征，提出新的病因假设和探索方向。

3. 个案调查（case study） 指对个别发生的病例、病例的家庭及周围环境进行的调查。个案调查可以是针对一个患者、一个家庭或一个疫源地等的调查，因此又称病例调查或病家调查。个案调

查主要用于突发公共卫生事件特别是传染病的疫情处置中，查明所研究病例的发病原因和条件，追踪发展变化，并总结疾病分布特征。

（三）生态学研究

生态学研究（ecological study）是以群体为观察和分析的基本单位，通过描述人群中某因素的暴露状况与疾病的分布频率，研究该暴露因素与疾病之间的关系，主要包括生态比较研究和生态趋势研究。

学·思·悟

请思考，"案例导入"中研究者进行研究的前期依据是什么？在何种情况下可以进行分析性研究？

学·思·悟
参考答案

二、分析性研究

分析性研究（analytical study）又称分析性流行病学（analytical epidemiology），是通过与专门设立的可比对照进行比较分析，检验描述性流行病学提出的病因假说，是病因学研究的主要方法。分析性研究的基本研究方法包括队列研究和病例对照研究。

（一）队列研究

1. 概念 队列研究（cohort study）又称前瞻性研究、随访研究，是将研究人群按是否暴露于某因素（或是否具有某特征）分为暴露组和非暴露组，随访观察一段时间内各组人群的发病结局，通过比较结局发生率的差异，判定暴露因子与发病有无因果联系及关联大小的一种观察性研究方法。

暴露泛指能影响结局的各种因素，既可以是有害也可以是有益的因素；结局是由暴露引发的各种事件。队列指有共同经历或暴露于某因素或具有某特征的一组人群。队列研究中通常包括暴露队列（即暴露组）和非暴露队列（即非暴露组、对照组）。基本原理如图 10-1 所示。

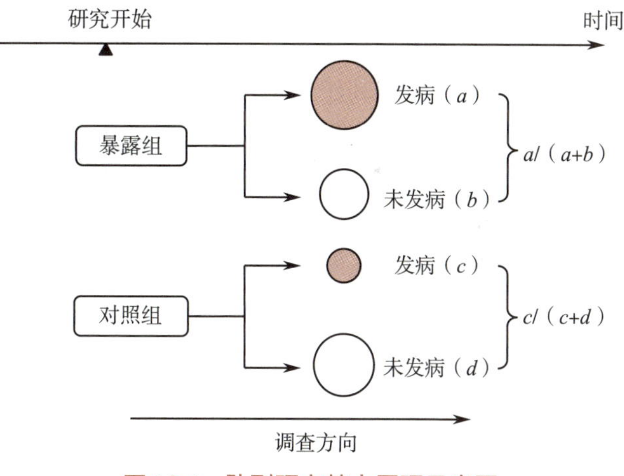

图 10-1　队列研究基本原理示意图

2. 特点

（1）队列研究属于观察性研究。暴露不是人为给予的，而是客观存在。

（2）队列研究设立对照组。对照组可与暴露组来自同一人群，也可来自不同的人群。

（3）队列研究由"因"及"果"。在探索暴露因素与疾病的先后关系上先确知其因，再前瞻观察其果。

（4）队列研究能确证暴露与疾病的因果关系。由于能切实观察到暴露在先，疾病发生在后，故从时间关系上符合因果联系的判定条件。

（5）队列研究可直接计算发病率和相对危险度，以判断暴露与疾病间的关联强度。

3. 分类 按照研究对象进入队列及终止观察时间的不同，将队列研究分为前瞻性队列研究、历史性队列研究和双向性队列研究三大类型（图 10-2）。

4. 基本用途

（1）检验病因假设。队列研究的主要目的是检验某种暴露因素对某种（或某些）疾病发病率或死亡率的影响，确定存在病因学关系的可能性。

（2）描述疾病的自然史。队列研究从暴露开始进行观察，可以全面了解疾病的自然史。

（3）研究某种疾病的发生或发展的长期趋势，为制订新的预防规划或治疗方案，以及设置新的医疗服务设施提供依据。

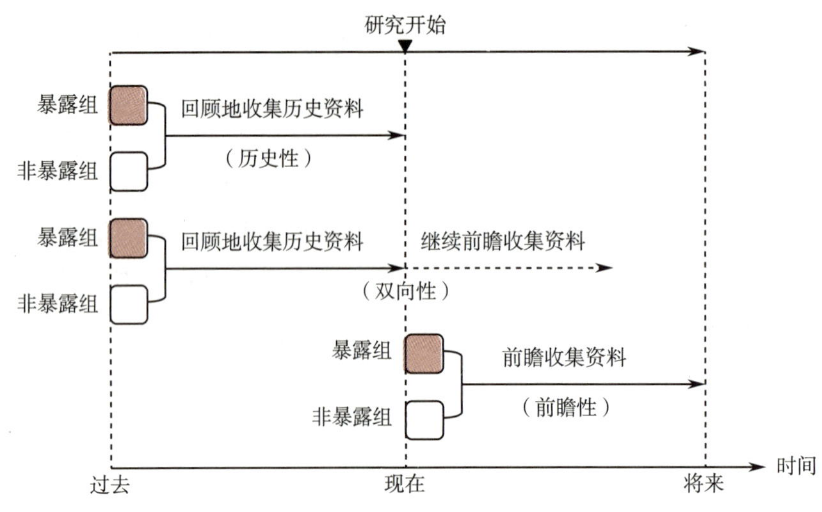

图 10-2　队列研究类型示意图

5. 设计与实施

（1）**确定研究目的**：一般在描述性研究或病例对照研究的基础上进行队列研究。常规队列研究中的研究因素一般仅为单一暴露因素。结局变量既可定性，也可定量设定，结局的确定应有明确而统一的标准，最好按照国际或国内统一的标准进行判断。

（2）**选择研究对象**：队列研究中的研究对象包括暴露组和非暴露组（对照组）两组人群。暴露组和非暴露组均应由未发生观察结局（如发病）但有可能出现该结局的人群组成。

暴露人群包括：①职业人群，探讨特殊职业暴露因子与疾病的关联。②特殊暴露人群，如选择原子弹爆炸的受害者，以研究与白血病的关系。③一般人群。④有组织的人群团体，一般人群的特殊形式，主要是利用其组织系统，便于更有效地收集随访资料。

对照人群的设立是为了与暴露组进行比较。常用形式：①内对照，一个研究人群按暴露因素分组，其中非暴露的一组或暴露水平最低的组可作为非暴露组（对照组）。②外对照，当选择职业人群或特殊暴露人群作为暴露人群时，常需在该人群之外去寻找对照。如研究家具厂油漆致病作用时，可以选择不接触油漆的制衣厂工人作为外对照。③总人口对照，利用现有的发病或死亡统计资料，以整个地区的全人口为对照。④多重对照，用上述两种或两种以上的形式同时作对照。

一般而言，队列研究的样本含量较大，影响样本含量的因素有下列四个方面：①一般人群（对照人群）中所研究疾病的发病率。②暴露组与对照组人群发病率之差。③显著性水平，即检验假设时的第一类错误的概率（α）。④把握度（$1-\beta$）。队列研究的失访常常是不可避免的，因此估计样本量时要考虑到失访率，通常按 10% 来估计失访率。

（3）**资料的收集、整理与分析**：收集的资料包括基线资料与随访资料。

在研究开始时，应收集有关研究对象与暴露因素基线信息，确定每个成员的暴露状况。同时还要收集与患病风险有关的其他暴露数据，以便分析这些暴露对疾病可能产生的影响。

暴露组和非暴露组均为随访对象，定期或不定期随访观察研究人群中结局事件的发生情况，同时收集有关暴露和混杂因素变化的资料。随访的方法有函调、面谈、定期医学检查、查阅病历、死亡登记、疾病报告等。随访期限的长短，必须根据疾病的自然史、疾病的潜伏（隐）期以及已暴露时间来确定。

随访终止后，应对资料进行核对、纠错、归纳和整理，可将资料整理成表 10-1 的形式。

表 10-1　队列研究资料整理归纳表

暴露状况	发病数	未发病数	合计	发病率
暴露组	a	b	$a+b$	$a/a+b(I_e)$
非暴露组	c	d	$c+d$	$c/c+d(I_0)$
合计	$a+c$	$b+d$	$a+b+c+d$	

随访结局的频率一般采用发病率、死亡率、发病密度等指标。队列研究通过对

暴露组与非暴露组的发病率或死亡率的差异比较，以确定暴露因素与发病有无联系，率的显著性检验可采用χ^2检验或u检验。在此基础上，还要估计反映暴露因素与结局事件之间的关联强度的指标。

1）相对危险度（relative risk）：指暴露组与非暴露组发病率或死亡率的比值，反映暴露组发病或死亡的风险是非暴露组的多少倍，用RR表示

$$RR = I_e / I_0 \quad \text{式 10-10}$$

式中的I_e和I_0分别表示暴露组和非暴露组的发病率或死亡率。

RR的意义：$RR=1$，说明暴露因素与发病无关联；$RR>1$，表示存在正关联，说明有暴露因素者患病较多；$RR<1$，表示存在负关联，提示有暴露因素者患病较少。RR是一个样本的点估计值，没有考虑抽样误差的影响，因此需要按一定概率，用样本RR推测总体RR所在范围，来推断暴露因素与疾病间有无关联，目前常用 Miettinen 卡方值法和 Woolf 自然对数转换法计算 95%CI。

2）归因危险度（attributable risk）及其百分比：归因危险度又称特异危险度，是暴露组发病率或死亡率与非暴露组发病率或死亡率之差，用AR表示。归因危险度百分比指暴露人群中发病等结局事件归因于暴露的成分占全部病因的比例，表示暴露人群中发病风险特异地归因于暴露因素的大小与程度，用$AR\%$表示。

$$AR = I_e - I_0 \quad \text{式 10-11}$$

$$AR\% = (I_e - I_0) / I_e \times 100\% \quad \text{式 10-12}$$

3）人群归因危险度（population attributable risk，PAR）及其百分比：指暴露对整个人群的危害程度及其比例。这两个指标更为全面地评价某暴露因素公共卫生学意义，可为防治策略和措施的制订提供科学依据。

$$PAR = I_t - I_0 \quad \text{式 10-13}$$

$$PARP = (I_t - I_0) / I_t \times 100\% \quad \text{式 10-14}$$

式中的I_t和I_0分别表示一般人群和非暴露组的发病率或死亡率。

（4）质量控制：一项完全没有偏倚的研究很难做到，但可以通过严谨的设计和细致的分析，从而识别，减少和控制偏倚。

6. 优点与局限性

（1）优点：①研究对象的暴露状态及研究结局是由研究者亲自观察获得的，所获资料较可靠。②研究的方向是由因及果，论证因果关系的能力较强。③可计算暴露组、非暴露组的发病率或死亡率，直接估计相对危险度，故能直接分析暴露因素与发病的关联。④一次研究可以观察一种暴露与多种疾病结局的关系。

（2）局限性：①不适用于发病率很低的疾病病因研究。②同病例对照研究相比需要较长的研究时间和较多的人力、物力。③由于随访观察时间长，易产生失访偏倚。④研究的设计要求高，实施复杂。⑤在随访过程中，人群中已知变量的变化或出现未知变量等，都可影响结局，增加资料收集和分析复杂化。

（二）病例对照研究

1. 概念　病例对照研究（case-control study）是以确诊患有某种特定疾病者作为病例组，以不患有该病但具有可比性者作为对照组，通过调查询问、实验室检测等手段，追溯两组过去对某一个（或某些）研究因素的暴露情况，通过比较组间暴露比例或水平，判断暴露因素与疾病有无关联及其关联强度大小的一种观察性研究方法。这种研究方法在时间顺序上是回顾性的，是从现在是否患有某种疾病出发，追溯研究对象过去的可疑病因暴露情况，即由果推因，故又称回顾性研究。基本原理如图 10-3 所示。

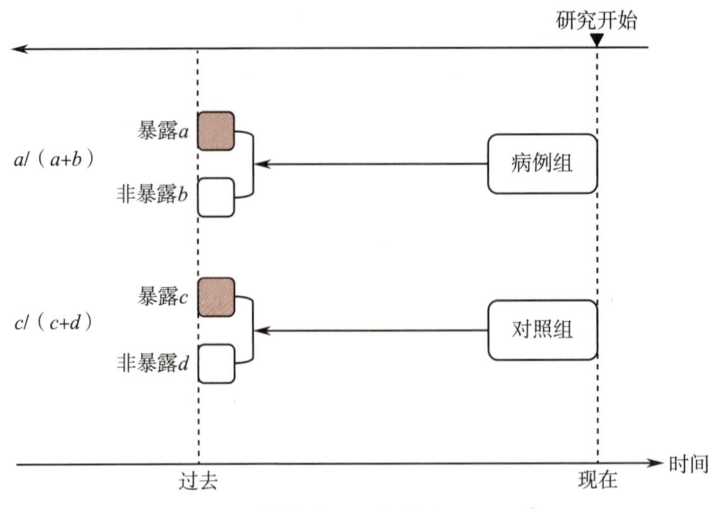

图 10-3 病例对照研究基本原理示意图

2. 特点

（1）**病例对照研究属于观察性研究**：研究者只是客观地收集研究对象的既往暴露情况，而不给予任何干预措施。

（2）**病例对照研究设立对照组**：对照组由未患所研究疾病的人群组成，与病例组具有一定可比性，是供病例组作比较基础。

（3）**病例对照研究由"果"究"因"**：研究开始时已有确定的结果，即已知研究对象患某病或未患某病，再追溯其既往是否暴露于某个（些）可疑因素。

（4）**病例对照研究难以证实暴露与疾病的因果关系**：不能观察到由"因"到"果"时间顺序，故一般只能推测暴露与疾病是否有关联，而且只限于统计学上的关联，可为队列研究及实验性研究提供病因研究的线索和方向。

重难点提示

病例对照研究的基本原理与特点

3. 分类 病例对照研究按照研究设计分为非匹配病例对照研究和匹配病例对照研究两大类。

（1）**非匹配病例对照研究**：从源人群中选择研究对象时，病例和对照之间的关系不作限制和规定，且对照人数应等于或多于病例人数。非匹配病例对照研究须在资料分析阶段对病例与对照的可比性进行判断。

（2）**匹配病例对照研究**：匹配（matching）又称配比，指所选择的对照在某些因素或特征上与病例一致或基本一致。这些因素或特征称匹配因素或匹配变量，如年龄、性别、居住地等。匹配的目的是控制这些因素或特征对研究结果的干扰，从而更准确地说明所研究因素与结局事件间的关系，提高研究的效率。

匹配病例对照研究根据匹配的方式不同，可分为两种类型。①成组匹配病例对照研究：指对照组具有某种（或某些）因素（或特征）者所占的比例与病例组基本一致。如病例组男性占 1/3，则对照组中也应接近此比例。②个体匹配病例对照研究：指以个体为单位使病例和对照在某种（或某些）因素（或特征）方面相同或接近。1 个病例匹配 1 个对照称配对，也可以 1 个病例匹配多个对照，如 1∶2、1∶3……1∶*R*。基于工作量与研究效率的考量，一般不建议超过 1∶4 匹配。

4. 基本用途

（1）**广泛地探索疾病的可疑因素**：对病因不明的疾病，在众多机体内外环境因素中，筛选可疑相关因素。

（2）**初步检验病因假说**：对于描述性研究提出的病因假说，可以利用病例对照研究加以深入探讨。如"案例导入"中提出吸烟与肺癌的发生可能相关的假说，可进一步调查吸烟量、吸烟方式、吸烟年限、吸烟种类等有关吸烟的详细情况，以便为探讨吸烟与肺癌的关系提供证据。

（3）**疾病疗效和预后相关影响因素的研究**：已发生的某种临床结局者作为病例组，未发生该结局的作为对照组，分析出现不同结局的影响因素，用以指导临床实践。

5. 设计与实施

（1）**研究目的**：根据既往描述性研究的结果或实际工作需要，提出明确的研究目的。对病例对照研究中研究因素和研究疾病的规定，必须遵循统一的标准。

（2）**研究对象**：在病例对照研究中，研究对象包括病例和对照。

病例指患有所研究疾病者，应尽量采用国际通用或国内统一的诊断标准，便于与他人的工作进行比较。病例来源一种是以医院为基础；另一种是以社区为基础。病例类型分为三种：新发病例、现患病例与死亡病例。病例对照研究应该首选新发病例，这样可以避免患病时间过长而导致的偏差，并且获得暴露时间、剂量、各种记录等也较为容易。

在病例对照研究中，对照指未患所研究疾病者，往往比病例的选择更复杂、更困难。对照必须不患与研究因素有关的其他疾病，如研究吸烟与肺癌的关系，不能用慢性支气管炎或肺气肿的患者作为对照组。通常对照的来源有：①同一或多个医疗机构中诊断的其他病例。②与病例居住在同一街区或同一住宅区中的健康人或非该病病例。③同一人群中的健康人或非该病病例。④病例的配偶、同胞、亲戚、同班同学或同事等。

病例对照研究中影响样本含量的因素主要有四个：①研究因素在对照人群中的估计暴露率。②预期的该因素引起的相对危险度（*RR*）或比值比（*OR*）。③预期达到的检验显著性水平，即第一类错误的概率（α）。④预期达到的把握度（$1-\beta$），β 为统计学假设检验第二类错误。

（3）**资料的收集、整理与分析**：按照研究目的，完整、准确、及时地收集相关资料。可以通过询问调查、查阅档案、样本的实验室检查等手段来收集资料。对获得的原始资料，必须进行全面核查、校对、验收、归纳等，以保证资料的正确性和完整性。

病例对照研究资料分析时，首先对研究对象的一般特征如性别、年龄、职业、居住地、疾病临床类型等的分布情况进行描述，并对病例组与对照组的可比性进行判断；继而比较病例组和对照组的暴露比例，从而推断哪种或哪些暴露因素与所研究疾病有关联，及其联系强度的大小。

以非匹配或成组匹配设计的病例对照研究为例，资料可整理成如下四格表形式，见表 10-2。

表 10-2　非匹配或成组匹配病例对照研究资料整理表

暴露史	病例组	对照组	合计
有	a	b	$a+b(m_1)$
无	c	d	$c+d(m_0)$
合计	$a+c(n_1)$	$b+d(n_0)$	T

暴露与疾病关联性分析一般采用四格表资料的 χ^2 检验公式，检验病例组某因素的暴露率或暴露比例与对照组之间的差异是否具有统计学意义。若两组某因素暴露差异有统计学意义，则可初步认为暴露与疾病有联系。其计算公式为

$$\chi^2=\frac{(ad-bc)^2T}{m_1m_0n_1n_0} \qquad \text{式 10-15}$$

如果某因素与疾病存在联系，应进一步估计其联系强度。但病例对照研究中不能计算发病率，故不能计算 *RR*。因此在病例对照研究中常以 *OR* 来近似估计 *RR*，反映联系强度的大小，当发病率低于 5% 时，*OR* 可以较好地反映 *RR*。

比值比（odds ratio）是病例组的暴露比（a/c）与对照组的暴露比（b/d）之比，其流行病学意义与 *RR* 相似，指暴露者的疾病危险性为非暴露者的多少倍，用 *OR* 表示。当 $OR=1$ 时，表示暴露与疾病无关联；当 $OR>1$ 时，说明暴露使疾病的危险度增加，称为"正"关联，是疾病的危险因素；当 $OR<1$

时，说明暴露使疾病的危险度减少，称为“负”关联，即暴露因素对疾病有保护作用。其计算公式为

$$OR=\frac{a/c}{b/d}=\frac{ad}{bc} \qquad \text{式 10-16}$$

（4）**质量控制**：病例对照研究在设计、实施、资料分析乃至推论的过程中都可能会受到多种因素的影响，使研究结果偏离了真实情况，产生了偏倚。除混杂偏倚外，常见的选择偏倚有入院率偏倚、现患新发病例偏倚，而最常见的信息偏倚是回忆偏倚。

ER 10-6
OR 与 RR 的主要区别与联系

ER 10-7
偏倚的概念和种类

6. 优点与局限性

（1）**优点**：①特别适用于罕见病的研究，有时是罕见病病因研究的唯一选择。②省时，省钱，省人力，并且较易于组织实施。③可以同时研究多个因素与某一疾病的联系，适宜于探索性病因研究。

（2）**局限性**：①不适用于罕见因素研究。②不能计算发病率，故不能直接计算相对危险度。③在时间关系上因果倒置，故不能直接推导因果联系。④易发生各种偏倚，尤其是难以避免回忆偏倚、选择偏倚。

重难点提示

病例对照研究中病例的类型及优缺点

三、实验性研究

（一）概念

实验性研究又称实验流行病学，是将来自同一总体的研究人群随机分为实验组和对照组，实验组人为施加实验措施，对照人群不给予该措施，之后前瞻性地随访两组人群的结局（疾病发生、疾病治愈、健康状况等）并比较其差别，以评价处理因素效果的一种研究方法。根据研究场所和研究对象的不同，实验性研究分为临床试验、现场试验和社区试验。

基本原理见图 10-4。

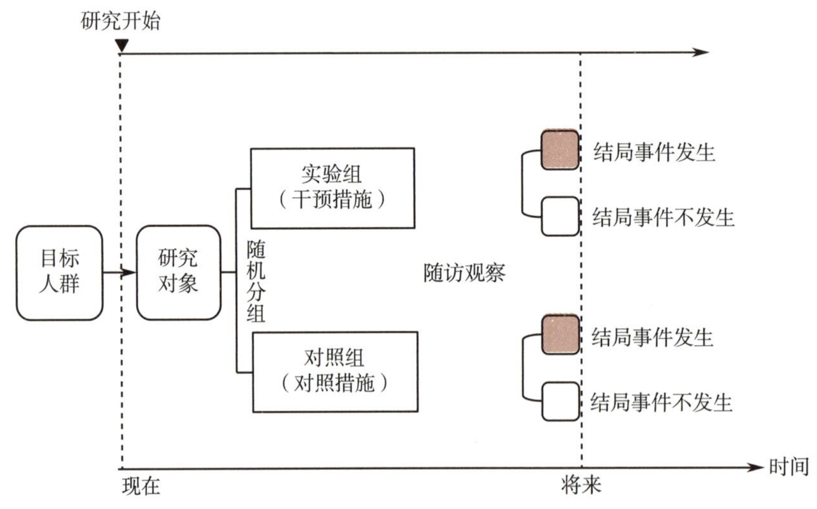

图 10-4　实验性研究基本原理示意图

临床试验（clinical trial）是在医院或其他医疗环境中最常用的一种实验性研究的类型，以临床患者（住院和未住院）为研究对象，遵循随机、对照和盲法的原则，将患者随机分为干预组（治疗组）和对照组，随访观察一定时间内两组患者的治疗或护理效果，从而判定该干预措施是否有效的研究方法。遵循随机化并设立对照的临床试验，即随机对照试验（randomized controlled trial，RCT）。

（二）特点

1. 干预　处理因素可以是预防某种疾病的疫苗、治疗某病的药物或护理方案等。

2. 前瞻 需要以施加处理因素为起点，前瞻性追踪随访研究对象，遵循前因后果的时间顺序。

3. 随机 研究对象分组时采取严格的随机分配原则。

4. 对照 有均衡可比的平行对照，两组基本特征、自然暴露因素和预后因素应相似。

> **重难点提示**
>
> 实验性研究的基本原理与特点

（三）设计原则

对照、随机、盲法是流行病学实验性研究设计应遵循的基本原则。

1. 对照原则 设立对照的主要目的是排除对照组和实验组中非处理因素对试验效应的影响或干扰作用，并使得实验组和对照组具有可比性。对照的类型：①空白对照。对照组不加任何处理，如观察某种心理干预对某病预后影响，空白对照即为不施加心理干预组。②标准对照。以公认或习惯的标准方法、标准值或正常值作为对照。③自身对照。患者自身作为对照，新护理方案实施前后效果比较。④历史对照。与过去的研究结果进行对比。⑤安慰剂对照。将安慰剂施加于对照组的受试对象，是一种特殊的空白对照，目的主要是排除患者或受试对象的心理偏见。

2. 随机化分组原则 随机化分组的目的是将研究对象随机分配到实验组和对照组，使两组具有相似的人口学特征和临床特征等，消除研究人员对受试对象主观意愿的选择而造成的误差。

3. 盲法原则 在实验性研究中，若研究者、研究对象以及资料分析人员预先知道研究对象分组情况，则会由于主观因素的影响而产生信息偏倚，盲法可有效地避免这种偏倚。盲法分为：①单盲。研究对象不知道所接受措施的具体内容，从而避免他们主观因素对干预效果造成的影响。②双盲。研究对象和观察者均不知道研究对象分组情况。③三盲。研究对象、观察者和监督者或资料分析者均不知道研究对象的分组情况。

（四）优点与局限性

1. 优点

(1) 能够对选择的研究对象、干预措施和结果分析进行标准化。

(2) 将研究对象随机分为实验组和对照组，提高了可比性，减少了混杂偏倚。

(3) 在整个研究过程中，通过前瞻性随访将每个研究对象的结局自始至终观察到底。

(4) 有助于了解疾病的自然史，并且可以获得一种干预与多种结局的关系。

2. 局限性

(1) 实验设计和实施条件要求高、难度较大。

(2) 受干预措施适用范围的约束和伦理学问题，所选择的研究对象代表性不够，以致会不同程度地影响实验结果推论到总体。

(3) 研究人群数量较大，随访时间长，因此依从性不易做得很好，而且因为死亡、退出、搬迁等造成的失访难以避免。

(4) 研究所需人力、物力、财力耗费高。

（丁 玲）

思考题

1. 为了探讨妊娠糖尿病的危险因素，有人调查了 258 例患有糖尿病的孕产妇和 258 例健康孕产妇，其中患有糖尿病的孕产妇中孕前经常运动的 27 例，正常孕产妇孕前经常运动的 54 例。

请思考：

(1) 该研究属于何种类型研究方法？

(2) 将上述资料整理列表，计算相应的关联强度指标并解释其流行病学意义。

2. 某研究者为了解某区 18 岁以上人群糖尿病患病率，需进行一项流行病学调查，查阅文献获得既往该人群糖尿病患病率为 8.9%。

请思考：

(1) 用何种流行病学研究方法进行此项调查为宜？

(2) 研究对象选择如何进行？

(3) 如何进行此项调查的质量控制，以减少偏倚对调查结果的影响？

思考题
参考答案

目标检测

第十一章 ｜ 健康教育与健康促进

教学课件

思维导图

学习目标

1. 掌握健康教育、健康促进、健康相关行为的概念和内容，行为改变理论的应用。
2. 熟悉需求评估、项目评价的主要内容。
3. 了解健康教育项目的实施。
4. 学会根据目标人群特点开展健康教育并取得良好效果。
5. 具有“以人为本”的全生命周期健康服务理念。

《健康中国行动（2019—2030年）》指出：把提升健康素养作为增进全民健康的前提，根据不同人群特点有针对性地加强健康教育与促进，让健康知识、行为和技能成为全民普遍具备的素质和能力，实现健康素养人人有。本章重点讲述健康教育与健康促进的相关理念和方法。

案例导入

某先生，37岁，公司职员。他25年前无诱因出现体重增加，5年间体重由70kg增至95kg，每餐食量增加，近20年体重逐渐增至120kg，6d前于门诊就诊。查体：尿酸436μmol/L，总胆固醇6.33mmol/L，甘油三酯2.10mmol/L，低密度脂蛋白胆固醇4.17mmol/L。肝脏彩超：中至重度脂肪肝。他自发病以来，偶有乏力，无畏寒，面容无改变，无心悸胸痛，精神、睡眠、食欲可，大小便无异常。他父母均有肥胖症。

请思考：

1. 该先生存在的健康问题是什么？造成该健康问题的原因是什么？
2. 在健康中国背景下，如何坚持“以人为本”对该先生进行行为干预？

案例导入参考答案

第一节 概　述

一、健康及其影响因素

（一）健康的定义

人民健康是民族昌盛和国家富强的重要标志。古语云“体壮曰健，心怡曰康”，形神兼备才是健康。1948年WHO提出健康的三维观，即“健康不仅仅没有疾病或不虚弱，而是保持身体、心理的健康和良好的社会适应状态”。1989年WHO又提出了“四维健康观”，即认为健康包括躯体健康、心理健康、社会适应良好和道德健康。

（二）健康的影响因素

根据 WHO 对健康的定义、生物 - 心理 - 社会医学模式，影响健康的因素可划分为四类。

1. 行为和生活方式因素 不健康的行为和生活方式是许多疾病尤其是慢性病发生的主要危险因素。同时，由微生物引起的各种传染病和大多数的寄生虫病也与人们的卫生习惯和行为密切相关。

2. 环境因素 包括自然环境和社会环境。在自然环境中，气候的改变和环境污染，不仅会影响个体健康，甚至会给整个人类带来灾害。在社会环境中，战争、社会制度、经济发展、风俗文化等都与疾病的发生和转归密切相关。

3. 生物学因素 主要包括生物性致病因素、遗传和个人的生物学特征。生物性致病因素指以病原微生物、寄生虫为主的病原体及有害动植物。个人的年龄、性别、形态、生长发育、衰老状况也与个体健康息息相关。

4. 卫生保健服务因素 卫生保健服务关系到生命全周期的健康保障。因此卫生保健服务质量的优劣，以及医疗卫生机构、人员、资源是否科学、合理地分配，对个体和群体的健康影响重大。

二、健康教育与健康促进的含义

WHO 把健康教育、免疫规划、疾病监测定为预防控制疾病的三大措施。健康教育是卫生与健康服务工作的基础和先导，是普及健康生活、提高公民健康素养的主要工作和手段。

（一）健康教育

1. 健康教育的概念 健康教育（health education）指以传播、教育、行为干预为手段，为学习者提供获取健康知识、树立健康观念、掌握健康技能的机会，帮助他们作出有益于健康的决定并养成健康行为的系列活动和过程。

2. 健康教育的特点

（1）健康教育以赋权、帮助人群行为改变为目标：健康教育的核心即是健康行为的养成，一切健康教育活动最终都要落实到目标人群的行为改善上。

（2）健康教育既是一门学科，也是一项工作：作为学科，有自身的理论体系、技术和方法；作为工作，在政府卫生与健康服务体系中有工作标准、工作计划。

（3）具有多学科性：健康教育充分吸收和运用医学、传播学、教育学、心理学、行为科学等多学科理论，形成了自身独特的理论体系。

（4）效果评价具有不确定性和长期性：目标人群获得健康知识较容易，由知识转化为行为却是不确定的，因此行为干预常是一个反复、循序渐进的过程。

（5）评价具有连续性，评价方法、评价指标具有多样性：健康教育的评价主要包括形成评价、过程评价、效果评价和总体评价，包含的指标比较多。

（6）源于卫生宣教，高于卫生宣教：健康教育不是单向的健康传播，而是以人群健康行为的养成为目标，是有计划、有组织、有调查研究、有干预、有评价，涉及多层次多方面对象和内容的系统活动。

（二）健康促进

1. 健康促进的概念 个体和群体的行为问题不仅有个人的因素，还包括物质和社会环境因素，仅靠健康教育取得的效果是有限的。WHO 在 1986 年发表的《渥太华宪章》中对健康促进（health promotion）的定义是“健康促进是促使人们维护和提高自身健康的全过程，是协调人类与环境的战略，它规定了个人与社会对健康各自所负的责任”。

2. 健康促进的任务 《渥太华宪章》中列出的健康促进工作的五大领域即为健康促进的任务。

（1）制定健康的公共政策：健康促进强调政府决策对健康问题的影响，要求不同层面和各个部门的决策者，以“大健康和大卫生”为指导，把健康列入自己部门的议事日程，将健康融入所有政策。

（2）营造支持性环境：指在促进人群健康的过程中，必须使物质环境、社会经济和政治环境都有利于健康，保证环境与人类的协调和可持续发展。

（3）**加强社区行动**：确定健康问题和需求是社区行动的出发点，社区群众的参与是社区行动的核心。

（4）**发展个人技能**：这不仅意味着学习健康的生活技能，更应使大众能更有效地维护自身的健康和所生存的环境，并自主地作出有利于健康的选择。

（5）**调整卫生服务方向**：调整卫生服务方向的目的就是为合理地解决资源配置问题，改进服务质量和服务内容，提高人们的健康水平。

3. 健康促进的基本策略

（1）**倡导**：健康促进通过倡导，开发领导层，促进政府制订健康的公共政策，动员社会共同关心健康和参与有益健康的活动。

（2）**赋权**：人们通过增强控制健康决定因素的能力，平等地得到健康的机会和资源，才能在保护和促进健康方面提升责任感、归属感、获得感和自主自律意识，才能采取有益于健康的决定和行动。

（3）**协调**：控制健康的影响因素，实现健康的愿望，仅仅靠卫生健康部门是不能达到的，需要协调各利益相关方，建立伙伴关系，共同努力。

三、健康相关行为及其理论

健康相关行为（health-related behavior）指人类个体或者群体与周围环境互动之后产生的行为反应，这样一个行为反应会直接或者间接地与个体本身的健康、疾病有关联，这些对健康有影响的行为即为健康相关行为，可以分为促进健康行为和危害健康行为两大类。

（一）促进健康行为

促进健康行为（health-promoted behavior）指个体或群体表现出的客观上有益于自身和他人健康的一组行为。

1. 促进健康行为的主要特点

（1）**有利性**：行为表现有益于自身、他人和整个社会的健康，如平衡膳食、合理运动、不吸烟。

（2）**规律性**：行为表现是恒常往复的，不是偶然发生的，如规律饮食。

（3）**和谐性**：个体行为表现出个性，又能根据周围环境调整自身行为使之与其所处的环境和谐。

（4）**一致性**：个体外显行为与其内在的心理情绪一致，无矛盾。

（5）**适宜性**：行为的强度控制在合理和对健康有利的方向上。

2. 促进健康行为的分类

（1）**基本健康行为**：指日常生活中有益于健康的基本行为，如合理营养、充足睡眠、适量运动等。

（2）**戒除不良嗜好**：不良嗜好指对健康有危害的个人偏好，如吸烟、酗酒与滥用药物等。因此，戒烟、不酗酒、不滥用药物等都是促进健康的行为。

（3）**预警行为**：指对可能发生的危害健康的事件采取预防措施以防止事故发生，并能在事故发生后正确处理的行为。如驾车使用安全带，溺水、车祸、火灾等意外事故发生后的自救和他救行为。

（4）**避开环境危害**：指避开自然环境和社会环境中的有害因素，如采取措施减轻环境污染、积极应对引起心理应激的紧张生活事件等。

（5）**合理利用卫生服务**：指有效、合理地利用现有的卫生保健服务资源，实现三级预防，维护自身健康的行为，包括定期体检、预防接种、遵从医嘱等。

（二）危害健康行为

危害健康行为（health-risky behavior）指不利于自身和他人健康的一组行为。

1. 危害健康行为的主要特点

（1）**危害性**：指行为对自己、他人和社会健康产生直接或间接的危害。

（2）**稳定性**：指行为的发生非偶然性，有一定的作用强度和持续时间。

（3）**习得性**：指危害行为都是个体在后天的生活经历中学会的。

2. 危害健康行为的分类

（1）**不良生活方式**：是一组习以为常的、对健康有害的行为习惯，如吸烟、酗酒、不良饮食习惯、缺乏体育锻炼等。不良生活方式与代谢性疾病、心脑血管疾病、恶性肿瘤等的发生有密切关联，其对健康的影响具有潜伏期长、特异性差、协同作用强、个体差异大、广泛存在等特点。

（2）**致病性行为模式**：导致特异性疾病发生的行为模式，主要为 A 型行为模式和 C 型行为模式。A 型行为模式（type A behavioral pattern）：与冠心病的发生密切相关，核心行为表现为不耐烦和敌意，常因别人微小的失误而生气。A 型行为者冠心病的发病率、复发率和病死率均比非 A 型行为者高。C 型行为模式（type C behavioral pattern）：与恶性肿瘤发生有关，核心行为表现为情绪压抑，性格自我控制，表面处处依顺，内心强压怒火，生闷气。C 型行为者恶性肿瘤发生率比非 C 型行为者高，并易发生转移。

（3）**不良疾病行为**：指个体从感知到自身患病到疾病康复过程中所表现出来的不利健康的行为，常见表现有疑病、瞒病、恐病、不及时就诊、不遵从医嘱等。

（4）**违规行为**：指违反法律法规、道德规范并危害健康的行为，违规行为既直接危害行为者个人健康，又严重影响社会健康，如药物滥用、不良性行为等。

（三）健康相关行为理论

健康相关行为理论可以帮助护理人员对目标人群开展行为生活方式管理，根据患者的特点，设计出个体化的干预策略。

1. 知 - 信 - 行模式（knowledge attitude belief and practice model，KABP model） “知”是知识与信息，是基础；“信”是正确的信念和积极态度，是动力和关键；“行”指行动，为消除危害健康行为，养成促进健康的行为，该模式直观地将人们行为的改变分为获取知识、产生信念及形成行为 3 个连续过程。

2. 健康信念模式（health belief model） 是基于刺激反应理论和认知理论来解释行为的产生。该理论认为目标人群可以建立起这样一种感觉，认识到某个负面结果对自己的健康和利益是一种严重的威胁，从而改变原先的行为，主要用于促进遵医行为和健康筛检。

在健康信念模式中，是否采纳有利于健康的行为与以下几个因素有关：①感知疾病的威胁，即知觉到疾病的易感性及严重性，使个体认识到某不良行为可能导致某种疾病并对生理、心理产生不良影响。②感知健康行为的益处和障碍，促使个体坚信改变不良行为会得到有益的效果，同时认识到行为改变中可能出现的困难。③自我效能，个体对自己能力的评价和判断，确信自己有能力通过长期努力改变不良行为。④诱发健康行为产生的提示因素和社会人口学因素对行为形成的影响，如性别、年龄、文化程度等。健康信念模式强调，人的主观意志对于健康行为的形成和维持起着决定性的影响作用，因此在实际应用中可综合利用各种方式帮助目标人群进行健康信念的树立，以促使其采取健康的行为。

3. 行为转变阶段模式（stages of change model） 指把行为转变分解为一个连续的、动态的、逐渐推进的过程。在不同的行为转变阶段，每个人都有不同的需要和动机，因此需要根据所处的不同阶段，制订个体化的干预策略。行为变化一般分为五个阶段：

（1）**无意向期**：个体在未来 6 个月内没有改变自己行为的打算。处于这一阶段的原因是目标人群不了解行为改变的结果，或因多次尝试改变行为但最终失败而感到心灰意冷。这个时期不应盲目劝导其改变行为，否则易引起逆反心理，护理人员应增加其知识储备，解释行为的危险性，促使其思考不健康行为的弊端。

（2）**意向期**：打算在未来 6 个月内改变自己的行为，但却一直无任何行动和准备行动的迹象。

目标人群已经意识到改变行为可能带来的益处，但也十分清楚所要花的代价，在收益和成本之间的权衡处于一种矛盾的心态。在此期间，护理人员应继续增加其健康知识储备，并让患者思考行为改变的得失，促进其改变行为正性期望的形成。

（3）**准备期**：处于这一阶段的人们倾向在未来 1 个月内采取行动，承诺作出改变，并且开始有所行动，有的在过去 1 年里已经有所行动，如制订行动计划、学习健康教育课程、购买有关资料、寻求咨询、摸索自我改变方法等。在此期间医务人员应该帮助其确定和解决行为改变过程中的障碍，帮助其获取社会支持，将行为转变分解为容易实现的“小步骤”。

（4）**行动期**：处于这一阶段的人们在过去 6 个月内已经作出了行为改变。如处于行动期的吸烟人群，其吸烟量有所下降、会谢绝敬烟等。在此阶段护理人员应该不断帮助其提高自我效能，并向其强调长期坚持的益处，促进其健康行为的持续。

（5）**维持期**：处于这一阶段的人们保持已改变了的行为状态 6 个月以上，达到了预期的健康目标。在这个阶段应预防行为反复，使其对行为改变更有自信心。如果人们经不住诱惑没有足够的信心和毅力，他们就可能返回到原来的行为状态，称复发。复发的常见原因是过分自信、经不起引诱、精神或情绪困扰、自暴自弃。

第二节　健康教育与健康促进项目管理

健康教育与健康促进项目管理是健康教育工作者的一项基本技能，任何一项健康教育与健康促进项目都由设计、实施和评价组成。

一、项目设计

（一）格林模式

在健康教育与健康促进工作实践中，目前应用最广泛、最具生命力的健康促进计划设计模式是劳伦斯•格林（L.W.Green）模式，即 PRECEDE-PROCEED 模式。该模式有两个特点：一是从“结果入手”，用演绎的方式进行推理思考，从最终的结果分析引起健康问题的最初起因；二是考虑影响健康的多重因素，在设计干预计划前必须对影响健康的重要因素作出诊断，通过重点干预影响健康的多重因素，达到改善人群健康水平的目的。PRECEDE-PROCEED 模式将计划设计分成九个基本阶段（图 11-1）。

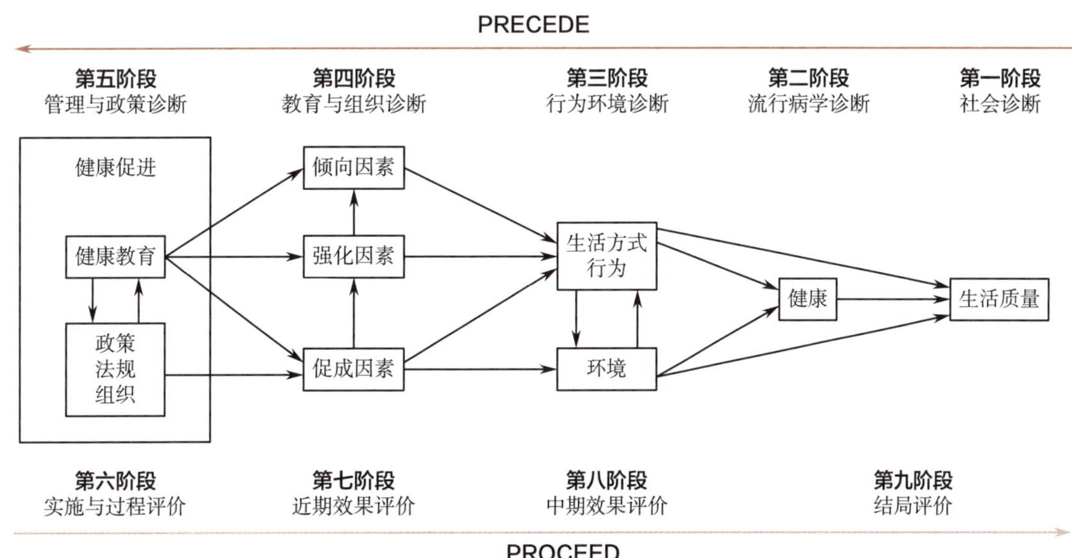

图 11-1　PRECEDE-PROCEED 模式图

1. 社会诊断 从目标人群的生活质量入手，评估他们的需求和健康问题。

2. 流行病学诊断 通过流行病学和医学调查明确目标人群特定的健康问题，也就是最主要的、急需解决的优先健康问题。

3. 行为环境诊断 主要是分析导致优先健康问题的相关行为和环境问题，确定重要行为和高可变性行为。

4. 教育与组织诊断 是从影响行为与环境的因素着手，分析潜在影响特定健康行为的倾向因素、促成因素和强化因素。倾向因素（predisposing factor）是产生某种行为的动机或愿望，是诱发行为的因素，一般可看作“个人”的偏爱，包括知识、态度、信念和价值观等。促成因素（enabling factor）是促使行为动机和愿望得以实现的因素，存在于行为之前或行为之中，一般可看作“外部的技术和资源”，包括医疗保健设施、医务人员、医疗费用、法律、政策等。强化因素（reinforcing factor）是加强或减弱某种行为的因素，存在于行为之后，多指“周围人”的态度和行为及自己的感受，包括父母、同伴、配偶、保健人员等的赞扬、批评劝告及生理效益、经济效益、心理收益等。通过对这三个因素的分析，明确影响健康行为的个体因素、环境因素。根据各种因素的相对重要性及资源情况确定干预重点，正确地制订教育策略。

5. 管理与政策诊断 评估开展健康教育的资源与环境，包括组织资源、外部力量及政策环境。也就是根据分析出的影响健康行为与环境的因素，制订出有针对性的健康促进计划、实施与评价方案。

6. 实施评价阶段 包括 PRECEDE-PROCEED 模式的第六步至第九步，是按照制订的计划对实施的干预、进行的教育效果的评价。评价不是工作的最后步骤，而是贯穿于整个模式始终。

（二）健康教育与健康促进项目的设计步骤

一般可将健康促进计划设计分成以下几个步骤：需求评估、确定优先项目、确定项目目标、制订干预策略和实施计划、确定监测与评价计划。

1. 需求评估 是项目设计的第一步，此步骤主要为了解目标人群是谁，存在哪些健康问题，需要哪些健康知识和技能，喜欢什么传播形式和方法，目前拥有哪些可以利用的健康教育技术和资源等。需求评估以格林模式的 PRECEDE 过程为指导。目标人群指健康教育与健康促进项目中需要进行干预的人群，通常可以分为三类：

一级目标人群：健康教育项目希望他们实施所建议的健康行为以促进其健康的人群。他们是项目的直接受益者，目标将最终通过他们的行动来实现。

二级目标人群：能激发和加强一级目标人群的行为和信念，对一级目标人群有重要影响的人。

三级目标人群：对项目实施有重要影响的人，如决策者、经济资助者及其他对项目的成功有重要影响的人

2. 确定优先项目 在于找出那些最重要、最有效、使用人力和资金最少却能达到最高效益的项目（表 11-1）。在众多的个人健康需求中，确立优先项目的权衡标准主要应掌握 3 条：重要性、可行性、有效性。

表 11-1 优选四格表

优先项目	重要	不重要
可变	最优选择	一般不予考虑
不可变	次优选择	不予考虑

3. 确定项目目标 项目目标包括项目的总目标和具体目标。总目标指项目理想的最终结果，在计划完成后预期可获得的总体效果，具有宏观性和远期性。如某社区控盐健康促进项目：总目标是减少食盐过量给全体社区居民健康带来的危害，提高生活质量。具体目标是为实现总目标设计所要达到的具体结果，指标要求是具体的、可测量的、可完成的、可信的、有时间性的。项目的具体目标必须回答 4 个 W 和 2 个 H。Who——对谁？What——实现什么变化？When——在多长时间内实现该变化？Where——在什么范围内实现该变化？How much——变化程度多大？How to measure——如何测量该变化（指标或标准）？

根据健康教育项目效果，具体目标还可分为教育目标、行为目标和健康目标。教育目标是为实

现行为的转变所必需的知识、信念、态度和技巧等方面的变化，行为目标为想要达到的行为变化，健康目标为行为改变后健康状况的改变。

4. 制订干预策略 干预策略的制订需要以需求评估、优先项目、干预目标为基础，包括教育策略、社会策略、环境策略及资源策略等。在制订时需要考虑目标人群、教育内容、教育方法、教育材料、教育队伍、教育时间、教育场所、组织管理和政策，所有这些共同构成健康教育干预策略的框架。

5. 制订实施计划 实施项目设计应基本包括以下内容：确定健康教育活动日程；确定组织网络与执行人员。参见本节“健康教育与健康促进项目实施”内容。

6. 确定监测与评价计划 建立严密的监测与评价系统。对监测与评价的活动、指标、方法、工具、时间、监测人、评价人、负责人作出明确的计划。

二、项目实施

实施是按照项目设计去实现目标，获得效果的过程，也是体现项目根本思想的具体行动。健康教育与健康促进计划实施的 SCOPE 模式就是对实施工作的理论性总结。SCOPE 模式将复杂的实施工作归纳成 5 大环节，即制订实施工作时间表（schedule）、控制实施质量（control of quality）、建立实施的组织机构（organization）、组织和培训实施工作人员（person）、配备所需设备与健康教育材料（equipment and material）。

1. 制订实施时间表 实施时间表是以时间为线索排列出各项实施工作的具体项目（表 11-2）。它是整个执行计划的核心，也是实现目标管理的依据。

表 11-2 项目实施时间表样式

实施时间（2024 年 1 月—2024 年 12 月）												工作内容	负责人员	监测指标	预算/元	设备材料	备注
1	2	3	4	5	6	7	8	9	10	11	12						

2. 控制实施质量 质量控制是对实践过程的质量保证，主要包括监测工作进程、活动内容、活动开展状况、人群知 - 信 - 行及有关危险改变情况、经费开支等。

3. 建立实施的组织机构 实施健康教育计划时，建立强有力的领导机构和高效率的执行机构对健康教育项目的顺利实施非常重要。领导机构要为健康教育项目提供政策支持，研究解决健康干预工作中的困难和问题。执行机构一般设置在某一相关业务部门内。

4. 培训项目的实施人员 健康教育的目标主要是通过目标人群的行为改变来实现，因此需要培训工作人员如何指导目标人群行为改变。培训内容：①健康教育的目的及职责。②健康传播的技能，如人际沟通技巧、健康传播材料的正确选取。③如何收集反馈信息，及时修改教育方法。

5. 配备所需的设备器材 实施设备主要包括健康教育材料和设备物件等。常用的健康教育材料包括音像材料、印刷材料、实物模型以及承载健康教育信息的日常用品等。设备物件包括音像设备、交通工具、印刷设备、办公设备、医疗器械、教学设备等。

三、项目评价

项目评价是系统地收集、分析、表达资料的过程，目的是确定健康教育与健康促进项目的价值，帮助作出健康教育与健康促进中的决策（表 11-3）。在项目评价过程中，根据评价内容、指标和研究方法的不同，可以将评价分为形成评价、过程评价、效应评价、结局评价和总结评价。

表 11-3 健康教育与健康促进项目评价的种类、内容和指标

	设计阶段	实施阶段	评价阶段			
评价种类	形成评价	过程评价	效应评价		结局评价	
	总结评价					
评价内容	项目设计的合理性	项目实施情况	健康相关行为的影响因素（倾向因素、促成因素、强化因素）	健康相关行为	健康状况	生存质量
评价指标	科学性 适宜性 可接受性	干预活动次数、参加人数、干预活动暴露率、有效指标	知识知晓率、信念流行率、资源分配、社会支持	行为流行率 行为转变率	生理指标 疾病指标 死亡指标	质量调整寿命年 日常活动量表 生活满意度

1. **形成评价** 包括为制订干预计划所做的需求评估及为计划设计和执行提供所需的基础资料。形成评价的主要内容：现行计划目标是否明确合理，指标是否恰当；干预措施是否合适，执行人员是否具有完成该计划的能力；资料收集的可行性以及项目资金使用的合理性等。评价的方法有文献回顾、专家咨询、小组讨论、现场观察、人群调查等。

2. **过程评价** 贯穿于计划执行全过程，目的在于控制计划的质量，又称质量控制或计划质量保证审查。评价内容包括计划实施过程、组织管理、执行情况、政策环境等几个层面，是评估项目活动的质量与效率，评价的着重点在于项目日常持续进行的操作运转情况。评价的方法分为查阅档案资料、目标人群调查和现场观察。

3. **效应评价** 是评估健康教育 / 健康促进项目导致的目标人群健康相关行为及其影响因素的变化。效应评价的内容主要是目标人群中倾向因素、促成因素、强化因素、健康相关行为在项目实施前后的变化情况等。

4. **结局评价** 是着眼于项目实施后导致的目标人群健康状况乃至生活质量的变化。健康状况的评价指标包括身高、体重、体重指数等生理指标，人格、抑郁等心理健康指标，发病率、死亡率等疾病与死亡指标。生活质量的测量指标主要是生活质量指数、日常活动量表得分、生活满意度指数等。

5. **总结评价** 是对形成评价、过程评价、效应评价和结局评价的综合以及对各方面资料作出的总结性概括，可以全面反映健康教育与健康促进项目的成功之处与不足，为今后的计划制订和项目决策提供依据。

学·思·悟

1. 以吸烟干预为例，如何应用行为转变阶段模式对个体进行行为干预？
2. 在对个体开展健康教育时，需求评估需要做哪些工作？

学·思·悟
参考答案

（李 苹）

思考题

1. 影响大学生健康的因素有哪些？请按照影响程度大小进行排序。

2. 健康相关行为理论对指导行为干预有什么作用？

3. 促进健康的行为和危害健康的行为各有哪些？特点分别是什么？

思考题参考答案

目标检测

第十二章 | 传染病的预防控制

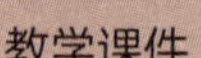
教学课件

思维导图

学习目标

1. 掌握传染病的概念、流行的基本环节，传染病的预防控制措施。
2. 熟悉各种传播途径的流行病学特征，影响传染病流行过程的因素。
3. 了解传染病的预防控制策略。
4. 学会应用相关防治知识，能对常见传染病进行预防控制。
5. 具有社会责任感和社会参与意识，以及实事求是、勇于奉献的职业道德。

随着人类文明的进步、科技的发展、经济水平的提高、生活条件的改善和疫苗的应用，很多传染病得到了有效的控制，其发病率和死亡率明显降低。然而，当前仍有一些既往流行的传染病以及新发传染病严重威胁着人类健康，因此传染病的预防控制仍然是医疗卫生工作者需要重视的主要内容之一。在传染病的预防控制工作中，既要做好既往流行的传染病的预防控制工作，又要研究新发传染病的流行过程和规律。

案例导入

1918—1919 年在世界范围内暴发的大流感，其流行与当时的历史背景有关，流行面之广，涉及国家数量之多，造成的全球经济损失是史无前例的。在这场大流感中，青壮年群体受到的影响最为严重，死亡率最高。这一严重的大流感对人类社会发展亦产生深远影响。但由于当时医学界还没有发现病毒，因此此次大流感病株未被真正地辨认。100 多年后，医学的发展已让人们对流感有了更深入的了解和应对能力，有了更多的防控手段和治疗方法，包括隔离、免疫和人群管理经验、抗病毒药和流感疫苗等。与此同时人群的营养、卫生和生活水平明显提高，使人们具有了更高的免疫力和更少的感染概率。

请思考：

1. 什么是传染病？
2. 传染病的传播与流行需满足哪些条件？

案例导入参考答案

第一节 传染病概述

一、传染病的概念

传染病（infectious disease）指由各种病原体引起的、并在适宜条件下能在人与人、动物与动物或者人与动物之间相互传播的一类疾病的总称。病原体通过感染的人、动物或者储存宿主直接或间接(经过中介宿主或者其他环境因素)传播,感染易感宿主。

二、传染病的流行过程

(一) 传染病的流行过程的基本条件

传染病的流行过程(epidemic process)是传染病在人群中发生、蔓延的过程,包括病原体从传染源体内排出,经过一定的传播途径,又侵入易感者机体而形成新的感染,并不断发生、发展的过程。其过程必须具有传染源、传播途径和易感人群,即传染病流行的三个基本环节。三个环节只有同时存在并相互联系、相互依赖才能形成传染病的流行过程。

> **重难点提示**
>
> 流行过程;传染病的流行过程的三个基本环节

1. 传染源(source of infection) 指体内有病原体生长、繁殖并能排出病原体的人和动物,包括患者、病原携带者和受感染的动物。

(1) **患者**:传染病患者是最重要的传染源。患者体内有大量的病原体,具有使病原体向外扩散的临床症状。如流感、麻疹等呼吸道传染病的咳嗽症状,霍乱、痢疾等消化道传染病的腹泻症状,这些症状会排出大量病原体,增加易感者感染的机会。患者排出病原体的整个时期,称传染期(communicable period)。传染期的长短影响了疾病的流行特征,传染期短的疾病,继发病例常表现为成簇出现。传染期长的疾病,继发病例则陆续出现,持续时间有可能较长,因此传染期的长短是隔离期限设定的重要依据。

(2) **病原携带者**(pathogen carrier):指没有任何临床症状而能排出病原体的人。根据携带病原体种类的不同,病原携带者可称带菌者、带病毒者和带虫(原虫或蠕虫)者。在实际中,常常因为无症状、无体征而未被发现和隔离,故其是更为重要的传染源。按照病原携带的状态和疾病分期的关系,病原携带者一般分为潜伏期病原携带者、恢复期病原携带者及健康病原携带者。

(3) **受感染的动物**:作为传染源的动物,包括家畜、家禽、野禽和野生哺乳动物等。有些疾病的病原体主要在自然界中的动物间传播,在一定的条件下才传染给人类,所致的疾病称自然疫源性疾病,如鼠疫、森林脑炎等。也有些疾病的病原体是在动物和人之间传播的,所致的疾病称人兽共患病,如血吸虫病、狂犬病等。

2. 传播途径(route of transmission) 指病原体从传染源排出后,在侵入新的宿主之前在外环境中所经历的全过程。传染病可通过一种或多种途径传播。传染病的传播方式主要有两种,即垂直传播(vertical transmission)和水平传播(horizontal transmission)。前者指病原体通过母体直接传给子代,后者指病原体在外环境中借助传播媒介实现人与人之间的传播。常见的传播途径:

(1) **经空气传播**(air-borne transmission):是呼吸道传染病的主要传播途径,包括经飞沫、飞沫核及尘埃传播三种方式。如脑膜炎双球菌、流行性感冒病毒、百日咳杆菌、白喉杆菌、结核分枝杆菌等病原体通常以此方式传播。经空气传播的传染病流行特征:传播途径易实现,传播广泛,发病率高;大多有季节性升高的特点,一般多见于冬春季节;在未经免疫预防的人群中,发病可呈现周期性升高;多见于青少年和儿童;受人口密度与居住条件的影响。

(2) **经水传播**(water-borne transmission):许多消化道传染病和某些寄生虫病经水传播,如伤寒、霍乱、痢疾、甲型肝炎、血吸虫病、钩端螺旋体病等。其传播包括两种方式:一种是生活饮用水传播;另一种是经疫水传播。

(3) **经食物传播**(food-borne transmission):当食物携带病原体时,可以出现传染病的传播。消化道传染病、部分寄生虫病、个别呼吸道传染病(如结核病)、个别人兽共患病(如炭疽、布鲁氏菌病)等,都可经食物进行传播。经食物传播的传染病主要有以下流行特征:①患者有某一食物的食用史，不食不发病。②如一次大量污染，在同种食物食用者中可呈现暴发，其潜伏期较短，临床症状体征往往较重。③当停供污染食物后，暴发可很快平息。

(4) **接触传播**（contact transmission）：包括直接接触传播和间接接触传播。

1) 直接接触传播（direct contact transmission）：指在没有外界因素参与下，传染源直接与易感者接触的一种传播途径，如性传播疾病、某些被动物咬伤而引起的传染病（狂犬病、鼠咬热）。

2) 间接接触传播（indirect contact transmission）：又称日常生活接触传播，指接触了被传染源的排出物、分泌物污染的日常生活物品而造成的传播，常见于消化道传染病、体表传染病和一些人兽共患病。流行特征：①一般呈现散发，可在家庭和同室成员之间传播。②无明显季节性。③个人卫生习惯不良和卫生条件较差的地区发病较多。

(5) **虫媒传播**（insect-borne transmission）：又称经媒介节肢动物传播，包括机械性虫媒传播和生物性虫媒传播。流行特征：①一定的地区性：疾病分布与传播该病的节肢动物分布一致。②一定的季节性：发病率的高低与作为媒介的节肢动物活动季节一致。③有些具有明显的职业特征：如森林脑炎多见于伐木工等野外作业人员以及林区居住者。④有年龄差别：传播广泛的传染病，多见于青壮年，这可能是因为他们户外活动多接触病原体机会大；老疫区发病多见于儿童，这是因为儿童免疫力相对低且老疫区病原体长期存在；新迁入疫区的易感者发病年龄无明显差异。

(6) **经土壤传播**（soil-borne transmission）：指传染源的排泄物或分泌物污染土壤或因埋葬传染病死亡者和病畜尸体使土壤受到污染，导致疾病传播。经土壤传播的疾病以寄生虫病最多见，如蛔虫病、钩虫病、鞭虫病等肠道寄生虫病，虫卵随粪便排出污染土壤，在适宜条件下发育为感染性虫卵，人接触污染土壤后经口感染等。

(7) **医源性传播**（nosocomial transmission）：指在医疗、预防活动中，由于未能严格执行规章制度和操作规程，人为造成某些传染病的传播。医源性传播分为两种类型：一类是易感者在实施治疗、检查等措施时由于所用器械被污染或消毒不达标而引起的传播；另一类是由于接受了受污染的血液、生物制品或药物引起的传播。因此应加强器械消毒管理、严格血液、生物制品、药物的检测等。

(8) **垂直传播**（vertical transmission）：指病原体通过母体传给子代的传播，又称母婴传播或围生期传播，包括经胎盘传播、上行性传播、分娩时传播。经胎盘传播指病原体通过胎盘屏障由母体传给胎儿；上行性传播指病原体从阴道经宫颈口上行至宫腔引起胎儿感染；分娩时传播指分娩过程中胎儿通过产道时接触被病原体污染的产道分泌物等而感染。

> **重难点提示**
>
> 传播途径；各种传播途径的流行病学特征

3. 易感人群　指有可能发生传染病感染的人群。人群作为一个整体对传染病的易感程度称人群易感性（herd susceptibility）。与之相反的是，群体免疫力（herd immunity），指人群对传染病病原体的侵入和传播的抵抗力，可以从群体中有免疫力的人口数所占的比例来反映。而人群易感性的高低取决于总人口中易感人口所占的比例。群体免疫力高，人群易感性则低。人群易感性是影响传染病流行的重要因素。易感性高时传染病易于发生和传播，流行可能性大；群体免疫力高时，大量免疫个体除免于发病外，还可分布在传染源周围，对易感者起到屏障作用，此时不需要所有人口都具有免疫力就能阻断传染病流行。

(1) **影响人群易感性升高的主要因素**：①新生儿数量增加。②易感人口迁入。③免疫人口免疫力自然消退。④免疫人口死亡。⑤病原体的变异等。

(2) **影响人群易感性降低的主要因素**：①免疫规划。②传染病流行。③人群易感者的非特异性免疫力的提高。

（二）影响传染病流行过程的因素

构成流行过程必须具有三大要素：传染源、传播途径和易感人群，三者的变化都可能影响传染病的流行，而这三个环节往往受自然因素和社会因素的影响和制约。

1. 自然因素 十分复杂。其中对流行过程影响最明显的是气候因素和地理因素。

（1）**自然因素对传染源的影响**：气候、地理因素主要影响动物传染源，特别是野生动物。传染源的活动可被促进也可被抑制进而影响流行过程。如野鼠鼠疫的传染源旱獭栖息在高山、草原；而作为肾综合征出血热传染源的黑线姬鼠，栖息在潮湿、多草地区。

（2）**自然因素对传播途径影响**：当节肢生物作为传播媒介时，媒介生物的地理分布、季节消长、活动能力，以及病原体在媒介昆虫体内的发育、繁殖等均受自然因素制约。

（3）**自然因素对易感人群的影响**：自然因素影响易感者的程度较小，主要是通过气候条件变化影响了人的生活方式。如夏季气候炎热，人们多食瓜果、生冷食物等，易发生肠道传染病。

2. 社会因素 包括社会制度及人类的一切活动，如生活条件、卫生习惯、居住环境、医疗卫生状况、文化水平、人口移动、社会动荡、风俗习惯、宗教信仰等。社会因素对传染病流行的三个环节都有一定程度的影响。

（1）**社会因素对传染源的影响**：现阶段，我国建立了疾病预防控制机构和传染病医院，严格执行出入境卫生检疫，保证传染病例的及时报告、隔离和治疗，控制了传染病的流行。

（2）**社会因素对传播途径的影响**：社会因素对传播途径的影响最显著。如在世界上某些贫穷落后地区，人们营养不良、居住环境不佳、卫生条件恶劣以及缺乏安全的生活饮用水和食物，这些因素都会促进传染病的发生发展。随着交通更加便利，全球旅游业快速发展，可能会造成某些传染病全球性蔓延。

（3）**社会因素对易感人群的影响**：免疫规划措施的实施大大地提高了人群免疫力，以控制传染病的传播和流行，最后消灭传染病。如通过种痘等措施在全世界范围内消灭了天花这一烈性传染病就是一个例证。

第二节 预防控制

为了预防、控制和消除传染病的发生与流行，必须讲究其预防控制策略和具体措施。一般说来，对所有传染病均应采取针对传染源、传播途径和易感人群三个环节的综合措施。

一、预防控制策略

（一）预防为主

分类管理，依靠科学，发展三级预防保健网。采取综合性防制措施是我国多年来与传染病斗争策略的概括，如强化人群免疫、改善卫生条件、加强健康教育和增强体质。

1. 改善卫生条件 保证生活饮水卫生，加强食品卫生监督，科学管理粪便和污物，进行无害化处理，尤其加强公共场所和医疗机构的卫生管理。

2. 健康教育 通过媒体宣传卫生保健知识来提高人们健康知识水平和自我保护能力。健康知识对社会、家庭和个人都可产生相当大的力量，是预防控制传染病的一种重要资源，是公认的一种低投资高效益的措施。

3. 免疫预防 是提高机体免疫力的一种特异性预防措施，包括主动免疫和被动免疫，是控制具有有效疫苗免疫的传染病发生的重要策略。预防接种指根据疾病预防控制规划，利用预防性生物制品，按照规定的免疫程序，由专业的接种技术人员给适宜的接种对象进行接种，以达到预防控制传染病发生和流行的目的。预防接种是国家贯彻预防为主方针，保护易感人群的重要措施。

疫苗的分类

（二）加强传染病监测预警

传染病监测主要是针对传染病的发生、流行以及影响因素进行的。对传染病的监测是面向全球范围的，不论国内是否发生。监测内容包括传染病的发病与死亡，病原体类型和特征，媒介昆虫和动物宿主种类、分布、病原体携带情况，人群免疫力等。我国加强传染病监测预警工作，建设多点触发、反应快速、权威高效的传染病监测预警体系。

我国建立健全了传染病预警制度，即疾病预防控制机构根据传染病监测信息和传染病疫情风险评估结果，向社会发布健康风险提示；发现可能发生突发公共卫生事件，经评估认为需要发布预警的，向同级疾病预防控制部门提出发布预警的建议。疾病预防控制部门收到建议后应当及时组织专家进行分析研判，需要发布预警的，由卫生健康主管部门、疾病预防控制部门立即向同级人民政府报告。县级以上人民政府依照有关突发公共卫生事件应对的法律、行政法规和国务院规定的权限和程序，决定向社会发布预警。

（三）传染病的全球化控制

发达的交通和人群流动频繁使得传染病具有全球化的流行趋势。全球化控制需要各个国家作出迅速有效的反应和应对措施，以及各国之间深入和有效的合作，调动一切相关的资源和力量以控制传染病在全球范围的流行。如 1988 年世界卫生大会发起全球消灭脊髓灰质炎行动倡议；遏制结核病伙伴关系成立于 2001 年，从而实现在全世界消除结核病的最终目标；此外针对艾滋病、疟疾和麻风病的全球性策略也在世界各国不同程度地展开。国际卫生合作机制的建立和运行，对重大传染病的防控和治理发挥着重要作用。全球化控制传染病的效果正日益凸显。

二、预防控制措施

在传染病流行时或流行的间歇期，在预防为主策略指导下，应做好三级预防控制工作。传染病的预防控制措施包括传染病报告，针对传染源、传播途径和易感人群的措施等。

重难点提示

传染病的预防策略；预防传染病的主要措施

（一）传染病报告

传染病报告是传染病管理的重要内容，也是控制和消除传染病的重要措施。

1. 报告类别和病种 《中华人民共和国传染病防治法》于 2025 年 4 月 30 日修订通过，自 2025 年 9 月 1 日起施行。修订通过的《中华人民共和国传染病防治法》规定，法定报告传染病分为甲类传染病、乙类传染病、丙类传染病，以及突发原因不明的传染病等其他传染病。

国务院疾病预防控制部门根据传染病暴发、流行情况和危害程度，及时提出调整各类传染病目录的建议。调整甲类传染病目录，由国务院卫生健康主管部门报经国务院批准后予以公布；调整乙类、丙类传染病目录，由国务院卫生健康主管部门批准、公布。省级人民政府对本行政区域常见多发的其他传染病，可以根据情况决定按照乙类或者丙类传染病管理并予以公布，报国务院疾病预防控制部门备案。

自 2025 年 9 月 1 日起我国法定管理的传染病病种调整为 40 种，其中甲类传染病 2 种、乙类传染病 27 种、丙类传染病 11 种。

甲类传染病：鼠疫、霍乱。

乙类传染病：新型冠状病毒感染、传染性非典型肺炎、艾滋病、病毒性肝炎、脊髓灰质炎、人感染新亚型流感、麻疹、流行性出血热、狂犬病、流行性乙型脑炎、登革热、猴痘、炭疽、细菌性和阿米巴性痢疾、肺结核、伤寒和副伤寒、流行性脑脊髓膜炎、百日咳、白喉、新生儿破伤风、猩红热、布鲁氏菌病、淋病、梅毒、钩端螺旋体病、血吸虫病、疟疾。

丙类传染病：流行性感冒、流行性腮腺炎、风疹、急性出血性结膜炎、麻风病、流行性和地方性斑疹伤寒、黑热病、包虫病、丝虫病、手足口病，除霍乱、细菌性和阿米巴性痢疾、伤寒和副伤寒以外的感染性腹泻病。

传染病实行分类管理。突发原因不明的传染病需要采取本法规定的甲类传染病预防、控制措施的，国务院疾病预防控制部门及时提出建议，由国务院卫生健康主管部门报经国务院批准后予以公布。对乙类传染病中的传染性非典型肺炎、炭疽中的肺炭疽，采取本法规定的甲类传染病预防、控制措施。其他乙类传染病需要采取本法规定的甲类传染病预防、控制措施的，依照前款规定的程序批准、公布。需要解除依照本条规定采取的甲类传染病预防、控制措施的，国务院疾病预防控制部门及时提出建议，由国务院卫生健康主管部门报经国务院批准后予以公布。依照本法规定采取甲类传染病预防、控制措施的传染病，适用本法有关甲类传染病的规定。

2. 责任报告人及时限 二级以上医疗机构应当有专门的科室并指定专门的人员，承担本机构的传染病预防、控制和传染病疫情报告以及责任区域内的传染病预防工作。基层医疗卫生机构应当有专门的科室或者指定人员负责传染病预防、控制管理工作，在疾病预防控制机构指导下，承担本机构的传染病预防、控制和责任区域内的传染病防治健康教育、预防接种、传染病疫情报告、传染病患者健康监测以及城乡社区传染病疫情防控指导等工作。

国家建立健全传染病疫情报告制度。疾病预防控制机构、医疗机构和采供血机构及其执行职务的人员发现甲类传染病患者、病原携带者、疑似患者或者新发传染病、突发原因不明的传染病，以及其他传染病暴发、流行时，应当于2h内进行网络直报；发现乙类传染病患者、疑似患者或者国务院疾病预防控制部门规定需要报告的乙类传染病病原携带者时，应当于24h内进行网络直报；发现丙类传染病患者时，应当于24h内进行网络直报。传染病疫情报告遵循属地管理原则，具体办法由国务院疾病预防控制部门制定。

任何单位或者个人不得干预传染病疫情报告。依照本法规定负有传染病疫情报告职责的人民政府有关部门、疾病预防控制机构、医疗机构、采供血机构及其工作人员，不得隐瞒、谎报、缓报、漏报传染病疫情。

（二）针对传染源的措施

1. 患者 应做到早发现、早诊断、早报告、早隔离、早治疗。只有做到“五早”，才能控制传染源，防止传染病在人群中传播蔓延。为了实现“五早”，必须普及群众卫生知识，提高识别传染病的能力，充分调动基层卫生人员的主观能动性，不断提高医务人员业务水平。如患者一经确定患有传染病或疑似患有传染病，则按《中华人民共和国传染病防治法》的规定实行分级管理。如对甲类传染病患者，予以隔离治疗、医学观察；对甲类传染病疑似患者，确诊前单独隔离治疗；对乙类或者丙类传染病患者，应当根据病情采取必要的治疗和控制传播措施。

2. 病原携带者 按《中华人民共和国传染病防治法》的规定，对甲类传染病患者病原携带者，予以隔离治疗、医学观察。对病原携带者应做好登记并进行管理，指导他们养成良好的卫生习惯，定期随访，经2～3次病原学检查为阴性时，方可解除管理。在饮食行业工作的病原携带者须暂时调离工作岗位。久治不愈的伤寒或病毒性肝炎的病原携带者不得再从事有传播给他人危险的职业。艾滋病、乙型肝炎、丙型肝炎和疟疾的病原携带者严禁做献血员。

3. 接触者 曾接触传染源而有可能受感染者，都应接受检疫。具体按以下方法处理：

（1）**留验**：又称隔离观察。对甲类传染病的接触者应进行留验，在指定场所进行观察，限制活动范围，实施诊察、检验和治疗。

（2）**医学观察**：对乙类和丙类传染病接触者按照传染病的最长潜伏期进行医学观察，接触者可正常工作、学习。但要接受体检、测量体温、病原学检查和必要的卫生处理。

（3）**应急接种和药物预防**：对潜伏期较长的传染病，如麻疹暴发流行时，对接触者可施行预防接种。对某些有特效药物可防治的传染病，必要时可采用药物预防。

4. 动物传染源 对人类危害大且经济价值不大的动物应予以消灭，如灭鼠。危害性较大的病畜或野生动物，应予以捕杀、焚烧、深埋，如患牛海绵状脑病和炭疽病的家畜，患狂犬病的狗等。危害不大且有经济价值的病畜，应予以隔离治疗。此外还要做好家畜及宠物的预防接种和检疫工作。

（三）针对传播途径的措施

其主要指对传染源污染的环境所采取的措施。不同传染病其病原体在外环境中停留与转移所经历的途径是不相同的。如肠道传染病主要由粪便排出病原体而污染环境，一般对污染物品和环境采取消毒措施。呼吸道传染病主要通过空气污染环境，因此通风和空气消毒是非常重要的，对于虫媒传染病，消毒、杀虫可以切断传播途径，防止传染病扩散和蔓延。

消毒（disinfection）是用化学、物理、生物的方法杀灭或消除环境中致病性微生物的一种措施，一般分为预防性消毒和疫源地消毒。

1. 预防性消毒（preventive disinfection） 指对可能受致病性微生物污染的场所和物品进行消毒，如空气、饮水和乳制品消毒等。

2. 疫源地消毒（disinfection of epidemic focus） 指对现有或曾经有传染源存在的场所进行消毒。目的是消灭传染源排出的致病性微生物。

疫源地消毒又分为随时消毒和终末消毒。前者指在有传染源存在的疫源地，对其排泄物及分泌物或被污染的物品、场所及时进行消毒，以迅速将致病性微生物杀灭，需要经常进行，一般可指导家属完成。后者指传染源痊愈、死亡或离开住所后对疫源地进行的一次彻底消毒。其目的是完全清除传染源播散、留下的致病性微生物。一般而言，致病性微生物对外环境抵抗力较强的疾病，才需要进行终末消毒，如霍乱、伤寒、副伤寒、疟疾、病毒性肝炎、脊髓灰质炎、鼠疫、肺结核、白喉、猩红热、炭疽等都需终末消毒。而致病性微生物在外环境中存活时间较短的疾病，如麻疹、水痘、流行性感冒等，一般不需终末消毒。

（四）针对易感人群的措施

1. 免疫预防 包括主动免疫和被动免疫。主动免疫指机体通过自身免疫系统对特定抗原产生免疫应答，从而获得长期或终身的特异性免疫力。主动免疫是预防传染病流行的常规措施。被动免疫指机体通过直接输入外源性免疫效应物质（如抗体或免疫细胞），从而立即获得对特定病原体的免疫力。当传染病流行时，被动免疫是保护易感人群的有效措施。如注射胎盘球蛋白或丙种球蛋白，对预防麻疹、流行性腮腺炎、甲型肝炎等均有一定效果。高危人群应急接种可以及时制止传染病的大面积流行。

2. 药物预防 在某些传染病流行时，可以给以药物预防。药物预防在特殊条件下可以作为一种应急措施，但有其局限性，如预防作用时间短，效果不巩固，易产生耐药性等，一般不提倡使用。

3. 个人防护 如戴口罩、手套、鞋套、护腿、应用蚊帐、使用安全套等都可起到个人防护作用。

学·思·悟

猴痘是由猴痘病毒（MPXV）感染所致的一种病毒性人兽共患病，临床表现主要为发热、皮疹、淋巴结肿大。猴痘首次被发现于1958年，人类首次受感染报道于1970年。2024年8月，WHO再次宣布猴痘构成“国际关注的突发公共卫生事件”，这意味着接下来猴痘极有可能以较快的速度在世界范围内流行。我们每个人都要了解猴痘症状和传播途径，做好预防控制措施，防患于未然。

ER 12-5

学·思·悟参考答案

请思考：

1. 猴痘等传染病的流行过程的影响因素是什么？
2. 发生传染病时，我们怎样确定传播途径？

（蒋建平）

思考题

根据传染病的流行过程，分析传染病的预防控制措施有哪些？

第十三章 | 慢性非传染性疾病的预防控制

教学课件

思维导图

学习目标

1. 掌握慢性病的概念和特点；常见慢性病的防制。
2. 熟悉慢性病的危险因素、控制策略和措施。
3. 了解慢性病的流行特征。
4. 学会开展常见慢性病的健康教育以及预防控制工作。
5. 具有良好职业素质、人际交往与沟通能力。

慢性病对人类健康构成了日益严峻的挑战，是全球范围内的重要致死原因。随着工业化、城镇化、人口老龄化进程不断加快，慢性病发病、患病和死亡人数不断增多，疾病负担日益加重。通过学习，应增强对慢性病的认识，实施有效干预，遏制慢性病的发展趋势。

案例导入

在某社区卫生服务中心工作的某护士，近日遇到前来就诊的某先生。根据询问得知，该先生在某事业单位工作，45 岁，BMI 29.0kg/m^2。他的工作需要长时间坐在电脑前，平时出行也倾向于使用车辆代步，很少参加锻炼。他面临较大的工作压力，经常需要加班熬夜。吸烟量约为 20 支 /d，并且常常不吃早餐，晚上经常与人去餐馆聚餐，每周 2～3 次，每次饮用 250～400ml 的白酒。该先生偏爱油炸食品、红肉、动物内脏、腌菜和甜食，对绿色蔬菜和水果不太感兴趣。此外，他的家族有糖尿病病史。该先生体检结果：血压高，血中甘油三酯、低密度脂蛋白含量较高，糖耐量异常，有脂肪肝。

请思考：

1. 帮助该护士对该先生的慢性病危险因素进行评估和分析。
2. 该先生可能罹患哪些慢性病？
3. 如果你是该护士，应该如何从人文关怀的角度与该先生进行良好沟通，对其生活方式及饮食予以指导？

案例导入参考答案

第一节 概 述

一、概念与分类特点

（一）概念

慢性非传染性疾病（non-communicable chronic diseases，NCDs）简称慢性病，指一类起病隐匿、

病程长且病情迁延不愈、缺乏明确的传染性生物病因证据、病因复杂或病因未完全确认的疾病的概括性总称。慢性病是一组发病率、致残率和死亡率高，严重耗费社会资源，危害劳动人口健康的疾病。慢性病是可预防、可控制的疾病。

（二）分类

1. 循环系统疾病　如原发性高血压、冠心病、卒中等。

2. 呼吸系统疾病　如慢性阻塞性肺疾病（COPD）等。

3. 消化系统疾病　如脂肪肝、慢性胃炎、消化性溃疡等。

4. 内分泌、营养代谢性疾病　如高脂血症、糖尿病等。

5. 恶性肿瘤　如胃癌、肺癌等。

6. 肌肉骨骼系统和结缔组织疾病　如骨关节病、骨质疏松症等。

7. 精神和行为障碍　如老年期痴呆、抑郁症等。

（三）特点

1. 隐匿性　大多数慢性病起病隐匿，病因尚未完全清楚，且潜伏期长。因此，在发病初期往往症状不明显，缺乏特征性，起病具有一定的隐匿性。

2. 复杂性　慢性病病因复杂，症状变化多样，往往是多个危险因素的协同作用。慢性病影响范围广，也易造成不同器官功能的障碍。慢性病治疗及预后也显示出其复杂性和多样性。

3. 长期性　慢性病的病理变化是一个长期过程，治疗和康复也需要长时间甚至通过终身治疗来控制或缓解症状。因此慢性病患者需要长期治疗、护理和康复。

4. 依赖性　很多作为终身疾病的慢性病需要长期依赖医疗服务和药物治疗，而且患者对家属、医疗保险等社会支持系统也表现出很强的依赖性，需要其支持与帮助。

二、流行特征

（一）地区分布

1. 世界慢性病地区分布特点　慢性病在不同国家间的分布与国家收入水平密切相关。慢性病在发展中国家流行的情况更为严重，一般低收入国家慢性病致死率相对较高，高收入国家在某些慢性病防控上相对较好，不同收入国家的致死率分布呈现出与收入水平相关的一定趋势。

各种慢性病在不同国家和地区分布差异较大。如经济发达国家和地区总体上恶性肿瘤的发病率和死亡率高于发展中国家和地区，但就恶性肿瘤新发病人数和死亡人数而言，发展中国家高于发达国家。原发性高血压患病率受多种因素影响，在不同国家和地区情况复杂。卒中死亡率总体上发展中国家高于发达国家。在全球范围内，1 型糖尿病发病从北到南逐渐降低，离赤道越近，发病率越低。2 型糖尿病患病率在北美及西太平洋地区较高，而在非洲等地患病率较低。

2. 我国慢性病地区分布特点　慢性病在我国的分布存在一定的地区差异。慢性病患病率一般城市高于农村地区；此外不同省份之间，东部、中部、西部之间也存在差异。如在我国原发性高血压的患病率一般北方高于南方，东部高于西部，高纬度地区高于低纬度地区，发达地区高于不发达地区。因此慢性病防控需要因地制宜。

《中国居民营养与慢性病状况报告（2020 年）》指出：2019 年我国慢性病导致的死亡占总死亡的 88.5%，其中心脑血管疾病、恶性肿瘤、慢性呼吸系统疾病死亡比例为 80.7%，是造成我国居民死亡的主要原因。

《中国卫生健康统计年鉴 2022》显示，城乡居民疾病死亡构成比中，心血管疾病占首位。2021 年农村、城市心血管疾病分别占死因的 48.98% 和 47.35%。2021 年城市居民脑血管疾病位列城市居民全死因的第三位；农村居民脑血管疾病位列农村居民全死因的第二位。

2024 年，国家癌症中心基于肿瘤登记及随访监测最新数据，发布 2022 年中国恶性肿瘤疾病负担情况。2022年全癌种发病人数居前三位的是肺癌、结直肠癌、甲状腺癌，肺癌占我国新发癌症绝大多数。城乡分析结果显示，城市地区的发病率略高于农村，而死亡率农村略高于城市，但城乡恶性肿瘤发病与死亡的差异逐渐减小。

《中国糖尿病防治指南（2024版）》指出：我国糖尿病患病率仍在上升，地区差异较大，经济发达地区糖尿病患病率高，城市糖尿病患病率高于农村，但近年来城乡差距有所减小。

（二）时间分布

1. 世界慢性病时间分布特点 WHO《2024世界卫生统计报告》指出：2000年慢性病的死因占比为59.5%，2019年上升至73.9%。2000年十大主要死因中有4个是慢性病。4个慢性病为缺血性心脏病，卒中，COPD，气管癌、支气管癌和肺癌。2019年十大主要死因中有7个是慢性病。7个慢性病为缺血性心脏病，卒中，COPD，气管癌、支气管癌和肺癌，阿尔茨海默病和其他痴呆，糖尿病，肾病。从时间上看，在新型冠状病毒感染暴发前，全球死因构成呈现出明显的由传染病向慢性病转变的趋势。

恶性肿瘤是全球突出的公共卫生问题，总体发病率逐年增长，尤其在发展中国家发病率上升更为明显。全球1型和2型糖尿病患病率都呈逐年上升趋势。1型糖尿病的发病具有季节流行特点，一般冬季的发病率高于夏季。

2. 我国慢性病的时间分布特点

（1）长期趋势：总体上，我国慢性病患病率和死亡率均呈上升趋势。

2024年国家癌症中心发布2022年中国恶性肿瘤疾病负担情况显示，2000—2018年中国恶性肿瘤趋势，全癌种标化发病率每年增加1.4%，标化死亡率每年下降1.3%。其中男性，甲状腺癌、前列腺癌、结直肠癌；女性，甲状腺癌、宫颈癌、子宫内膜癌、肺癌、乳腺癌发病呈上升趋势。男性和女性，食管癌、胃癌、肝癌发病呈下降趋势。男性，前列腺癌、结直肠癌、胰腺癌；女性，宫颈癌、卵巢癌死亡呈上升趋势。男性和女性，食管癌、胃癌、肝癌死亡呈下降趋势。

《中国心血管健康与疾病报告2023》指出：中国心血管疾病患病率处于持续上升阶段。根据《中国卫生健康统计年鉴2022》，2003—2021年，脑血管疾病死亡率整体呈上升趋势。《中国高血压防治指南（2024年修订版）》显示，我国人群高血压患病率持续增高，近年来中青年人群及农村地区高血压患病率上升趋势更明显。《中国糖尿病防治指南（2024版）》显示，我国糖尿病整体患病率呈现逐年增加的态势。糖尿病的患病人群以中老年人为主，但有年轻化的趋势。

（2）季节性：一般而言，总体上冠心病的发病率以冬季较高，出血性卒中的发病率以寒冷季节较高，缺血性卒中的发病率以夏季较高。恶性肿瘤和2型糖尿病的发病无明显季节性。

（三）人群分布

1. 年龄 多数慢性病发病与死亡随着年龄的增加而升高。这与随年龄增加，致病因子累积以及人体器官功能逐渐退化、代偿能力降低有关。少数慢性病如肾母细胞瘤、白血病、脑瘤等在儿童和青少年中所占比例较高。有些慢性病有年轻化的趋势。

2. 性别 除少数女性专有恶性肿瘤及胆囊癌、甲状腺癌等在女性明显多见外，其他慢性病多为男性比女性高发。这可能与男性从事高风险职业较多，接触环境致病因素机会多于女性，且不良生活习惯（如饮酒、吸烟）的比例高于女性等有关。

3. 职业 恶性肿瘤的职业差别多与职业接触有关，工人在劳动过程中被动地接触各种物理、化学性的致癌因素导致某些恶性肿瘤高发，如阴囊癌、膀胱癌、白血病等。不同职业人群的劳动强度和精神紧张度不同，会影响某些疾病的发生。经常从事脑力劳动的职业人群可能缺乏适当的体育锻炼，患高血压、冠心病、卒中、糖尿病等疾病的概率高于经常从事体力劳动的职业人群。

4. 婚育状况 研究发现，妇女早婚、多育、多性伴，其宫颈癌多发，可能这些因素增加了感染人乳头瘤病毒的风险。有研究报道乳腺癌在月经初潮早、绝经迟、无生育史、无哺乳史的妇女中多发，提示生殖生育及内分泌因素可能影响乳腺癌的发生。

5. 种族和民族 许多疾病在不同的种族或民族中发病率有较大差异。种族分布差异的原因尚需探讨。目前认为对疾病有影响的因素包括遗传因素、生活和风俗习惯、民族定居点所处的自然和社会环境。如我国南方部分地区是鼻咽癌的高发区，移居于世界各地的华人（其中大多来自广东、广西、福建地区）鼻咽癌的发病率亦处于较高水平。他们移居后，虽然环境、生活习惯已基本发生变化，但鼻咽癌仍然高发，说明遗传因素可能在鼻咽癌的发生中起着重要作用。

三、危险因素

慢性病病因复杂，往往是多个危险因素、多阶段综合作用的结果。心脑血管疾病、恶性肿瘤、糖尿病、慢性呼吸系统疾病存在共同危险因素如吸烟、不合理膳食、静坐生活方式、肥胖等。此外还有疾病、感染、职业暴露、环境污染、精神心理、遗传和内分泌因素等影响慢性病发病。

（一）不良行为生活方式

1. 吸烟 烟草的烟雾中含有苯、多环芳烃、亚硝胺等多种致癌物，可增加多种恶性肿瘤的发病风险。吸烟是心血管疾病的独立危险因素。开始吸烟的年龄越早、每日吸烟量越大、吸烟年数越长，患冠心病的危险越大。缺血性卒中发生的危险随吸烟剂量增加而增加。吸烟是 COPD 的主要致病因素之一。吸烟与饮酒、血脂异常、家族史、病毒感染等危险因素有协同作用，可使慢性病发病的风险明显增加。

2. 饮酒 与很多慢性病有关。长期酗酒可导致脂肪肝、肝硬化，增加口腔、咽、食管、肝、结直肠及乳腺癌的发病风险。大量饮酒人群高血压患病率远高于正常人群。乙醇的摄入量对于出血性卒中有直接的剂量相关性。

3. 不合理膳食 主要指高能量食物、动物脂肪和食盐摄入过多，而谷类、膳食纤维、蔬菜和水果摄入较少。脂肪摄入过多，发生结肠癌、乳腺癌的危险性明显增加。饱和脂肪酸摄入越多，冠心病发病风险越大。维生素缺乏与某些恶性肿瘤的发病有关，如长期缺乏维生素 C 是食管癌和胃癌的危险因素。相反，摄入新鲜蔬菜和水果比例高的人群，其食管癌、胃癌、结肠癌、直肠癌等发病率降低。食物中纤维素摄入量不足，可使结肠癌、直肠癌发病率增加。高钠低钾膳食是原发性高血压的主要危险因素。

4. 运动量不足 缺乏运动是慢性病主要危险因素之一。缺少体力活动人群的高血压、冠心病、卒中、糖尿病患病率高于经常锻炼人群。每日至少 30min 的适度锻炼可以减少心脏病、直肠癌和妇女骨质疏松症发病危险，还可降低心血管疾病、恶性肿瘤的死亡风险。

（二）疾病因素

1. 高血压 是糖尿病、冠心病、脑血管病、血脂异常等多种慢性病的危险因素。有随访研究发现，心力衰竭、血栓性脑梗死、冠心病和间歇性跛行的发生率均随血压升高而升高。

2. 糖尿病 是冠心病的危险因素，糖尿病患者发生冠心病的风险比非糖尿病患者高。糖尿病患者发生缺血性卒中的危险也增高。糖尿病患者高血压的患病率比非糖尿病患者高，且糖尿病患者高血压患病率的高峰比正常人提早出现，伴有高血压者更易发生心肌梗死、脑血管意外及末梢大血管病，并加速视网膜病变及肾脏病变的发生和发展。

3. 超重与肥胖 与多种慢性病相关，如高血压、冠心病、卒中、糖尿病等。超重与绝经后的乳腺癌、子宫内膜癌、膀胱癌、肾癌有关。

4. 心脏病 各种原因导致的心脏损害都是卒中的危险因素。在任何血压水平上，心脏病患者发生卒中的危险性比正常人高。

5. 血脂异常 血清总胆固醇（TC）和低密度脂蛋白胆固醇（LDL-C）升高，高密度脂蛋白胆固醇（HDL-C）降低是冠心病和卒中的危险因素。

6. 短暂性脑缺血发作（transient ischemic attack） 是一种反复发作的局部脑供血障碍导致的短暂性神经功能缺损，是一种变化复杂的综合征，是各型卒中特别是缺血性卒中的重要危险因素。

7. 同型半胱氨酸（homocysteine） 是一种含硫氨基酸，其血浆浓度增高与冠心病的发病密切相关。高同型半胱氨酸血症是冠状动脉粥样硬化的独立危险因子。

（三）环境危险因素

1. 物理化学因素 电离辐射可引起肺癌、乳腺癌、白血病、恶性淋巴瘤、皮肤癌等多种恶性肿瘤。空气、水、食物等污染、职业性化学致癌物暴露等也是恶性肿瘤的危险因素。

2. 感染因素 病毒、细菌、寄生虫等长期感染与慢性病发病关系密切。如有些病毒和寄生虫感染与恶性肿瘤的发生有关。乙型肝炎病毒与丙型肝炎病毒感染与原发性肝细胞癌的发生有关，幽门螺杆菌感染与胃癌的发生有关，人乳头瘤病毒感染与宫颈癌的发生有关，中华分枝睾吸虫与胆管型肝癌的发生有关，日本血吸虫与大肠癌的发生有关。病毒有可能是 1 型糖尿病的启动因子，如已发现柯萨奇病毒感染与 1 型糖尿病有关。呼吸道反复病毒感染和继发性细菌感染是 COPD 发病的重要原因。

（四）遗传和内分泌因素

遗传因素是恶性肿瘤、心血管疾病、糖尿病、COPD、精神疾病的重要危险因素。一些恶性肿瘤具有明显的遗传或家族聚集性，大多数散发恶性肿瘤存在遗传易感因素与环境暴露的交互作用。原发性高血压患者多有家族史，冠心病发病也具有明显的家族聚集性。1 型糖尿病具有遗传易感性，现已发现多个糖尿病易感基因位点。2 型糖尿病也具有遗传性，糖尿病亲属中的患病率比非糖尿病亲属的患病率高。

内分泌因素与一些生殖系统恶性肿瘤如乳腺癌、卵巢癌、睾丸癌的发生相关。

（五）社会心理因素

精神、心理和社会因素对慢性病发生也有很大影响。如家庭、社会生活引起的精神紧张、人际关系不协调、挫折等导致的长期消极情绪会引发抑郁症等精神疾病，这也是恶性肿瘤、心血管疾病发病的重要心理因素。

长期从事精神高度紧张工作的人群，高血压患病率增加。长期压抑和不满，因重大生活事件遭受巨大心理打击而不能自拔，C 型行为性格人群等易诱发恶性肿瘤。A 型行为性格可诱发冠心病，并能影响病情的演变及康复。

四、预防控制的策略和措施

慢性病防治形势复杂，慢性病患病也呈现出年轻化的趋势。国内外经验表明，慢性病是可以有效预防控制的。近年来，我国初步形成了慢性病综合防治工作机制和防治服务网络。但慢性病影响因素的综合性、复杂性决定了防治任务的长期性和艰巨性。《中国防治慢性病中长期规划（2017—2025 年）》指出了我国防治慢性病的策略和措施。

（一）预防策略

慢性病的控制应该实施以一级预防为主，一级、二级、三级预防并重的策略。

1. 生命全程预防策略 研究显示，一些成年期慢性病的风险始于出生前孕母的不良暴露，而且一些不健康的生活方式从小养成后很难改变，因此慢性病的预防应从生命早期开始，贯穿生命全过程，即从孕前、产前、婴幼儿、儿童青少年到成年和老年，每个阶段都要进行慢性病的预防和危险因素的干预。

2. 整合以人群为基础的全人群策略和以个体为基础的高危策略

（1）以人群为基础的全人群策略：目前针对一般人群，主要是从控制慢性病的共同行为危险因素来开展慢性病防控工作。全人群策略对于在人群中流行的危险因素的控制非常重要和有效。

1）控制烟草使用：履行《烟草控制框架公约》，推动国家层面公共场所控制吸烟条例出台，加快各地区控烟立法进程，加大控烟执法力度。

2）促进合理膳食：帮助居民形成健康的饮食习惯，如按照《中国居民膳食指南（2022）》指导居民膳食的摄入。

3）增加身体活动：针对一般人群主要通过创建全民健身体系来开展支持性环境建设。如我国为促进全民健身更高水平发展，更好满足人民群众的健身和健康需求，依据《全民健身条例》，发布《全民健身计划（2021—2025年）》，作为开展全民健身工作的总体规划和行动指南。

（2）以个体为基础的高危策略：指对高危人群及患病人群的慢性病防控策略。

1）健康教育：对高危人群及患病人群进行健康生活方式和合理膳食的健康教育与健康促进，一方面包含在针对一般人群的健康教育工作中；另一方面主要是通过医疗机构来提供。如城乡基层医疗卫生机构为居民提供健康教育服务，包括宣传普及《中国公民健康素养——基本知识与技能（2024年版）》、配合有关部门开展公民健康素养促进行动、宣传主要慢性病及其危险因素的防控知识等。

2）慢性病早期发现：即对高危人群进行筛检，早期发现患者，主要包括高血压筛查和部分恶性肿瘤（如宫颈癌、乳腺癌、结直肠癌、食管癌、胃癌、肝癌及鼻咽癌等）筛查。

3）慢性病管理：对慢性病患者进行及时有效治疗，减少并发症和致残，提高其生活质量。高血压、糖尿病等慢性病管理已经被纳入国家基本公共卫生服务项目，主要由基层医疗机构，包括社区卫生服务机构、乡镇卫生院和村卫生室完成。

全人群策略和高危人群策略对于慢性病的预防而言都非常重要，二者各有优点和局限性。WHO提出应采取“综合”“整合”的方法。“综合”是将对整个人群的措施和针对高危个体和患者的措施结合起来，“整合”即针对多种疾病的危险因素采取措施，将针对多种不同疾病的治疗管理整合起来。

3. 政府主导、多部门协作、全社会参与慢性病的防控　慢性病的防控仅靠卫生部门是不够的，需要政府主导、多部门协作、全社会参与慢性病的防控工作，这样才能取得更好的效果。

（二）预防措施

1. 一级预防　主要是针对慢性病的致病因子（或危险因素）采取措施，是预防疾病的发生和消灭疾病的根本措施。慢性病的一级预防主要有健康教育和健康促进、禁烟限酒、合理膳食、适量运动、控制体重等。

2. 二级预防　是对临床前期或亚临床期慢性病所进行的减缓疾病发展的主要措施。主要包括提高社区居民早期发现疾病和及早就诊的意识，提高医护人员诊治技术及早期诊断水平，对高危人群进行普查、筛查、定期健康检查，尽量做到早发现、早诊断、早治疗，以预防慢性病及其并发症的发生和进展。

3. 三级预防　对已确诊的慢性病患者进行管理，采取合理的治疗手段，延缓病情发展，预防并发症的发生，提高生命质量。

学·思·悟

为提高人民群众对烟草危害的认知水平，引导公众自觉控烟，提升全民健康素养水平，我国在2012年《中国吸烟危害健康报告》的基础上，修订完成了《中国吸烟危害健康报告2020》，报告重点更新了吸烟和二手烟暴露的流行情况及危害健康的证据，特别是与呼吸系统疾病、恶性肿瘤、心脑血管疾病、糖尿病的关系，同时新增了电子烟对健康的危害内容。

请思考：

1. 吸烟会导致哪些危害？
2. 如何开展控烟健康教育？

第二节　常见慢性非传染性疾病的预防控制

一、心脑血管疾病的预防控制

心脑血管疾病指心血管疾病（cardiovascular disease）和脑血管疾病（cerebrovascular disease）的总称，泛指高脂血症、血液黏稠、动脉粥样硬化、高血压等所导致的心脏、大脑及全身组织发生的缺血性或出血性疾病的通称，具有发病率高、致残率高、死亡率高、复发率高、并发症多的特点。

心脑血管疾病的预防策略包括针对全人群的策略和针对高危人群的策略。预防措施包括针对一般人群的一级预防、针对高危或已患病个体或群体的二级预防和三级预防，其中以一级预防为主。

（一）一级预防

心脑血管疾病的一级预防是对一般人群开展的病因预防，即针对危险因素积极采取综合性措施，降低人群中主要危险因素水平。

1. 健康教育　是心脑血管疾病一级预防的重要环节。通过有计划、有组织、有系统的社会教育活动，使人群充分认识心脑血管疾病的危险因素和对健康的危害，自觉改变不健康的行为和生活习惯，大力倡导戒烟限酒、少吃盐、合理膳食、经常运动、心理平衡的健康生活方式，并且从儿童时期抓起，达到降低危险因素水平，促进健康的目的。

2. 高血压的控制　高血压本身是最常见的一种心脑血管疾病，同时又是冠心病和卒中的重要危险因素，因此控制人群血压水平是预防心脑血管疾病的关键措施。要定期对人群进行体检，早期发现无症状高血压，对已有高血压应进行严格持久的控制。

3. 合理膳食　为预防心脑血管疾病，膳食上应做到控制总能量的摄入，以维持标准体重的需要为准。如饱和脂肪酸摄入不超过总能量的10%，胆固醇摄入量不超过300mg/d；食用油以植物油为主；多食谷类、豆类及其制品；适量饮用茶水；多食新鲜蔬菜和水果。控制每日食盐摄入在5g以下，在限盐的同时增加膳食钾的量，降低钠钾比值。

4. 戒烟限酒　戒烟是高血压患者预防心脑血管疾病有效的措施，可使心脑血管疾病危险性大幅下降。为降低心血管疾病发病风险，最好不饮酒，若饮酒则限制饮酒。

5. 加强体育锻炼　经常运动可增强体质，控制体重，改善机体各系统的功能，这是预防心脑血管疾病的重要手段。WHO推荐每日至少进行30min中等强度的体力活动。应采取各种措施鼓励和促进人们积极主动地参与体育锻炼。

6. 调整心态　保证充足的睡眠，调整紧张情绪，参加愉悦身心的娱乐活动，以减轻学习、工作和社会压力，缓解心理应激状态。

（二）二级预防

心脑血管疾病的二级预防主要是针对高危人群进行预防，要做到早发现、早诊断和早治疗，控制危险因素，防止心脑血管疾病加重和并发症的发生。

1. 定期体检，早期发现患者 如高血压起病隐匿，早期无明显症状，患者多不主动就医。因此建议35岁以上成人应每年至少测一次血压，同时要求医疗机构对35岁以上的首诊患者应常规测量血压，以尽早发现高血压者。对心脑血管疾病的高危人群要建立健康档案，进行定期检查和随访，以早期发现心脑血管疾病患者。

2. 及早治疗 对发现的心脑血管疾病患者进行规范化的药物治疗。根据患者具体情况可采取包括控制血压、血脂、血糖，抗血小板凝集和释放、预防血栓形成等措施，防止疾病进一步发展和复发，降低心肌梗死、卒中的发病风险及死亡风险。

3. 强化行为生活方式干预 对发现的心脑血管疾病患者除进行规范化的药物治疗外，还应强化一级预防中的行为和生活方式干预，如戒烟限酒、少吃盐、合理膳食、经常运动、心理平衡等。

（三）三级预防

心脑血管疾病的三级预防指强化临床治疗，使患者早日康复，预防严重并发症，减少残疾的发生。心脑血管疾病在积极药物治疗的基础上，还需进行功能康复治疗及必要的心理干预，定期随访，预防并发症的发生，使患者做到病而不残、残而不废，鼓励其参加社会活动，以提高其生活质量，延长寿命。

> **重难点提示**
>
> 心血管疾病一级、二级预防的具体措施

二、恶性肿瘤的预防控制

恶性肿瘤（malignant tumor）一般指癌症，是一类可发生于机体多个不同部位的疾病，特征是细胞变异和增殖失控，扩张性增生形成新生物。恶性肿瘤组织会无限制增长，并通过淋巴、血液系统和直接侵犯与播种其他脏器，最终导致机体衰亡。

恶性肿瘤虽然已成为严重威胁人类健康的疾病，但是可以预防。可以通过卫生教育计划和预防已知的致癌因素进行预防；可通过对人群进行普查、早期发现，使患者得到早期诊断和治疗；通过积极治疗，可以延长生存期，减轻痛苦，提高生活质量。恶性肿瘤的预防应该以降低其发病率和病死率为目标，以减少恶性肿瘤对个体健康的危害、对家庭带来的负担以及对国家或地区医疗资源的消耗。

（一）一级预防

恶性肿瘤的一级预防主要是采取措施消除或减少致癌因素，防止恶性肿瘤的发生。在研究各种恶性肿瘤危险因素的基础上，针对化学、物理、生物、行为和生活方式等具体致癌或促癌因素，采取有针对性的预防措施，包括在人群中开展健康教育，改变人们不良的行为生活方式、加强环境保护，预防感染等措施，来预防肿瘤的发生。

1. 健康教育 对于一般人群和高危人群，健康教育都非常重要。健康教育使人群了解哪些因素易导致恶性肿瘤发生，应怎样消除和避免，从而提高人群对恶性肿瘤危险因素的认识和自我保护能力，降低恶性肿瘤发病的风险。健康教育是预防控制恶性肿瘤非常有效而且成本低的措施。

2. 控制烟草 烟草的使用是重要的致癌因素。控制烟草仅靠个人的能力是远远不够的，需要政府和各部门共同协作，全社会参与。WHO基于《烟草控制框架公约》提出了六项政策。即监测烟草使用，保护人们免受烟草烟雾危害，提供戒烟帮助，警示烟草危害，确保禁止烟草广告、促销和赞助，提高烟草税。应加强吸烟危害的宣传和教育，营造无烟环境，减少吸烟造成的社会危害。

3. 合理膳食和体力活动 WHO提出合理膳食预防恶性肿瘤的五条建议。即适量控制动物脂肪摄入，增加粗纤维食物，适当减少肉食，多摄入新鲜水果和蔬菜，坚持体育锻炼，保持适宜体重等，以增强机体防癌和抗癌能力。

4. 环境保护和职业保护 积极发现和鉴定生产和生活环境中的致癌物并加强控制和清除，制定相关浓度标准，保护和改善生产和生活环境，避免或减少公共场所或职业场所中恶性肿瘤危险因子的暴露。对职业人群加强健康教育，提高自我保护能力。企业应改善工艺流程，防止致癌物外泄，为职工提供良好的职业防护措施，定期对职工进行健康体检，以便及时诊断和治疗。

5. 疫苗接种和化学预防 疫苗接种可防止生物因素引起的致癌效应。如大部分的肝癌与乙型肝炎病毒感染有关，接种乙肝疫苗可以间接降低肝癌风险。化学预防是利用天然、合成或生物物质来阻止、减缓或者逆转恶性肿瘤发生发展过程，从而降低恶性肿瘤发生率和死亡率的方法。常用化学预防剂有维生素类物质如叶酸、维生素 A、维生素 C、维生素 E、矿物质（如硒、钼、钙）、天然品（如胡萝卜素）等。

（二）二级预防

恶性肿瘤的二级预防的目标是早发现、早诊断、早治疗，防止恶性肿瘤的发展。人体所患的恶性肿瘤大部分发生在身体易于查出的部位。多种恶性肿瘤可以通过简便可靠的筛查及定期的随访而早期发现，一些恶性肿瘤可以因早诊断而治愈。因此早发现、早诊断、早治疗是提高恶性肿瘤治愈率、降低死亡率的关键。

1. 恶性肿瘤筛查 目前，有部分恶性肿瘤适宜开展筛查，如乳腺癌、宫颈癌、结直肠癌、食管癌、胃癌、肝癌等。

(1) 乳腺癌的筛查：建议 20 岁以上女性乳房自我检查；40 岁以上女性每年进行一次临床检查；50～59 岁女性除临床检查外，每 1～2 年进行一次超声检查和乳腺 X 射线摄影。同时应按照最新医学指南调整相关筛查建议内容。

(2) 宫颈癌的筛查：宫颈巴氏涂片（即宫颈脱落细胞涂片）检查是筛查宫颈癌的主要方法。人乳头瘤病毒 HPV16、HPV18 亚型 DNA 检测也可用于筛查宫颈癌。

(3) 结直肠癌的筛查：40 岁以上的人群建议每年进行一次直肠指检，50 岁以上人群，特别有家族史者，应每年进行一次粪便隐血试验，每隔 3～5 年做一次乙状结肠镜或结肠镜检查。

(4) 高危人群的监测：对高危人群如恶性肿瘤高发地区、有明显家族史者、有职业接触史者及有癌前病变者，可通过定期检测，以达到早期发现的目的。如乙型肝炎患者、丙型肝炎患者及肝硬化患者是肝癌的高危人群，应定期通过 B 超检查或甲胎蛋白检查，尽早发现癌变和癌前病变。

2. 恶性肿瘤症状识别 通过健康教育的方法，提高公众和医务人员识别早期肿瘤的能力。WHO 提出常见肿瘤的早期十大危险信号：身体任何部位的肿块，尤其是逐渐增大的无痛性肿块；身体任何部位非外伤性溃疡，特别是经久不愈的；不正常的出血或分泌物；进食时胸骨后闷胀、灼痛、异物感或进行性吞咽困难；久治不愈的干咳、声音嘶哑或痰中带血；长期消化不良、进行性食欲减退、消瘦，又未找出明确原因的；大便习惯改变或有便血；鼻塞、鼻出血、单侧头痛或伴有复视者；赘生物或黑痣突然增大或有破溃、出血，或原有的毛发脱落；无痛性血尿。上述症状一旦出现，应及时就医，做进一步检查诊断。

（三）三级预防

恶性肿瘤的三级预防的目标是防止病情恶化和残疾。通过综合诊断、生理及心理上的治疗以及康复指导，提高肿瘤患者的生存率和康复率，延长生存时间，减轻患者痛苦，提高生存质量。目前，姑息治疗贯穿肿瘤治疗的全程，姑息治疗强调对症状的关注，对影响生活质量的症状控制，重视精神和心理照护，包括对疼痛患者的三阶梯止痛治疗、临终关怀等。此外，还要积极开展恶性肿瘤患者的社区康复工作，使更多的患者获得康复医疗服务。

三、糖尿病的预防控制

糖尿病（diabetes mellitus，DM）是胰岛素分泌不足和 / 或胰岛素的作用障碍（靶组织对胰岛素敏感性降低）引起的以高血糖为主要特点的全身性代谢紊乱性疾病。其慢性并发症可波及全身各个系统，严重危害健康。

糖尿病分型是依据对糖尿病病因、病理生理和临床表现的认识而建立的综合分型，随着对糖尿病本质认识的进步和深化而逐渐丰富，但目前的认识尚不完善，不同学术组织推荐的分型也存在差异和争议，故现行的分型分类在今后还会不断修改、充实、完善。根据 2019 年 WHO 糖尿病专家委员会更新的糖尿病分型标准，糖尿病分为 1 型糖尿病、2 型糖尿病、混合型糖尿病、其他特殊类型糖尿病、未分类糖尿病、孕期首次发现高血糖。

2025 年国际糖尿病联盟（IDF）发布的第十一版 IDF《全球糖尿病地图》显示：2024 年，全球 20～79 岁的成人糖尿病患者达到 5.89 亿；全球约 340 万 20～79 岁成年人死于糖尿病或其并发症，占该年龄段全因死亡人数的 9.3%，近 40% 的糖尿病相关死亡发生在 20～59 岁群体。

我国是全球糖尿病患病率增长最快的国家之一，糖尿病已严重危害我国居民健康。糖尿病的预防包括旨在减少糖尿病发病率的一级预防；通过早发现、早诊断和早治疗进而减少糖尿病并发症发生的二级预防；减少或延缓糖尿病并发症进展，降低致残率和病死率，并改善患者的生存质量的三级预防。预防 2 型糖尿病应采取分级管理和高危人群优先的干预策略。

（一）一级预防

糖尿病的一级预防最为重要，目的是减少糖尿病的发生。主要通过健康教育，普及糖尿病预防知识，改变人们的不良行为方式来实现。

1. 健康教育和健康促进 在人群中开展多种形式的健康教育，提高人群对糖尿病危害的认识，是糖尿病预防的重要措施。糖尿病健康教育的内容包括糖尿病基础知识、饮食指导、运动指导、用药指导、预防并发症指导、心理疏导等。

2. 提倡健康的生活方式 积极进行有益健康的社会交往和活动，保持有利于健康的生活方式，戒烟限酒，克服各种心理紧张和压力，保持情绪乐观稳定。

3. 合理膳食 避免高糖、高脂肪、高盐、高能量的食物，多食用富含纤维素的蔬菜、水果和全谷物，控制饮食量，避免暴饮暴食。

4. 参加适当的体育锻炼 参加适当的体育活动，能降低血糖，增强器官功能，特别是对于肥胖的 2 型糖尿病患者，运动可提高胰岛素的敏感性。建议中等强度体力活动，每周至少 150min。1 型糖尿病患者为避免血糖波动过大，体育锻炼宜在餐后进行。血糖大于 14～16mmol/L、明显的低血糖或血糖波动较大、有糖尿病急性并发症和严重心、脑、眼、肾等慢性并发症者暂不宜活动。

5. 预防控制肥胖 鼓励超重或肥胖者减轻体重，使 BMI 达到或接近 24.0kg/m^2，或体重至少减少 5%～10%；每日饮食总能量减少 400～500kcal（1kcal＝4.184kJ）；饱和脂肪酸摄入占总脂肪酸摄入的 10% 以下。

（二）二级预防

糖尿病的二级预防主要是针对高危人群，通过体检、医院门诊检查等方式，对高危人群进行筛查。在成年人中，具有下列任何一个及以上的糖尿病危险因素者即为糖尿病高危人群：①年龄≥40 岁。②有糖调节受损史。③超重（BMI≥24.0kg/m^2）或肥胖（BMI≥28.0kg/m^2）和 / 或向心性肥胖（男性腰围≥90cm，女性腰围≥85cm）。④静坐生活方式。⑤一级亲属中有 2 型糖尿病家族史；⑥有巨大儿（出生体重≥4kg）生产史或妊娠糖尿病病史的妇女。⑦高血压［收缩压≥140mmHg 和 / 或舒张压≥90mmHg］，或正在接受降压治疗。⑧血脂异常［高密度脂蛋白胆固醇（HDL-C）≤0.91mmol/L（≤35mg/dl）、甘油三酯≥2.22mmol/L（≥200mg/dl）］，或正在接受调脂治疗。⑨动脉粥样硬化性心血管疾病患者。⑩有一过性类固醇糖尿病病史者。⑪多囊卵巢综合征患者。⑫长期接受抗精神病药和 / 或抗抑郁药治疗患者。

糖尿病筛查的年龄和频率：对于成年人的糖尿病高危人群，不论年龄大小，宜及早开始进行糖尿病筛查，对于除年龄外无其他糖尿病危险因素的人群，宜在年龄≥40 岁时开始筛查。

筛查指标：空腹血糖检查是简单易行的糖尿病筛查方法，宜作为常规的筛查方法，但有漏诊的可能性。条件允许时，应尽可能行口服葡萄糖耐量试验（空腹血糖和糖负荷后2h血糖）。

（三）三级预防

对已确诊糖尿病患者的治疗策略是综合性的，包括降糖、降压、调脂、抗凝、控制体重和改善生活方式等措施。降糖治疗包括饮食控制、合理运动、血糖监测、糖尿病教育和应用降血糖药物等综合性治疗措施。2型糖尿病理想的综合控制目标制订的首要原则是个体化，应视患者的年龄、合并症、并发症等不同而异。生活方式干预是2型糖尿病的基础治疗措施，应贯穿于糖尿病治疗的始终。综合治疗目的是减少或延缓糖尿病并发症的发生和发展，降低病死率，提高患者的生活质量。

知识拓展

糖尿病患者运动注意事项

适合糖尿病患者的运动有跳舞、爬坡快走、慢跑、游泳、骑自行车等。糖尿病合并高血压/冠心病患者，应选择节律比较缓慢且涉及上、下肢大肌肉群活动项目，如太极拳、散步等，避免憋气动作或高强度运动，应循序渐进。对于糖尿病足患者，若存在溃疡可进行非负重运动，如踝泵运动、空中踩单车运动等。活动量大或剧烈活动时需警惕低血糖，外出运动时携带糖果及糖尿病急救卡。

（解　萍）

思考题

1. 简述慢性病的特点及分类。

2. 患者，男，55岁，2型糖尿病病史5年，一直口服降血糖药。患者餐后2h血糖维持在10～15mmol/L，无明显口干、多饮、多尿、多食、体重减轻等不适，不太接受医生调整治疗方案及饮食控制建议。患者1个月前无明显诱因突然出现发热，伴咳嗽、胸痛，双下肢针刺样、烧灼样疼痛，就诊于某二级医院，被诊断为“右下肺炎、2型糖尿病、糖尿病周围神经病变”，住院后予以抗炎、降糖、镇痛、营养神经治疗。病情好转后回到社区医院康复，但双下肢疼痛难忍，每晚需服用镇痛药才能入睡，深感恐惧、悲伤。患者每日主食300g左右，饮食嗜咸、油腻。已退休，社交活动频繁。经常和朋友聚会、聚餐，每日下午打4h麻将，较少体育锻炼。

请分析：

（1）该患者目前存在的主要危害健康的问题是什么？

（2）针对该患者的情况，如何进行糖尿病的预防控制？

思考题参考答案

目标检测

第十四章 | 突发公共卫生事件与应急处理

教学课件

思维导图

学习目标

1. 掌握突发公共卫生事件的概念、特征、分类和分级；突发公共卫生事件的报告范围；突发公共卫生事件监测、风险评估、预警与报告程序和要求。

2. 熟悉医疗机构在突发公共卫生事件中的职责和应急反应措施；护士在突发公共卫生事件中的作用；突发公共卫生事件应急预案编制原则；医疗机构突发公共卫生事件应急处理。

3. 了解突发公共卫生事件应急组织体系；突发公共卫生事件应急预案管理程序；突发公共卫生事件应急响应等内容。

4. 学会有效识别突发公共卫生事件，进行规范化报告，应对突发公共卫生事件。

5. 具有公共安全意识，以及良好的心理素质、应急反应能力、沟通协作能力。

突发公共卫生事件是全球关注的重大公共卫生问题，具有突发性、紧急性等特征，可在短时间内造成大量人员伤亡，社会破坏性强、影响面广，对公众的身心健康及生命财产安全构成严重威胁。如何有效应对、科学处置突发公共卫生事件，已经成为国际社会普遍关注的热点问题。

护士是突发公共卫生事件中应急医疗救治工作的核心力量，在突发公共卫生事件应对中发挥不可替代的作用，应不断提升其应急处置能力，以适应今后应对突发公共卫生事件的需要，最大限度降低人力及物力损失，保障公众健康。

案例导入

某日 13:30 左右，A 区某医院急诊科接诊一例腹痛、腹泻伴发热患者。在随后的 2h 内 45 人陆续就诊，多数患者临床症状相似，主要以腹痛、腹泻、发热、乏力为主，其中腹泻次数为 3～20 次 /d，主要为稀便及水样便，少数带有黏液或血；腹痛以脐周绞痛为主；个别患者有寒战、出汗、面色苍白等症状。经紧急救治，多数患者情况好转出院，2 例病情较重者在医院继续接受治疗。经询问，患者均为该区一工厂外来务工人员，发病前 3d 均在工厂食堂就餐。

请思考：

1. 根据案例特点，这是一类什么事件？该类事件的基本特征是什么？

2. “医乃仁术，生命至上”，作为一名护士，要始终把树立生命至上的精神放在首要和核心的位置，请结合案例谈谈如何在护理工作中践行“医乃仁术，生命至上”理念？

案例导入参考答案

第一节　突发公共卫生事件概述

突发事件又称紧急事件、非常状态、特别状态等，可由自然因素、社会因素及人为因素引起，造成或可能造成严重社会危害的自然灾害、事故灾难、公共卫生事件和社会安定事件。突发公共卫生事件是突发事件的一种重要类型，需要采取应急处置措施予以应对。

一、突发公共卫生事件的概念

根据《突发公共卫生事件应急条例》，突发公共卫生事件（emergency public health event）指突然发生，造成或者可能造成社会公众健康严重损害的重大传染病疫情、群体性不明原因疾病、重大食物中毒和职业中毒以及其他严重影响公众健康的事件。

在实际工作中，多数学者认为突发公共卫生事件的界定应符合下列情况：

1. 范围为一个社区（城市的居委会、农村的自然村）或以上。
2. 伤亡人数较多或可能危及居民生命安全、造成财产损失。
3. 如不采取有效控制措施，事态可能进一步扩大。
4. 需要政府协调多个部门参与，统一调配社会整体资源。
5. 必须动员公众群策、群防、群控，需要启动应急措施或预案。

二、突发公共卫生事件的主要特征

1. **突发性**　突发公共卫生事件多为突然发生，带有很大的偶然性，发生的时间、地点具有一定的不可预见性，很难及时作出准确预测和及时识别。

2. **群体性**　突发公共卫生事件针对的不是特定少数人，而是不特定的社会群体，主要影响社会公众的利益。有的事件虽然直接涉及范围不一定是公众领域，但是事件却因迅速传播而引起公众的关注，成为公众热点并造成公众损失、公众心理恐慌和社会秩序混乱。

3. **严重性**　突发公共卫生事件可对公众健康和生命安全、社会经济发展、生态环境等多方面造成不同程度的危害，这种危害既可以是对社会造成的即时性严重损害，也可以是从发展趋势看对社会造成的长远影响。

4. **复杂性**　由于突发公共卫生事件发生突然，时间紧迫，常常缺乏充分有效的信息，其现场抢救、控制和救治，原因的调查和善后处理往往涉及社会的诸多方面，必须统筹兼顾，科学决策，在政府领导下综合协调处理。

重难点提示

突发公共卫生事件与突发事件的区别与联系

三、突发公共卫生事件的分类

根据突发公共卫生事件定义，突发公共卫生事件主要分为以下四类：

1. **重大传染病疫情**　指某种传染病在短时间内发生、波及范围广泛，出现大量的患者或死亡病例，其发病率远远超过常年的发病水平的情况。主要指病毒、细菌、寄生虫等病原微生物导致的传染病暴发、流行，包括鼠疫、肺炭疽和霍乱的暴发、动物间鼠疫、布鲁氏菌病和炭疽等流行、乙丙类传染病暴发或多例死亡、罕见或已消灭的传染病、新传染病的疑似病例等。

2. **群体性不明原因疾病**　指在短时间内，某个相对集中的区域内同时或者相继出现具有共同临床表现的病例，且人数不断增加，范围不断扩大，又暂时不能明确诊断的疾病。查找病因是一个循序渐进、逐步深入的过程，“原因不明”仅仅只是暂时的现象，或用常规手段难以发现其原因，随着流行病学调查研究的不断深入，“原因不明”疾病可被揭示出致病的真正原因。

3. **重大食物中毒和职业中毒**　指食品污染和职业危害造成的人数众多或者伤亡较重的中毒事

件。其中，食物中毒包括细菌性食物中毒、真菌毒素食物中毒、有毒动物食物中毒、有毒植物食物中毒、化学性食物中毒等类型；职业中毒包括金属与类金属中毒、刺激性气体中毒、窒息性气体中毒、有机溶剂中毒、高分子化合物中毒、农药中毒等。

4. 其他严重影响公众健康的事件 包括自然灾害、事故灾难、突发社会安全事件引发的健康问题（如严重威胁或危害公众健康的突发性环境污染事件等），“三恐”事件（如生物、化学、核辐射等恐怖袭击事件），动物疫情（如有潜在威胁的传染病动物宿主、媒介生物发生异常等），其他严重影响公众健康和生命安全的事件（如预防接种、预防性服药后出现群体性异常反应，传染病菌种、毒种丢失等）等。

四、突发公共卫生事件的分级

突发公共卫生事件的分类

突发公共卫生事件的发生、发展是一个动态的过程，根据突发公共卫生事件性质、危害程度、涉及范围，《国家突发公共卫生事件应急预案》将突发公共卫生事件划分为四级：特别重大（Ⅰ级）、重大（Ⅱ级）、较大（Ⅲ级）和一般（Ⅳ级）。

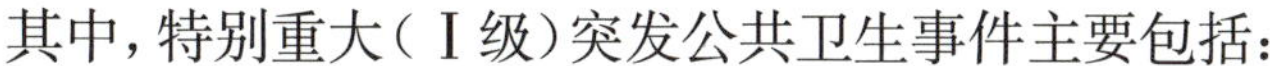
其中，特别重大（Ⅰ级）突发公共卫生事件主要包括：

1. 肺鼠疫、肺炭疽在大、中城市发生，疫情有扩散趋势；或肺鼠疫、肺炭疽疫情波及两个以上的省份，并有进一步扩散的趋势。

2. 发生传染性非典型肺炎、人感染高致病性禽流感病例，疫情有扩散趋势。

3. 涉及多个省份的群体性不明原因疾病，并有扩散趋势。

4. 发生新传染病或我国尚未发现的传染病的发生或传入，并有扩散趋势，或发现我国已消灭传染病重新流行。

5. 发生烈性病菌株、毒株、致病因子等丢失事件。

6. 周边以及与我国通航的国家和地区发生特大传染病疫情，并出现输入性病例，严重危及我国公共卫生安全的事件。

7. 国务院卫生行政部门认定的其他特别重大突发公共卫生事件。

五、突发公共卫生事件的报告范围

突发公共卫生事件相关信息报告范围，包括可能构成或已发生的突发公共卫生事件相关信息，其报告标准不完全等同于《国家突发公共卫生事件应急预案》的判定标准。突发公共卫生事件的确认、分级由卫生行政部门组织实施。

（一）传染病

1. 鼠疫 发现 1 例及以上鼠疫病例。

2. 霍乱 发现 1 例及以上霍乱病例。

3. 传染性非典型肺炎 发现 1 例及以上传染性非典型肺炎病例患者或疑似患者。

4. 人感染高致病性禽流感 发现 1 例及以上人感染高致病性禽流感病例。

5. 炭疽 发生 1 例及以上肺炭疽病例；或 1 周内，同一学校、幼儿园、自然村寨、社区、建筑工地等集体单位发生 3 例及以上皮肤炭疽或肠炭疽病例；或 1 例及以上职业性炭疽病例。

6. 甲肝 / 戊肝 1 周内，同一学校、幼儿园、自然村寨、社区、建筑工地等集体单位发生 5 例及以上甲肝 / 戊肝病例。

7. 伤寒（副伤寒） 5 例及以上伤寒（副伤寒）病例，或出现 2 例及以上死亡。

8. 细菌性和阿米巴痢疾 3d 内，同一学校、幼儿园、自然村寨、社区、建筑工地等集体单位发生 10 例及以上细菌性和阿米巴痢疾病例，或出现 2 例及以上死亡。

9. 麻疹 1 周内，10 例及以上麻疹病例。

10. 风疹 1周内，同一学校、幼儿园、自然村寨、社区等集体单位发生10例及以上风疹病例。

11. 流行性脑脊髓膜炎 3d内，同一学校、幼儿园、自然村寨、社区、建筑工地等集体单位发生3例及以上流行性脑脊髓膜炎病例，或者有2例及以上死亡。

12. 登革热 1周内，一个县（市、区）发生5例及以上登革热病例；或首次发现病例。

13. 流行性出血热 1周内，同一自然村寨、社区、建筑工地、学校等集体单位发生5例（高发地区10例）及以上流行性出血热病例，或者死亡1例及以上。

14. 钩端螺旋体病 1周内，同一自然村寨、建筑工地等集体单位发生5例及以上钩端螺旋体病病例，或者死亡1例及以上。

15. 流行性乙型脑炎 1周内，同一乡镇、街道等发生5例及以上乙脑病例，或者死亡1例及以上。

16. 疟疾 以行政村为单位，1个月内，发现5例（高发地区10例）及以上当地感染的病例；或在近3年内无当地感染病例报告的乡镇，以行政村为单位，1个月内发现5例及以上当地感染的病例；在恶性疟流行地区，以乡（镇）为单位，1个月内发现2例及以上恶性疟死亡病例；在非恶性疟流行地区，出现输入性恶性疟继发感染病例。

17. 血吸虫病 在未控制地区，以行政村为单位，2周内发生急性血吸虫病病例10例及以上，或在同一感染地点1周内连续发生急性血吸虫病病例5例及以上；在传播控制地区，以行政村为单位，2周内发生急性血吸虫病5例及以上，或在同一感染地点1周内连续发生急性血吸虫病病例3例及以上；在传播阻断地区或非流行区，发现当地感染的患者、病牛或感染性钉螺。

18. 流感 1周内，在同一学校、幼儿园或其他集体单位发生30例及以上流感样病例，或5例及以上因流感样症状住院病例，或发生1例及以上流感样病例死亡。

19. 流行性腮腺炎 1周内，同一学校、幼儿园等集体单位中发生10例及以上流行性腮腺炎病例。

20. 感染性腹泻（除霍乱、痢疾、伤寒和副伤寒以外） 1周内，同一学校、幼儿园、自然村寨、社区、建筑工地等集体单位中发生20例及以上感染性腹泻病例，或死亡1例及以上。

21. 猩红热 1周内，同一学校、幼儿园等集体单位中，发生10例及以上猩红热病例。

22. 水痘 1周内，同一学校、幼儿园等集体单位中，发生10例及以上水痘病例。

23. 输血性乙肝、丙肝、艾滋病 医疗机构、采供血机构发生3例及以上输血性乙肝、丙肝病例或疑似病例或艾滋病病毒感染。

24. 新发或再发传染病 发现本县（区）从未发生过的传染病或发生本县近5年从未报告的或国家宣布已消灭的传染病。

25. 不明原因肺炎 发现不明原因肺炎病例。

（二）食物中毒

1. 一次食物中毒人数30人及以上或死亡1人及以上。

2. 学校、幼儿园、建筑工地等集体单位发生食物中毒，一次中毒人数5人及以上或死亡1人及以上。

3. 地区性或全国性重要活动期间发生食物中毒，一次中毒人数5人及以上或死亡1人及以上。

（三）职业中毒

发生急性职业中毒10人及以上或者死亡1人及以上的。

（四）其他中毒

出现食物中毒、职业中毒以外的急性中毒病例3例及以上的事件。

（五）环境因素事件

发生环境因素改变所致的急性病例3例及以上。

（六）意外辐射照射事件

出现意外辐射照射人员1例及以上。

（七）传染病菌、毒种丢失

发生鼠疫、炭疽、传染性非典型肺炎、艾滋病、霍乱、脊灰等菌毒种丢失事件。

（八）预防接种和预防服药群体性不良反应

1. 群体性预防接种反应 一个预防接种单位一次预防接种活动中出现群体性疑似异常反应；或发生死亡。

2. 群体预防性服药反应 一个预防服药点一次预防服药活动中出现不良反应（或心因性反应）10例及以上；或死亡1例及以上。

（九）医源性感染事件

医源性、实验室和医院感染暴发。

（十）群体性不明原因疾病

2周内，一个医疗机构或同一自然村寨、社区、建筑工地、学校等集体单位发生有相同临床症状的不明原因疾病3例及以上。

突发公共卫生事件应急响应

（十一）各级人民政府卫生行政部门认定的其他突发公共卫生事件

第二节 突发公共卫生事件的应急管理

突发公共卫生事件的应急管理指在突发公共卫生事件发生前或发生后，采取相应的监测、预警、物资储备等应急准备，以及现场处置等措施，及时预防引起突发公共卫生事件的潜在因素、控制已发生的突发公共卫生事件，同时，对突发公共事件实施紧急的医疗救治，以减少其对社会、政治、经济、人民群众健康和生命安全的危害。

一、突发公共卫生事件的应急组织体系

突发公共卫生事件的应急组织体系包括：应急指挥机构、日常管理机构、专家咨询委员会、应急处理专业技术机构。

1. 应急指挥机构 国家及各级人民政府依据卫生行政部门的建议和实际工作需要，确定是否成立国家和地方应急指挥部，指挥部成员单位依据突发公共卫生事件的性质和应急处理的需要确定。

2. 日常管理机构 国务院卫生行政部门设立卫生应急办公室（突发公共卫生事件应急指挥中心），负责全国突发公共卫生事件应急处理的日常管理工作。各省、自治区、直辖市结合各自实际情况，指定突发公共卫生事件的日常管理机构，负责本行政区域内突发公共卫生事件应急的协调、管理工作。

3. 专家咨询委员会 国务院卫生行政部门和省级卫生行政部门负责组建突发公共卫生事件专家咨询委员会。市（地）级和县级卫生行政部门可根据本行政区域内突发公共卫生事件应急工作需要，组建突发公共卫生事件应急处理专家咨询委员会。

4. 应急处理专业技术机构 医疗机构、疾病预防控制机构、卫生监督机构、出入境检验检疫机构是突发公共卫生事件应急处理的专业技术机构。应急处理专业技术机构要结合本单位职责开展专业技术人员处理突发公共卫生事件能力培训，提高快速应对能力和技术水平，在发生突发公共卫生事件时，要服从卫生行政部门的统一指挥和安排，开展应急处理工作。

二、突发公共卫生事件的监测、风险评估、预警与报告

国家建立统一的突发公共卫生事件监测、预警与报告网络体系，以快速、有效预防、及时控制和消除突发公共卫生事件及其危害。

（一）监测

监测指通过长期、连续、系统地收集有关突发公共卫生事件的资料，发现突发公共卫生事件的发生规律和发展趋势，从而分析、评价突发公共卫生事件发生、疾病暴发或流行的可能性。监测内容包括法定传染病监测；不明原因疾病和可能引起暴发流行的疾病及其相关症状监测；卫生监测，包括食品卫生（食品、食源性疾病）、环境卫生（如水源污染、公共场所环境）、职业卫生（如职业病、工作场所）、放射卫生（如放射源）、学校卫生等；实验室监测（如菌株耐药性、重大传染病病原体）以及境外传染病、媒介生物染疫食品等的监测。

各级医疗、疾病预防控制、卫生监督和出入境检疫机构负责开展突发公共卫生事件的日常监测工作。

（二）风险评估

各级卫生行政部门建立健全突发公共卫生事件风险评估制度，依法对各类风险点、危害源进行调查、辨识、评估、分级、登记，建立台账，定期进行检查、监控，采取安全防范措施，完善信息共享机制，及时管控和化解风险。

ER 14-6

突发公共卫生事件风险评估

（三）预警

预警指在灾害或灾难以及其他需要提防的危险发生之前，根据以往总结的规律或观测得到的可能性前兆，相关部门发出紧急信号，报告危险情况，以避免危害在不知情或准备不足的情况下发生，从而最大程度地降低危害所造成的损失的行为。各级人民政府卫生行政部门根据医疗机构、疾病预防控制机构、卫生监督机构提供的监测信息，按照公共卫生事件的发生、发展规律和特点，及时分析其对公众身心健康的危害程度、可能的发展趋势，及时作出预警。

预警由低到高依次分为蓝色、黄色、橙色、红色四个级别。①蓝色预警：有发生一般突发公共卫生事件可能，事态不会造成社会影响。②黄色预警：有发生较大突发公共卫生事件可能，事态可能造成一定社会影响。③橙色预警：有发生重大突发公共卫生事件可能，事态可能造成较大社会影响。④红色预警：有发生特别重大突发公共卫生事件可能，事态可能造成重大社会影响。

（四）报告

《突发公共卫生事件应急条例》中规定了突发公共卫生事件应急报告制度，且明确规定任何单位和个人对突发公共卫生事件，不得隐瞒、缓报、谎报或者授意他人隐瞒、缓报、谎报。国务院卫生行政主管部门制定《国家突发公共卫生事件相关信息报告管理工作规范（试行）》，建立重大、紧急疫情信息报告系统，相关规定如下：

1. 责任报告单位 突发公共卫生事件监测机构、各级各类医疗卫生机构、卫生健康行政部门、检验检疫机构、食品药品监督管理机构、环境保护监测机构、教育机构等有关单位为突发公共卫生事件的责任报告单位。

2. 责任报告人 执行职务的各级各类医疗卫生机构的医疗卫生人员、个体开业医生等。

3. 报告方式、时限和程序 责任报告单位和报告人应在 2 小时内向属地卫生行政部门指定的专业机构报告，具有网络直报条件的同时进行网络直报，不具有网络直报条件的应采用最快的通信方式将《突发公共卫生事件相关信息报告卡》报送属地卫生行政部门指定的专业机构，接到报告卡

的专业机构对信息进行审核后 2 小时内进行网络直报，同时报告同级卫生行政部门。接到报告的卫生行政部门应尽快进行事件核实，并在 2 小时内向本级人民政府报告，同时向上一级人民政府卫生行政部门报告。如尚未达到突发公共卫生事件标准的，由专业防治机构密切跟踪事态发展，随时报告事态变化情况。

突发公共卫生事件相关信息报告卡（示例）

4. 报告内容

（1）**事件信息**：主要包括事件名称、事件类别、发生时间、地点、涉及的地域范围、人数、主要症状与体征、可能的原因、已经采取的措施、事件的发展趋势、下步工作计划等。具体内容见《突发公共卫生事件相关信息报告卡》。

（2）**事件发生、发展、控制过程信息**：包括初次报告、进程报告、结案报告。①初次报告：事件名称、初步判定的事件类别和性质、发生地点和时间、发病人数、死亡人数、主要临床症状、可能原因、已采取措施、报告单位、报告人员及通信方式等。②进程报告：事件的发展变化、处置进程、事件的诊断和原因或可能因素、势态评价、控制措施等、对初次报告的《突发公共卫生事件相关信息报告卡》补充和修正。③结案报告：事件结束后，应进行结案信息报告。通过《中国突发公共卫生事件信息报告管理系统》网上直报。

学·思·悟

请思考，发生“案例导入”中突发公共卫生事件时应如何进行上报？

学·思·悟参考答案

三、医疗机构在突发公共卫生事件中的职责及应急反应措施

《突发公共卫生事件应急条例》中规定了医疗卫生机构在突发公共卫生事件中具有以下职责及应急反应措施：

1. 开展患者接诊、收治和转运工作，实行重症和普通患者分开管理，对疑似患者及时排除或确诊。

2. 协助疾控机构人员开展标本的采集、流行病学调查工作。

3. 做好医院内现场控制、消毒隔离、个人防护、医疗垃圾和污水处理工作，防止院内交叉感染和污染。

4. 做好传染病和中毒患者的报告。对因突发公共卫生事件而引起身体伤害的患者，任何医疗机构不得拒绝接诊。

5. 对群体性不明原因疾病和新发传染病做好病例分析与总结，积累诊断治疗的经验。重大中毒事件，按照现场救援、患者转运、后续治疗相结合的原则进行处置。

6. 开展科研与国际交流，开展与突发事件相关的诊断试剂、药物、防护用品等方面的研究。开展国际合作，加快病源查寻和病因诊断。

四、护士在突发公共卫生事件中的作用

护士是疾病监测的哨兵和法定传染病的责任报告人，在应对突发公共卫生事件中发挥着不可替代的作用，具体包括但不限于以下内容：

1. 疾病监测与报告 护士需协助医生及相关部门做好疾病监测和报告工作，有效履行突发公共卫生事件的发现和报告职责。护士应协助医生主动收集患者信息、临床症状和流行病学特征等，如考虑突发公共卫生事件的发生，应协助临床医生按照突发公共卫生事件报告方式、时限和程序进

行报告，如临床医生未按时上报，作为护士须履行提醒义务。

2. 患者救治与护理 在突发公共卫生事件中，护士需协助医生积极开展患者救治与护理工作，书写医学记录及其他有关资料并妥善保管。

3. 参与突发公共卫生事件风险管理

（1）协助疾控机构人员开展流行病学调查，收集和提供患者、密切接触者、其他健康危害暴露人员的相关信息。协助对传染病接触者或其他健康危害暴露人员的追踪、查找，对集中或居家医学观察者提供必要的基本医疗和预防服务。

（2）做好医疗机构内现场的消毒隔离、个人防护、医疗垃圾和污水的处理工作。

（3）协助开展应急接种、预防性服药、应急药物和防护用品分发等工作，并提供指导。

（4）参与风险评价和应急预案制（修）订。

4. 其他 如开展相关知识技能和法律法规的宣传教育；对突发公共卫生事件伤者与救援人员提供必要的社会心理与精神卫生支持；参与医疗资源的调配和管理等。

第三节　突发公共卫生事件应急预案与应急处理

突发公共卫生事件往往事发突然，要求人们在短时间内作出科学分析和快速决策。预案的制订有助于减少决策时间和决策压力，合理配置资源，使有限的资源得以迅速投入使用。当突发公共卫生事件发生后，应根据预案及时组织卫生相关专业人员开展应急处置工作，以有效控制事态发展。

一、突发公共卫生事件应急预案的编制原则

应急预案又称应急计划，指预先制订的行动方案，针对可能的重大事故（件）灾害，为保证迅速、有序、有效地开展应急与救援行动，降低事故损失而预先制订的有关计划或方案，具有假设性、应急性、程序性、规范性、可操作性。根据《突发公共卫生事件应急条例》规定，国务院卫生行政主管部门及各级人民政府按照“分类指导、快速反应”的原则，制订全国及地方突发公共卫生事件应急预案，同时根据防控工作的需要和应急演练、应急处置中发现的问题及时进行修订和完善。应急预案编制应主要包括：

1. 应急指挥机构的组成和有关部门的职责。
2. 预防、监测与预警机制，监测机构的职责和任务。
3. 信息的收集、分析、评价、报告、通报、发布制度。
4. 事件分级及应急响应的措施、应急预案的操作手册与应急处理工作方案。
5. 应急设施设备、救治药物、医疗器械、防护用品以及其他物资的储备与调度。
6. 应急救治的定点医疗机构和后备医疗机构。
7. 危险废弃物处理方案和措施。
8. 应急处理专业队伍的建设和培训。
9. 其他与应急处理有关的事项。

知识拓展

突发公共卫生事件应急预案管理程序

应急预案管理是对预案进行编制、执行、评估、修订和完善的过程，其管理程序包括以下六个方面：

1. 预案编制　①组建编制队伍。②风险与应急能力分析。③预案编制。④专家评估。⑤发布实施。

2. 预案培训　对突发公共卫生事件应对处置相关人员与社会公众进行培训，能正确理解预案内容。

3. 预案评估　包括应用前评估和应用后评估。

4. 预案演练　检验评价、修订完善预案的手段；提高整体应急能力。

5. 预案修订　包括定期修订和突发公共卫生事件发生后及时修订。

6. 预案传播　提高社会公众危机意识，增强卫生应急部门的作用。

二、医疗机构突发公共卫生事件的应急处理

突发公共卫生事件发生后，医疗机构须采取边调查、边处置、边抢救、边核实的方式开展应急处理以有效控制事态发展。

（一）事件核实

发生突发公共卫生事件时，医疗机构应立即对事件信息进行核实、确认并进行综合评估，初步判断突发公共卫生事件的类型，提出是否启动应急预案的建议，同时按照有关报告程序进行事件逐级上报。

（二）启动预案

启动应急预案，所有科室及个人应当服从应急指挥领导小组的统一部署，相互配合，各司其职，确保事件得到有效控制。后勤保障部门需做好医疗救护设备、防护用品的供应，药剂科做好药物的供应。

（三）应急响应

1. 急诊科及门诊各诊室严格落实“首诊负责制”，对在突发事件中致病的人员提供医疗救治，对危重伤员进行抢救，同时通知相关科室进行联合会诊，各检验、影像科室、药房、后勤保障部门启动应急绿色通道，保证抢救工作的顺利进行，对需要转送的患者及时转运等。

2. 医护人员协助疾控部门开展现场流行病学调查、标本采集与检测、密切接触者临床医学观察等疫情防控相关工作。

3. 根据调查结果，做好医院内现场控制、消毒隔离、个人防护、医疗垃圾和污水处理等，防止院内交叉感染和污染。

4. 其他，如做好宣传和解释工作；开展针对性的健康教育和应急知识培训；提供必要心理援助等。

（四）终止响应

当突发公共卫生事件隐患或相关危险因素消除，或末例传染病病例发生后经过最长潜伏期无新的病例出现，则终止响应。

（五）后期处理

做好应急处置效果评估，撰写工作总结报告，提出预防该类事件的相关防控策略和措施，开展科研与国际交流等。

知识拓展

突发公共卫生事件应急处理流程

内容见图 14-1。

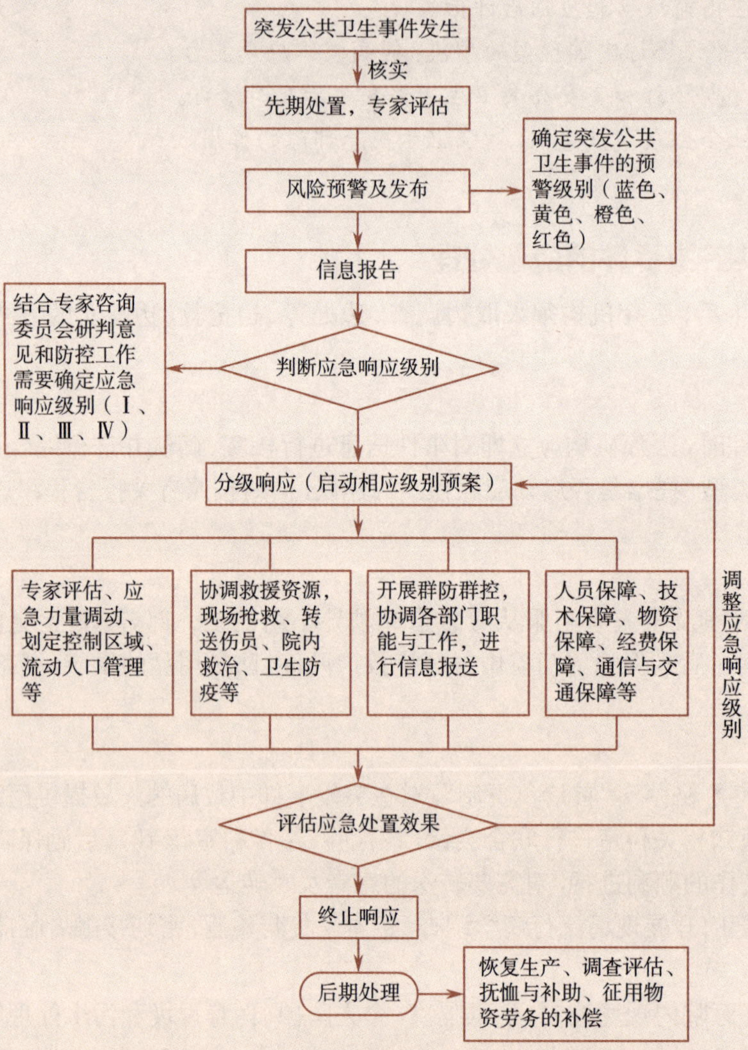

突发公共卫生事件发生

↓ 核实

先期处置，专家评估

↓

风险预警及发布 → 确定突发公共卫生事件的预警级别（蓝色、黄色、橙色、红色）

↓

信息报告

↓

判断应急响应级别 → 结合专家咨询委员会研判意见和防控工作需要确定应急响应级别（Ⅰ、Ⅱ、Ⅲ、Ⅳ）

↓

分级响应（启动相应级别预案）

↓

- 专家评估、应急力量调动、划定控制区域、流动人口管理等
- 协调救援资源，现场抢救、转送伤员、院内救治、卫生防疫等
- 开展群防群控，协调各部门职能与工作，进行信息报送
- 人员保障、技术保障、物资保障、经费保障、通信与交通保障等

↓

评估应急处置效果 → 调整应急响应级别 → 分级响应（启动相应级别预案）

↓

终止响应

↓

后期处理 → 恢复生产、调查评估、抚恤与补助、征用物资劳务的补偿

图 14-1　突发公共卫生事件应急处理流程

突发公共卫生事件流行病学调查步骤

（罗　莎）

思考题

某日 A 市“120”急救中心接到电话“B 区工业园工业北大街与公园东路交叉口城市下水管网内施工现场有 11 名工人在作业时，突然昏迷，请速来救治”。接警后，“120”受理员迅速下达出诊指令，急派 3 辆急救车、6 名医护人员赶往现场，同时请求“119”联动救援。医护人员和“119”消防人员分别于 5min 后到达现场开展应急工作。

请思考：

你作为一名在现场的护士，可以开展哪些工作？

思考题参考答案

目标检测

实训1 计量资料的统计分析

【实训目的】

1. 熟练掌握常用集中趋势和离散趋势指标的应用条件；医学参考值范围的计算步骤；总体均数置信区间的意义。

2. 能正确进行不同类型均数 t 检验的方法及适用资料类型；医学参考值范围及总体均数置信区间的计算。

3. 理解假设检验的基本思想；P 值的含义；假设检验的两类错误。

4. 熟悉正态分布及 t 分布曲线特征及面积分布规律。

5. 具有尊重原始数据的真实性、追求真理的科学精神和辩证思维。

【实训学时】 2学时。

【实训内容】

1. 根据资料实训表1-1某学生得出结论，随女学生年龄增长，平均体重增加，女学生体重的变异程度增大，因此抽样误差增大。

实训表1-1 女学生年龄与体重的观察数据

年龄/岁	人数	平均体重/kg	S	CV/%	$S_{\bar{X}}$
7～<8	135	20.9	2.6	12.4	0.224
8～<9	151	23.2	2.8	12.1	0.228
9～<10	101	24.9	2.9	11.6	0.288
10～<11	103	28.4	4.3	15.1	0.424
11～<12	115	33.4	5.1	15.3	0.476
12～<13	309	37.0	5.7	15.4	0.324
>13	168	41.5	6.2	14.9	0.478

(1) 你是否同意该学生的上述结论？

(2) 如果同意请说明理由；如果不同意，请用适当的统计方法计算出合适的指标，并作出结论。

2. 实训表1-2为10例垂体催乳素微腺瘤经蝶手术前后的血催乳素浓度。

实训表1-2 经蝶手术前后的血催乳素浓度

单位：mg/ml

例号	术前	术后	例号	术前	术后
1	276	41	3	1 600	280
2	880	110	4	324	61

续表

例号	术前	术后	例号	术前	术后
5	398	105	8	1 700	300
6	266	43	9	500	215
7	500	25	10	220	92

(1) 根据资料，计算术前、术后的均数、标准差及变异系数。

(2) 可用哪种指标比较手术前后数据的变异情况？手术前后数据何者更大？

3. 实训表1-3为测得的10名肝癌患者与16名正常人的血清乙型肝炎病毒表面抗原(HBsAg)滴度数据。试分别计算它们的平均滴度。

实训表1-3　肝癌患者与正常人的血清HBsAg滴度

滴度倒数	正常人数	肝癌患者数
8	7	1
16	5	2
32	1	3
64	3	2
128	0	1
256	0	1

4. 实训表1-4为尸检测得80名北方成年女子的肾上腺重量。

(1) 编制频数表。

(2) 计算中位数、均数、标准差的四分位间距。

(3) 用何指标描述本资料的集中趋势和离散趋势更为合适？

实训表1-4　64名北方成年女子的肾上腺重量

单位：g

19.0	12.0	14.0	14.0	8.2	13.0	6.5	12.0	15.0	17.2
12.0	12.7	25.0	8.5	20.0	17.0	8.4	8.0	13.0	15.0
20.0	13.0	13.0	14.0	15.0	7.9	10.5	9.5	10.0	12.0
6.5	11.0	12.5	7.5	14.5	17.5	12.0	10.0	11.0	11.5
16.0	13.0	10.5	11.0	14.0	7.5	14.0	11.4	9.0	11.1
10.0	10.5	8.0	12.0	11.5	19.0	10.0	9.0	19.0	10.0
22.0	9.0	12.0	8.0	14.0	10.0	11.5	11.0	15.0	16.0
8.0	15.0	9.9	8.5	12.5	9.6	18.5	11.0	12.0	12.0

5. 测得某地90名正常成年女性红细胞数量($\times 10^{12}$/L)的均值为4.18、标准差为0.29。

(1) 计算该地95%的正常成年女性红细胞数所在的范围。

(2) 计算该地正常成年女性红细胞数总体均数的95%置信区间。

6. 实训表1-5为某地男性和女性红细胞数量($\times 10^{12}$/L)与血红蛋白浓度(g/L)的测量结果。

实训表 1-5　某地男性和女性红细胞数量与血红蛋白浓度

内容	性别	例数	X	S
红细胞数量（$\times 10^{12}$/L）	男	960	4.66	0.58
	女	255	4.18	0.29
血红蛋白浓度/（$g \cdot L^{-1}$）	男	360	134.5	7.10
	女	255	117.6	10.20

（1）女性红细胞数量与血红蛋白浓度的变异程度，何者为大？

（2）分别计算男性和女性红细胞数量与血红蛋白浓度两项指标的抽样误差。

7. 为比较 A、B 两种减肥药对肥胖患者的减肥效果。将 60 名肥胖患者按性别相同，体重相近配成 30 对。每对患者随机分配入 A、B 两种减肥药组，30d 后比较 A、B 两组患者体重的下降值（kg）。

（1）该实验属何种设计方案？

（2）该资料（体重下降值）属何种类型？

（3）其结果可用哪种统计分析方法进行总体均数比较？

8. 实训表 1-6 为分别测得的 14 例老年慢性支气管炎患者及 11 例健康人尿中 17- 酮类固醇排出量（mg/dl）。

实训表 1-6　老年慢性支气管炎患者及健康人尿中 17- 酮类固醇排出量

单位：mg/dl

老年慢性支气管炎患者	2.90	5.41	5.48	4.60	4.03	5.10	4.97	7.10	2.72	2.09	5.92	2.37	4.24	4.36
健康人	5.18	8.79	3.14	6.46	3.72	6.64	5.60	4.57	7.71	4.99	4.01			

试分析老年慢性支气管炎和健康人尿中 17- 酮类固醇平均排出量有无差别。

9. 某市于 1957 年和 1983 年抽查部分 12 岁男孩的身高（cm），初步统计结果如下：

$$1957\text{年} \quad n_1=120 \quad \bar{X}_1=139.9 \quad S_1=7.5$$

$$1983\text{年} \quad n_2=153 \quad \bar{X}_1=145.7 \quad S_1=6.3$$

试比较这两个年度 12 岁男孩的身高均数有无差别。

10. 现有 12 名志愿受试者服用某减肥药，服药前和服药一个疗程后各测量一次体重（kg），数据见实训表 1-7。

实训表 1-7　某减肥药研究的观察值

个体编号	体重		差值
	服药前（X_1）	服药后（X_2）	$d=X_1-X_2$
1	101	100	1
2	131	136	−5
3	131	126	5
4	143	150	−7
5	124	128	−4
6	137	126	11
7	126	116	10

续表

个体编号	体重		差值
	服药前(X_1)	服药后(X_2)	$d=X_1-X_2$
8	95	105	−10
9	90	87	3
10	67	57	10
11	84	74	10
12	101	109	−8

试判断此减肥药是否有效。

11. 调查某市区某年 400 名新生儿的出生体重(kg)，得均数为 3.00，标准差为 0.50；出生身长(cm)，均数为 50，标准差为 3。

(1) 该研究的总体、样本各是什么？

(2) 身长和体重何者变异大？抽样误差各为多大？

(3) 该市区 95% 的新生儿出生体重在什么范围之内？

(4) 该市区的新生儿出生体重的平均水平在什么范围之内？

(5) 过去该市区的新生儿出生体重(kg)均数为 2.90，那么现在出生体重有无变化？

（兰晓霞）

实训 2　计数资料的统计分析

【实训目的】

1. 熟练运用常用相对数描述计数资料，熟悉其意义；

2. 正确运用 χ^2 检验方法进行计数资料的统计分析，学会完全随机设计四格表资料的 χ^2 检验、配对设计四格表资料的 χ^2 检验、行×列表资料的 χ^2 检验方法和步骤。熟悉 χ^2 检验应用条件和注意事项。

3. 熟悉率的抽样误差和总体率的区间估计计算方法与意义。

4. 能够进行率的标准化。

5. 具有严谨的统计分析、逻辑思维能力和科学的工作态度。

【实训学时】 2 学时。

【实训内容】

1. 调查某年某市 18 岁以上居民的糖尿病患病情况，结果见实训表 2-1。

实训表 2-1　某年某市 18 岁以上居民的糖尿病受检人数与患病人数

年龄/岁	患病人数	未患病人数	合计	患者构成比/%	患病率/%
18～<45	7	346	353		
45～<60	40	462	502		
>60	52	315	367		
合计	99	1 123	1 222		

(1) 计算高血压患者构成比和患病率。

(2) 有人认为 45～<60 岁年龄组患病情况最严重，是否正确？为什么？

2. 实训表 2-2 为一抽样研究资料。

(1) 计算并填补空白数据。

(2) 根据最后(5)、(6)、(7)三栏结果作简要分析。

实训表 2-2　某年某地各年龄组恶性肿瘤死亡情况

年龄 / 岁 (1)	人口数 (2)	总死亡人数 (3)	恶性肿瘤死亡人数 (4)	恶性肿瘤死亡占总死亡的百分比 (5)	恶性肿瘤死亡率 /(1/10 万) (6)	年龄别死亡率 /‰ (7)
0～<20	83 920		5	2.91		
20～<40		76		19.74	27.56	
40～<60	29 765	205	45			
>60～			36			
合计	180 252	825	101	12.24	56.03	

3. 实训表 2-3 为甲、乙两医院乳腺癌手术后的 5 年生存率数据。

实训表 2-3　甲、乙两医院乳腺癌手术后的 5 年生存率

腋下淋巴结转移	甲医院			乙医院		
	病例数	生存数	生存率 /%	病例数	生存数	生存率 /%
无	45		77.77	300	215	71.67
有		450	68.38			50.60
合计	755	485	64.24	383	257	67.10

(1) 计算并填补空白数据。

(2) 能否认为乙医院乳腺癌手术后的 5 年生存率高于甲医院？为什么？

(3) 你认为应如何比较两医院乳腺癌手术后患者的 5 年生存率？

(4) 请进行率的标准化计算。

4. 某调查人员在某年对甲乙两医院不同科室病死率进行调查，获得实训表 2-4 资料。

实训表 2-4　甲乙两医院不同科室病死率比较

科别	甲医院			乙医院		
	患者数	死亡数	病死率 /%	患者数	死亡数	病死率 /%
内科	1 600	99	6.0	600	24	4.0
外科	400	64	16.0	1 600	192	12.0
其他科	1 000	80	8.0	800	48	6.0
合计	3 000	243	8.1	3 000	264	8.8

该调查人员认为甲医院的病死率低于乙医院，你同意上述分析吗？说明理由。

5. 抽样调查了某校 10 岁儿童 200 名的牙齿，患龋 130 人，试估计该校儿童患龋率的 95% 置信区间。

6. 某神经内科医生观察 291 例脑梗塞患者，其中 102 例患者用西医疗法，其他 189 例患者采用中西医结合疗法，观察 1 年后，单纯用西医疗法组的患者死亡 13 例，采用中西医结合疗法组的患者死亡 9 例。试分析两组患者的死亡率差异是否有统计学意义。

7. 某医院研究两种药治疗急性心肌梗死的疗效，临床观察结果见实训表 2-5。

实训表 2-5　两种药治疗急性心肌梗死的疗效

组别	存活	死亡	合计	病死率 /%
中药组	65	3	68	4.41
非中药组	12	2	14	14.29
合计	77	5	82	6.10

试分析两种疗法患者的病死率是否不同。

8. 某医院 147 例大肠杆菌标本分别在 A、B 两种培养基上培养，然后进行检验，结果见实训表 2-6。

实训表 2-6　A、B 两种培养基上培养大肠杆菌标本结果

A 培养基	B 培养基		合计
	+	−	
+	59	36	95
−	15	37	52
合计	74	73	147

试分析两种培养基的检验效果是否不同。

9. 某医生观察三种降血脂药 A、B、C 的临床疗效，观察 3 个月后，按照患者的血脂下降程度分为有效与无效，结果见实训表 2-7。

实训表 2-7　三种降血脂药降血脂的疗效

药物	有效	无效	合计
A	120	25	145
B	60	27	87
C	40	22	62
合计	220	74	294

试分析三种降血脂药的降血脂效果是否不同。

（朱秀敏）

实训 3　流行病学研究方法

【实训目的】

1. 熟练掌握疾病频率指标、流行强度及在疾病分布中的应用。
2. 熟悉各类流行病学研究方法的基本原理和应用。
3. 能够对研究结果进行正确合理的解释。
4. 具有严谨的科研分析逻辑思维能力和科学的工作态度。

【实训学时】 2 学时。

【实训内容】

1. 某市 2022 年 1 月 1 日至 2022 年 12 月 31 日采用抽样调查的方法，对城市及郊区人口冠心病的发病和死亡情况进行了调查，共调查 23 076 人，其中城市为 15 871 人，郊区为 7 205 人，其病例数及死亡数见实训表 3-1。

实训表 3-1　某城市抽样调查 2022 年冠心病发病和死亡情况

分类	人口数	病例数	发病率 /(1/10 万)	死亡数	死亡率 /(1/10 万)	病死率 /%
城市	15 871	1 952		954		
郊区	7 205	773		359		
合计						

(1) 计算该城市和郊区人群冠心病的发病率、死亡率、病死率。

(2) 各项指标能否直接进行比较?

(3) 假如城乡间的各项指标存在差异,分析出现此结果的可能原因。

2. 某地区于 2009 年和 2013 年分别有两次流感小流行,其各年龄段发病率见实训图 3-1 2009 年发病年龄别高峰在 50～60 岁组,而 2013 年高峰在 20 岁以下组。

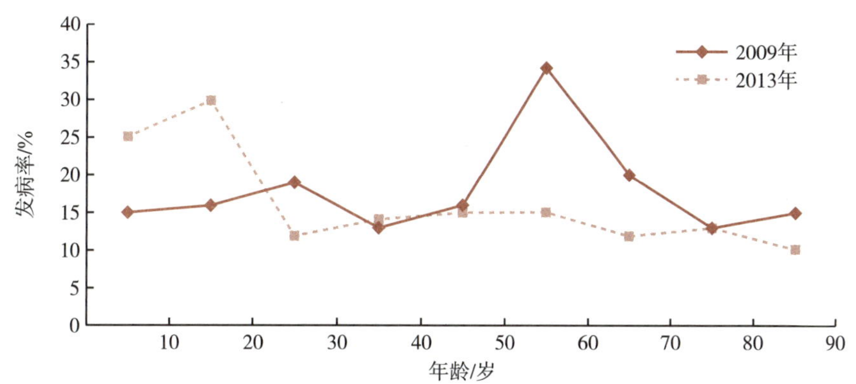

实训图 3-1　某地区 2009 年和 2013 年流感年龄别发病率

请解释同样的地区两次流感发病率变迁的原因。

3. 根据《柳叶刀》发布的 2010 全球疾病负担调查研究数据,1990 年、2005 年、2010 年 119 个国家冠心病年龄标准化发病率、患病率及死亡率数据见实训表 3-2。

实训表 3-2　1990 年、2005 年、2010 年 119 个国家冠心病流行现状(按收入水平划分)

分类	高收入国家			中低收入国家			全球		
	1990 年	2005 年	2010 年	1990 年	2005 年	2010 年	1990 年	2005 年	2010 年
发病率	73.9 (0.12)	74.2 (0.13)	74.5 (0.13)	68.8 (0.20)	69.2 (0.17)	69.4 (0.17)	71.0 (0.12)	70.9 (0.13)	71.0 (0.13)
患病率	72.6 (0.13)	73.0 (0.13)	73.4 (0.14)	67.3 (0.17)	67.8 (0.16)	68.0 (0.16)	69.9 (0.11)	69.8 (0.11)	69.8 (0.11)
死亡率	77.9 (0.15)	78.8 (0.19)	80.4 (0.21)	69.8 (0.21)	71.3 (0.21)	72.1 (0.24)	72.9 (0.21)	73.7 (0.24)	74.5 (0.28)

注:( )中数据为标准差。

(1) 比较表中冠心病标准化死亡率,冠心病在地区分布上是否存在国别间的差异?

(2) 冠心病的地区差异可能的原因是什么?

4. 以"某市肺癌相关影响因素研究"为课题,对其设计做初步讨论,熟悉病例对照研究的设计原则。

(1) 如要制订此课题研究计划,需从哪几方面入手?

(2) 你认为如何确定研究因素？

(3) 根据本课题的研究目的，如何选择病例组和对照组？

(4) 根据本研究目的和内容，拟分析哪些指标？

5. 某学者进行了一项 HPV 感染与宫颈鳞癌的关系的病例对照研究，所获资料见实训表 3-3。

实训表 3-3　HPV 感染与宫颈鳞癌的关系

结果	病例	对照	合计
HPV＋	83	18	101
HPV－	46	111	157
合计	129	129	258

(1) 根据上表资料，如何分析 HPV 感染与宫颈鳞癌的关系？

(2) 计算 *OR* 并对结果进行合理解释。

(3) 根据此研究的结果，能否确定 HPV 感染与宫颈鳞癌的因果关系？

6. 20 世纪 20 年代，有学者根据临床观察已经开始怀疑吸烟与肺癌之间存在一定的联系。为了查明这种联系，20 世纪 30—60 年代学者们进行了大量流行病学研究。英国多尔（Doll）和希尔（Hill）医生从 1948 年开始进行了吸烟与肺癌关系的病例对照研究。他们对比肺癌患者和其他患者的吸烟习惯，结果发现肺癌与吸烟存在着联系，并存在剂量反应关系。他们并不满足于这些证据，因为这些研究是回顾性的，可受未知外来因素影响。因此他们在此基础上，于 1951 年开始着手进行了长达 20 余年的吸烟与肺癌前瞻性队列研究，以英国所有注册登记的医生为研究对象，结果发现肺癌和吸烟有关。队列研究大大地加强了吸烟引起肺癌这种病因假设的论证强度。之后他们又继续随访了戒烟医生，并得以证明肺癌死亡率逐年下降，从而确定了吸烟与肺癌的关系。

(1) 在什么情况下应进行队列研究？

(2) 试述队列研究的基本步骤。

(3) 该研究中的研究因素是什么，如何确定？

7. 某项关于吸烟与冠心病和肺癌的队列研究的资料，见实训表 3-4。

实训表 3-4　吸烟者与非吸烟者发生不同疾病的情况

疾病	发病率 /(1/10 万)		*P*	*RR*	*AR*/(1/10 万)	*AR*%
	暴露组	对照组				
冠心病	67.47	14.40	<0.05			
肺癌	42.06	10.42	<0.01			

(1) 请计算反映该研究人群吸烟暴露与冠心病和肺癌发病的关联强度指标，并对结果进行解释。

(2) 简述 *RR* 与 *AR* 的区别和联系，并根据实训表 3-4 可得出什么结论？

（丁　玲）

实训 4　生活方式的健康教育

【实训目的】

1. 掌握健康教育与健康促进的内涵，行为干预的内涵，能够综合利用所学知识，对患者进行行为干预。

2. 锻炼团队合作和沟通表达能力。

【实训学时】 2学时。

【实训内容】

1. 背景资料 《中国吸烟危害健康报告2020》指出：我国吸烟人数超过3亿，2018年中国15岁以上人群吸烟率为26.6%，其中男性吸烟率为50.5%。我国每年100多万人因烟草失去生命，如果不采取有效行动，预计到2030年将增至每年200万人。吸烟的危害是多方面的。吸烟会损害肺部结构、肺功能和呼吸道免疫系统功能，引起多种呼吸系统疾病。烟草烟雾中含有至少69种致癌物，当人体暴露于这些致癌物中时，会引起体内关键基因发生永久性突变并逐渐积累，正常生长调控机制失调，导致恶性肿瘤发生。吸烟也会损伤血管内皮功能，导致动脉粥样硬化改变，血管腔变窄，动脉血流受阻，引发多种心脑血管疾病。吸烟量越大，吸烟年限越长，疾病的发病风险越高。吸烟过程中会产生二手烟，二手烟中含有大量有害物质与致癌物，不吸烟者暴露于二手烟时，同样会增加吸烟相关疾病的发病风险。

一般在进行戒烟指导时，我们可以遵循这样一种过程：

(1) 询问并记录患者吸烟者情况，主要采取访谈形式或问卷调查方式来获取吸烟者的吸烟情况，主要包括吸烟的频率、吸烟的年限、是否戒过烟、曾用的戒烟方法以及复吸原因等。

(2) 劝导吸烟者戒烟，专业人员应该向吸烟者展示吸烟危害健康相关手册、海报等传播材料，介绍关于控制吸烟的政策。在干预环境中应该摆放禁止吸烟标识，或者陈列戒烟相关传播材料或影视作品。向吸烟者进行吸烟危害的宣传，以帮助树立不吸烟有益健康的意识。

(3) 评估每一位吸烟者的戒烟动机与烟草依赖情况，向吸烟者介绍在戒烟过程中可能遇到的困难和障碍，如果遇到障碍应该如何处置等。烟草依赖诊断标准：参照国际疾病分类中关于药物依赖的诊断条件、中国临床戒烟指南等，可以作出诊断。

(4) 提供帮助，一项完整的戒烟计划，一定要包括戒烟日期、戒烟方法、社会支持、问题解决技能、戒烟药物资料等内容。

(5) 随访，一般要求在戒烟1周、2周和1个月时间点进行随访。对于复吸者，需要增加随访咨询力度和随访次数。

2. 实训要求 以小组为单位利用课余时间对背景资料进行分析与讨论，每组选择自己生活的周围人群中一名吸烟者进行干预，课堂上每组选出代表汇报交流干预过程和目前取得的干预效果（可制作教学课件），教师进行讲评，每个小组根据讲评和项目实施情况修改干预方案。

（李 苹）

实训5 突发公共卫生事件案例分析

【实训目的】

1. 熟悉突发公共卫生事件的报告范围及分级标准。

2. 学会有效识别突发公共卫生事件和进行规范化报告。

3. 具有调查处置突发公共卫生事件的逻辑思维能力和科学的工作态度。

【实训学时】 2学时。

【实训内容】

A市某小学共有6个年级，12个班级，全校在校学生521名，教职员工32名。2020年3月6日该市中心医院医生在查阅门诊日志的过程中，发现近期（3月2日—3月6日）实验小学有多名学生发生流行性腮腺炎病情并前来就诊，3月2日—3月6日就诊流行性腮腺炎的学生情况见实训表5-1。

实训表 5-1 流行性腮腺炎病例表

患者编号	性别	单位	职业	疾病病种	发病日期	诊断日期
学生 1	女	A 市某小学 401 班	学生	流行性腮腺炎	2020/3/2	2020/3/2
学生 2	女	A 市某小学 401 班	学生	流行性腮腺炎	2020/3/2	2020/3/2
学生 3	男	A 市某小学 401 班	学生	流行性腮腺炎	2020/3/2	2020/3/2
学生 4	男	A 市某小学 401 班	学生	流行性腮腺炎	2020/3/3	2020/3/3
学生 5	男	A 市某小学 401 班	学生	流行性腮腺炎	2020/3/3	2020/3/3
学生 6	男	A 市某小学 402 班	学生	流行性腮腺炎	2020/3/3	2020/3/4
学生 7	女	A 市某小学 401 班	学生	流行性腮腺炎	2020/3/2	2020/3/5
学生 8	女	A 市某小学 402 班	学生	流行性腮腺炎	2020/3/4	2020/3/5
学生 9	女	A 市某小学 402 班	学生	流行性腮腺炎	2020/3/4	2020/3/5
学生 10	女	A 市某小学 402 班	学生	流行性腮腺炎	2020/3/4	2020/3/5

（1）根据以上资料，请判断此次疫情是否已达到突发公共卫生事件的报告标准？如达到报告标准，该怎样对事件分级？

（2）事件发生并确认后，该市中心医院医生应如何进行报告？

（3）该事件的初次报告应包括哪些内容？

（4）3 月 17 日—3 月 19 日间，该校新发流行性腮腺炎患者 10 例，3 月 20 日无新发病例，假定在网络直报系统中对上述两次疫情变化分别做了两次进程报告，则在网络直报系统中发病数选项中分别应怎样填写？

（5）该起事件中医护人员还可以开展哪些工作？

（罗 莎）

实训指导
参考答案

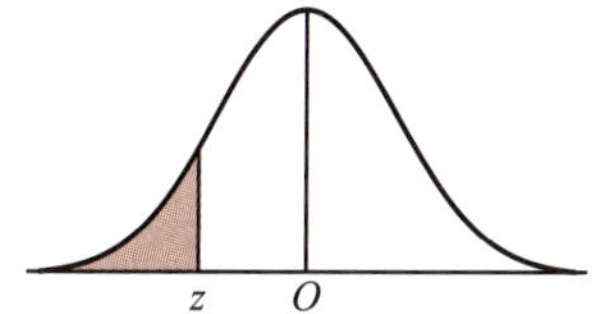

附表 1　标准正态分布曲线下左侧尾部面积，$\Phi(z)$值

$-z$	0.00	0.01	0.02	0.03	0.04	0.05	0.06	0.07	0.08	0.09
−3.0	0.001 3	0.001 3	0.001 3	0.001 2	0.001 2	0.001 1	0.001 1	0.001 1	0.001 0	0.001 0
−2.9	0.001 9	0.001 8	0.001 8	0.001 7	0.001 6	0.001 6	0.001 5	0.001 5	0.001 4	0.001 4
−2.8	0.002 6	0.002 5	0.002 4	0.002 3	0.002 3	0.002 2	0.002 1	0.002 1	0.002 0	0.001 9
−2.7	0.003 5	0.003 4	0.003 3	0.003 2	0.003 1	0.003 0	0.002 9	0.002 8	0.002 7	0.002 6
−2.6	0.004 7	0.004 5	0.004 4	0.004 3	0.004 1	0.004 0	0.003 9	0.003 8	0.003 7	0.003 6
−2.5	0.006 2	0.006 0	0.005 9	0.005 7	0.005 5	0.005 4	0.005 2	0.005 1	0.004 9	0.004 8
−2.4	0.008 2	0.008 0	0.007 8	0.007 5	0.007 3	0.007 1	0.006 9	0.006 8	0.006 6	0.006 4
−2.3	0.010 7	0.010 4	0.010 2	0.009 9	0.009 6	0.009 4	0.009 1	0.008 9	0.008 7	0.008 4
−2.2	0.013 9	0.013 6	0.013 2	0.012 9	0.012 5	0.012 2	0.011 9	0.011 6	0.011 3	0.011 0
−2.1	0.017 9	0.017 4	0.017 0	0.016 6	0.016 2	0.015 8	0.015 4	0.015 0	0.014 6	0.014 3
−2.0	0.022 8	0.022 2	0.021 7	0.021 2	0.020 7	0.020 2	0.019 7	0.019 2	0.018 8	0.018 3
−1.9	0.028 7	0.028 1	0.027 4	0.026 8	0.026 2	0.025 6	0.025 0	0.024 4	0.023 9	0.023 3
−1.8	0.035 9	0.035 1	0.034 4	0.033 6	0.032 9	0.032 2	0.031 4	0.030 7	0.030 1	0.029 4
−1.7	0.044 6	0.043 6	0.042 7	0.041 8	0.040 9	0.040 1	0.039 2	0.038 4	0.037 5	0.036 7
−1.6	0.054 8	0.053 7	0.052 6	0.051 6	0.050 5	0.049 5	0.048 5	0.047 5	0.046 5	0.045 5
−1.5	0.066 8	0.065 5	0.064 3	0.063 0	0.061 8	0.060 6	0.059 4	0.058 2	0.057 1	0.055 9
−1.4	0.080 8	0.079 3	0.077 8	0.076 4	0.074 9	0.073 5	0.072 1	0.070 8	0.069 4	0.068 1
−1.3	0.096 8	0.095 1	0.093 4	0.091 8	0.090 1	0.088 5	0.086 9	0.085 3	0.083 8	0.082 3
−1.2	0.115 1	0.113 1	0.111 2	0.109 3	0.107 5	0.105 6	0.103 8	0.102 0	0.100 3	0.098 5
−1.1	0.135 7	0.133 5	0.131 4	0.129 2	0.127 1	0.125 1	0.123 0	0.121 0	0.119 0	0.117 0
−1.0	0.158 7	0.156 2	0.153 9	0.151 5	0.149 2	0.146 9	0.144 6	0.142 3	0.140 1	0.137 9

续表

-z	0.00	0.01	0.02	0.03	0.04	0.05	0.06	0.07	0.08	0.09
−0.9	0.184 1	0.181 4	0.178 8	0.176 2	0.173 6	0.171 1	0.168 5	0.166 0	0.163 5	0.161 1
−0.8	0.211 9	0.209 0	0.206 1	0.203 3	0.200 5	0.197 7	0.194 9	0.192 2	0.189 4	0.186 7
−0.7	0.242 0	0.238 9	0.235 8	0.232 7	0.229 6	0.226 6	0.223 6	0.220 6	0.217 7	0.214 8
−0.6	0.274 3	0.270 9	0.267 6	0.264 3	0.261 1	0.257 8	0.254 6	0.251 4	0.248 3	0.245 1
−0.5	0.308 5	0.305 0	0.301 5	0.298 1	0.294 6	0.291 2	0.287 7	0.284 3	0.281 0	0.277 6
−0.4	0.344 6	0.340 9	0.337 2	0.333 6	0.330 0	0.326 4	0.322 8	0.319 2	0.315 6	0.312 1
−0.3	0.382 1	0.378 3	0.374 5	0.370 7	0.366 9	0.363 2	0.359 4	0.355 7	0.352 0	0.348 3
−0.2	0.420 7	0.416 8	0.412 9	0.409 0	0.405 2	0.401 3	0.397 4	0.393 6	0.389 7	0.385 9
−0.1	0.460 2	0.456 2	0.452 2	0.448 3	0.444 3	0.440 4	0.436 4	0.432 5	0.428 6	0.424 7
−0.0	0.500 0	0.496 0	0.492 0	0.488 0	0.484 0	0.480 1	0.476 1	0.472 1	0.468 1	0.464 1

附表2 *t*分布界值表（双侧尾部面积）

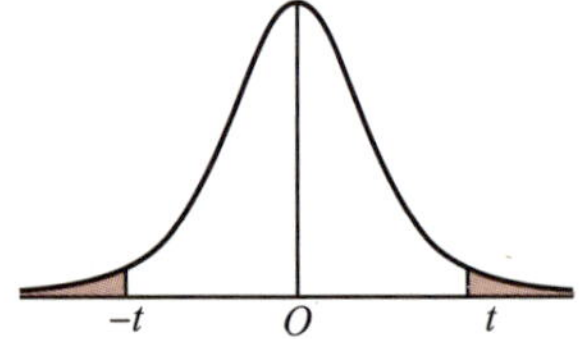

自由度 ν	概率，P										
	单侧：	0.25	0.20	0.10	0.05	0.025	0.01	0.005	0.002 5	0.001	0.000 5
	双侧：	0.50	0.40	0.20	0.10	0.05	0.02	0.01	0.005	0.002	0.001
1		1.000	1.376	3.078	6.314	12.706	31.821	63.657	127.321	318.309	636.619
2		0.816	1.061	1.886	2.920	4.303	6.965	9.925	14.089	22.327	31.599
3		0.765	0.978	1.638	2.353	3.182	4.541	5.841	7.453	10.215	12.924
4		0.741	0.941	1.533	2.132	2.776	3.747	4.604	5.598	7.173	8.610
5		0.727	0.920	1.476	2.015	2.571	3.365	4.032	4.773	5.893	6.869
6		0.718	0.906	1.440	1.943	2.447	3.143	3.707	4.317	5.208	5.959
7		0.711	0.896	1.415	1.895	2.365	2.998	3.499	4.029	4.785	5.408
8		0.706	0.889	1.397	1.860	2.306	2.896	3.355	3.833	4.501	5.041
9		0.703	0.883	1.383	1.833	2.262	2.821	3.250	3.690	4.297	4.781
10		0.700	0.879	1.372	1.812	2.228	2.764	3.169	3.581	4.144	4.587
11		0.697	0.876	1.363	1.796	2.201	2.718	3.106	3.497	4.025	4.437
12		0.695	0.873	1.356	1.782	2.179	2.681	3.055	3.428	3.930	4.318
13		0.694	0.870	1.350	1.771	2.160	2.650	3.012	3.372	3.852	4.221
14		0.692	0.868	1.345	1.761	2.145	2.624	2.977	3.326	3.787	4.140
15		0.691	0.866	1.341	1.753	2.131	2.602	2.947	3.286	3.733	4.073

续表

自由度 v	概率，P										
	单侧：	0.25	0.20	0.10	0.05	0.025	0.01	0.005	0.002 5	0.001	0.000 5
	双侧：	0.50	0.40	0.20	0.10	0.05	0.02	0.01	0.005	0.002	0.001
16		0.690	0.865	1.337	1.746	2.120	2.583	2.921	3.252	3.686	4.015
17		0.689	0.863	1.333	1.740	2.110	2.567	2.898	3.222	3.646	3.965
18		0.688	0.862	1.330	1.734	2.101	2.552	2.878	3.197	3.610	3.922
19		0.688	0.861	1.328	1.729	2.093	2.539	2.861	3.174	3.579	3.883
20		0.687	0.860	1.325	1.725	2.086	2.528	2.845	3.153	3.552	3.850
21		0.686	0.859	1.323	1.721	2.080	2.518	2.831	3.135	3.527	3.819
22		0.686	0.858	1.321	1.717	2.074	2.508	2.819	3.119	3.505	3.792
23		0.685	0.858	1.319	1.714	2.069	2.500	2.807	3.104	3.485	3.768
24		0.685	0.857	1.318	1.711	2.064	2.492	2.797	3.091	3.467	3.745
25		0.684	0.856	1.316	1.708	2.060	2.485	2.787	3.078	3.450	3.725
26		0.684	0.856	1.315	1.706	2.056	2.479	2.779	3.067	3.435	3.707
27		0.684	0.855	1.314	1.703	2.052	2.473	2.771	3.057	3.421	3.690
28		0.683	0.855	1.313	1.701	2.048	2.467	2.763	3.047	3.408	3.674
29		0.683	0.854	1.311	1.699	2.045	2.462	2.756	3.038	3.396	3.659
30		0.683	0.854	1.310	1.697	2.042	2.457	2.750	3.030	3.385	3.646
31		0.682	0.853	1.309	1.696	2.040	2.453	2.744	3.022	3.375	3.633
32		0.682	0.853	1.309	1.694	2.037	2.449	2.738	3.015	3.365	3.622
33		0.682	0.853	1.308	1.692	2.035	2.445	2.733	3.008	3.356	3.611
34		0.682	0.852	1.307	1.691	2.032	2.441	2.728	3.002	3.348	3.601
35		0.682	0.852	1.306	1.690	2.030	2.438	2.724	2.996	3.340	3.591
36		0.681	0.852	1.306	1.688	2.028	2.434	2.719	2.990	3.333	3.582
37		0.681	0.851	1.305	1.687	2.026	2.431	2.715	2.985	3.326	3.574
38		0.681	0.851	1.304	1.686	2.024	2.429	2.712	2.980	3.319	3.566
39		0.681	0.851	1.304	1.685	2.023	2.426	2.708	2.976	3.313	3.558
40		0.681	0.851	1.303	1.684	2.021	2.423	2.704	2.971	3.307	3.551
50		0.679	0.849	1.299	1.676	2.009	2.403	2.678	2.937	3.261	3.496
60		0.679	0.848	1.296	1.671	2.000	2.390	2.660	2.915	3.232	3.460
70		0.678	0.847	1.294	1.667	1.994	2.381	2.648	2.899	3.211	3.435
80		0.678	0.846	1.292	1.664	1.990	2.374	2.639	2.887	3.195	3.416
90		0.677	0.846	1.291	1.662	1.987	2.368	2.632	2.878	3.183	3.402

续表

自由度 v		概率, P									
	单侧:	0.25	0.20	0.10	0.05	0.025	0.01	0.005	0.002 5	0.001	0.000 5
	双侧:	0.50	0.40	0.20	0.10	0.05	0.02	0.01	0.005	0.002	0.001
100		0.677	0.845	1.290	1.660	1.984	2.364	2.626	2.871	3.174	3.390
200		0.676	0.843	1.286	1.653	1.972	2.345	2.601	2.839	3.131	3.340
500		0.675	0.842	1.283	1.648	1.965	2.334	2.586	2.820	3.107	3.310
1 000		0.675	0.842	1.282	1.646	1.962	2.330	2.581	2.813	3.098	3.300
∞		0.674 5	0.841 6	1.281 6	1.644 9	1.960 0	2.326 4	2.575 8	2.807 0	3.090 2	3.290 5

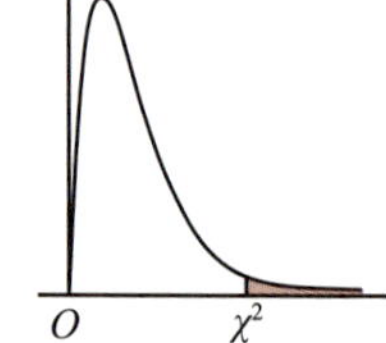

附表 3 χ^2 分布界值表

自由度 v	概率, P(右侧尾部面积)												
	0.995	0.990	0.975	0.950	0.900	0.750	0.500	0.250	0.100	0.050	0.025	0.010	0.005
1					0.02	0.10	0.45	1.32	2.71	3.84	5.02	6.63	7.88
2	0.01	0.02	0.05	0.10	0.21	0.58	1.39	2.77	4.61	5.99	7.38	9.21	10.60
3	0.07	0.11	0.22	0.35	0.58	1.21	2.37	4.11	6.25	7.81	9.35	11.34	12.84
4	0.21	0.30	0.48	0.71	1.06	1.92	3.36	5.39	7.78	9.49	11.14	13.28	14.86
5	0.41	0.55	0.83	1.15	1.61	2.67	4.35	6.63	9.24	11.07	12.83	15.09	16.75
6	0.68	0.87	1.24	1.64	2.2	3.45	5.35	7.84	10.64	12.59	14.45	16.81	18.55
7	0.99	1.24	1.69	2.17	2.83	4.25	6.35	9.04	12.02	14.07	16.01	18.48	20.28
8	1.34	1.65	2.18	2.73	3.49	5.07	7.34	10.22	13.36	15.51	17.53	20.09	21.95
9	1.73	2.09	2.7	3.33	4.17	5.90	8.34	11.39	14.68	16.92	19.02	21.67	23.59
10	2.16	2.56	3.25	3.94	4.87	6.74	9.34	12.55	15.99	18.31	20.48	23.21	25.19
11	2.60	3.05	3.82	4.57	5.58	7.58	10.34	13.70	17.28	19.68	21.92	24.72	26.76
12	3.07	3.57	4.4	5.23	6.30	8.44	11.34	14.85	18.55	21.03	23.34	26.22	28.30
13	3.57	4.11	5.01	5.89	7.04	9.30	12.34	15.98	19.81	22.36	24.74	27.69	29.82
14	4.07	4.66	5.63	6.57	7.79	10.17	13.34	17.12	21.06	23.68	26.12	29.14	31.32
15	4.60	5.23	6.26	7.26	8.55	11.04	14.34	18.25	22.31	25.00	27.49	30.58	32.8
16	5.14	5.81	6.91	7.96	9.31	11.91	15.34	19.37	23.54	26.30	28.85	32.00	34.27
17	5.70	6.41	7.56	8.67	10.09	12.79	16.34	20.49	24.77	27.59	30.19	33.41	35.72
18	6.26	7.01	8.23	9.39	10.86	13.68	17.34	21.60	25.99	28.87	31.53	34.81	37.16
19	6.84	7.63	8.91	10.12	11.65	14.56	18.34	22.72	27.20	30.14	32.85	36.19	38.58
20	7.43	8.26	9.59	10.85	12.44	15.45	19.34	23.83	28.41	31.41	34.17	37.57	40.00

续表

自由度	概率，*P*（右侧尾部面积）												
v	0.995	0.990	0.975	0.950	0.900	0.750	0.500	0.250	0.100	0.050	0.025	0.010	0.005
21	8.03	8.90	10.28	11.59	13.24	16.34	20.34	24.93	29.62	32.67	35.48	38.93	41.40
22	8.64	9.54	10.98	12.34	14.04	17.24	21.34	26.04	30.81	33.92	36.78	40.29	42.80
23	9.26	10.2	11.69	13.09	14.85	18.14	22.34	27.14	32.01	35.17	38.08	41.64	44.18
24	9.89	10.86	12.40	13.85	15.66	19.04	23.34	28.24	33.20	36.42	39.36	42.98	45.56
25	10.52	11.52	13.12	14.61	16.47	19.94	24.34	29.34	34.38	37.65	40.65	44.31	46.93
26	11.16	12.20	13.84	15.38	17.29	20.84	25.34	30.43	35.56	38.89	41.92	45.64	48.29
27	11.81	12.88	14.57	16.15	18.11	21.75	26.34	31.53	36.74	40.11	43.19	46.96	49.64
28	12.46	13.56	15.31	16.93	18.94	22.66	27.34	32.62	37.92	41.34	44.46	48.28	50.99
29	13.12	14.26	16.05	17.71	19.77	23.57	28.34	33.71	39.09	42.56	45.72	49.59	52.34
30	13.79	14.95	16.79	18.49	20.6	24.48	29.34	34.8	40.26	43.77	46.98	50.89	53.67
40	20.71	22.16	24.43	26.51	29.05	33.66	39.34	45.62	51.81	55.76	59.34	63.69	66.77
50	27.99	29.71	32.36	34.76	37.69	42.94	49.33	56.33	63.17	67.50	71.42	76.15	79.49
60	35.53	37.48	40.48	43.19	46.46	52.29	59.33	66.98	74.40	79.08	83.30	88.38	91.95
70	43.28	45.44	48.76	51.74	55.33	61.70	69.33	77.58	85.53	90.53	95.02	100.43	104.21
80	51.17	53.54	57.15	60.39	64.28	71.14	79.33	88.13	96.58	101.88	106.63	112.33	116.32
90	59.20	61.75	65.65	69.13	73.29	80.62	89.33	98.65	107.57	113.15	118.14	124.12	128.30
100	67.33	70.06	74.22	77.93	82.36	90.13	99.33	109.14	118.50	124.34	129.56	135.81	140.17

主要参考文献

[1] 胡志斌，黄国伟. 预防医学[M]. 8版. 北京：人民卫生出版社，2024.
[2] 沈洪兵. 流行病学[M]. 10版. 北京：人民卫生出版社，2025.
[3] 李康，贺佳. 医学统计学[M]. 8版. 北京：人民卫生出版社，2024.
[4] 中国营养学会. 中国居民膳食营养素参考摄入量(2023版)[M]. 北京：人民卫生出版社，2023.
[5] 中国营养学会. 中国居民膳食指南(2022)[M]. 北京：人民卫生出版社，2022.
[6] 赵岳，章雅青. 公共卫生护理[M]. 北京：人民卫生出版社，2022.
[7] 卢次勇，王建明. 预防医学[M]. 5版. 北京：人民卫生出版社，2022.
[8] 朱启星. 卫生学[M]. 9版. 北京：人民卫生出版社，2018.
[9] 乌建平. 预防医学概论[M]. 北京：人民卫生出版社，2018.

中英文名词对照索引

J

K

L

M

N

P

Q

R

S

T

W

X

Y

Z

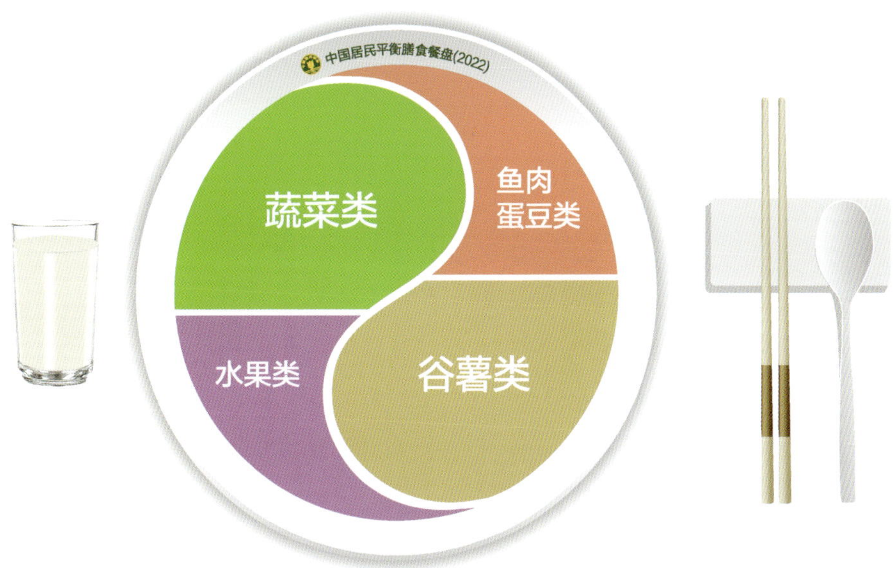

彩图 5-1　中国居民平衡膳食餐盘（2022）

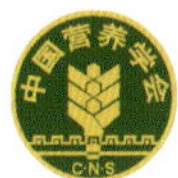

中国居民平衡膳食宝塔（2022）
Chinese Food Guide Pagoda (2022)

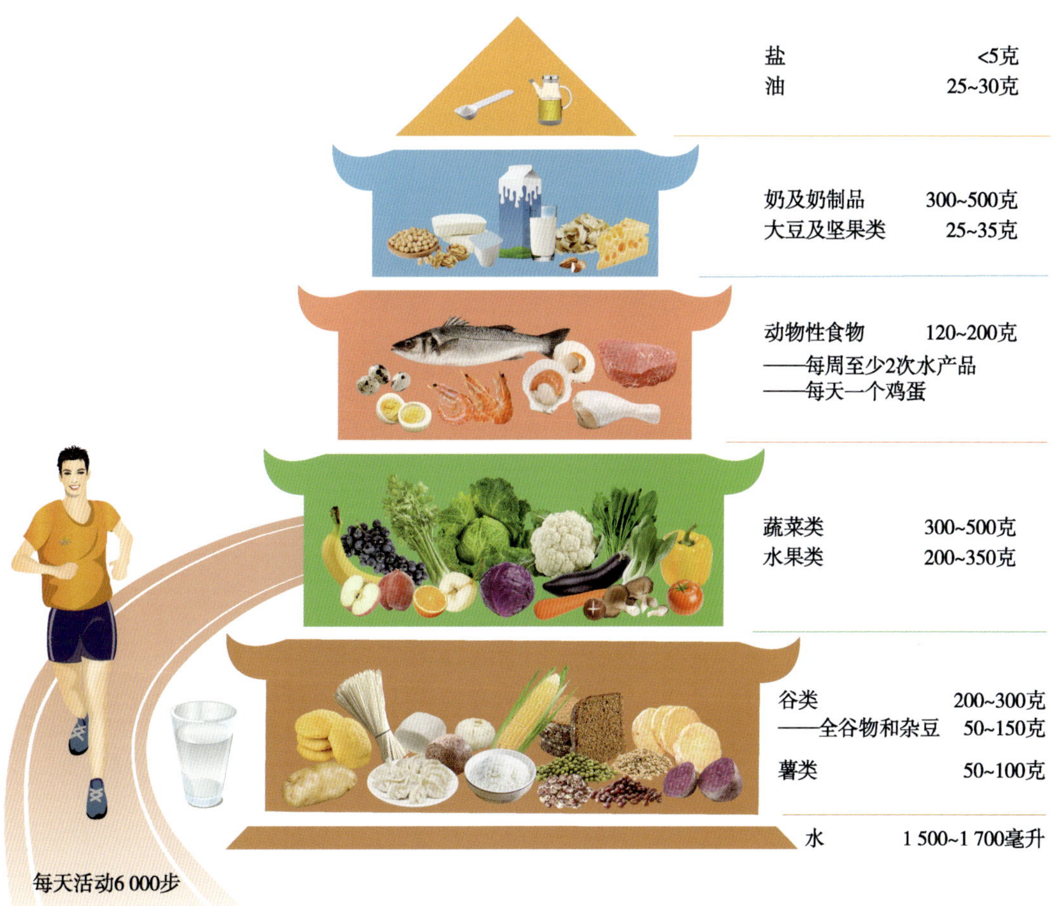

彩图 5-2　中国居民平衡膳食宝塔（2022）